Roy Taylor

Endlich Schluss mit Typ-2-Diabetes!

Prof. Dr. med. Roy Taylor

Endlich Schluss mit Typ-2-Diabetes!

In 3 Schritten radikal abnehmen – Leber und Bauchspeicheldrüse dauerhaft entlasten

Aus dem Englischen übersetzt
von Rotraud Oechsler

VAK Verlags GmbH
Kirchzarten bei Freiburg

Titel der Originalausgabe: *Life Without Diabetes*
ISBN der Originalausgabe: 978-1-78072-409-6

Verlag und Autor haben sich um eine geschlechtergerechte Sprache bemüht. Aus Gründen der besseren Lesbarkeit wurde im Text meist die männliche Form gewählt; alle Angaben beziehen sich selbstverständlich auf Angehörige aller Geschlechter.

Bibliografische Information der Deutschen Nationalbibliothek
Die Deutsche Nationalbibliothek verzeichnet diese Publikation in der Deutschen Nationalbibliografie; detaillierte bibliografische Daten sind im Internet über http://dnb.d-nb.de abrufbar.

VAK Verlags GmbH
Eschbachstraße 5
79199 Kirchzarten
Deutschland
www.vakverlag.de

Übersetzung: Rotraud Oechsler
Lektorat: Nadine Britsch
Layout: Richard Kiefer
Rezeptfotos: Steven Joyce
Umschlag: Kathrin Steigerwald, Hamburg
Satz & Druck: Friedrich Pustet GmbH & Co. KG, Regensburg
Printed in Germany
ISBN: 978-3-86731-244-8

Inhaltsverzeichnis

Hinweise des Verlags

Dieses Buch dient der Information über Möglichkeiten der Gesundheitsvorsorge. Wer sie anwendet, tut dies in eigener Verantwortung. Autor und Verlag beabsichtigen nicht, Diagnosen zu stellen oder Therapieempfehlungen zu geben. Die hier vorgestellten Vorgehensweisen sind nicht als Ersatz für professionelle Behandlung bei ernsthaften Beschwerden zu verstehen.

Dieses Buch ist all meinen Patienten und Studienteilnehmern gewidmet, von denen ich so viel lernen durfte.

Vorwort

VON PROF. SIR GEORGE ALBERTI

Forschungsleiter am Imperial College London; ehemaliger Präsident der European Association for the Study of Diabetes and International Diabetes Federation

Diabetes vom Typ 2 ist weltweit verbreitet und hat damit pandemische Ausmaße angenommen. Im Jahr 1980 lagen unsere Schätzungen bei weniger als 100 Millionen Betroffenen – doch seither steigen die Zahlen Jahr für Jahr, sodass wir jetzt auf eine Anzahl von mehr als 450 Millionen und noch einmal so viele Menschen mit einem hohem Erkrankungsrisiko zusteuern. Keine Bevölkerungsgruppe bleibt davon verschont, doch die Zahlen in den Ländern des Nahen Ostens und unter Südasiaten sind besonders hoch. Woran liegt das? Der starke Anstieg wurde mit der in epidemischem Ausmaß um sich greifenden Zunahme von massivem Übergewicht und Fettleibigkeit (Adipositas), Bewegungsmangel und der Einführung „moderner" Ernährungsgewohnheiten vor dem Hintergrund einer entsprechenden genetischen Veranlagung in Verbindung gebracht. Doch die genaue Ursache wurde bisher nicht gefunden. Als die WHO 1979 die Diabetes-Typen neu klassifizierte, wurde Typ-2-Diabetes allerdings durch eine Ausschlussdiagnose festgestellt: Wenn Diabetes vom Typ 1 und andere Typen mit bekannten Ursachen ausgeschlossen werden konnten, musste all das, was übrig blieb, zwangsläufig Diabetes vom Typ 2 sein. Die Prognose ging dahin, dass mit der Entdeckung der spezifischen Ursachen weniger Menschen in die Kategorie 2 fallen würden. Doch in den vergangenen 40 Jahren, so könnte man mit einem gewissen Zynismus behaupten, hat sich nicht allzu viel verändert. Es wurde massiv nach verantwortlichen Genen gefahndet – allerdings mit nur begrenztem Erfolg. Der Zusammenhang mit Übergewicht wurde allerdings unterstrichen, obwohl viele Menschen mit Typ-2-Diabetes gar nicht besonders übergewichtig sind. Ansonsten zeichnete sich insbesondere für die von der Krankheit betroffenen Menschen ein düsteres Bild ab. Man war auch der Meinung, dass es sich bei den meisten Betroffenen um eine unheilbare Krankheit handele.

Prof. Taylor stellt in seinem Buch eine optimistischere Situation dar. Durch die richtige Ernährungsweise und eine Gewichtsabnahme kann Diabetes bei vielen Menschen tatsächlich rückgängig gemacht werden. Das macht all jenen Betroffenen Mut, die es versucht haben, aber gescheitert sind, weil sie weder Unterstützung, noch die richtigen Ratschläge bekamen. Noch wichtiger ist, dass er die Schlüsselrolle von Fettablagerungen in Leber und Bauchspeicheldrüse identifiziert hat, die grundlegend für die Entwicklung von Typ-2-Diabetes sind und wodurch seine Kennzeichen, die verminderte Insulinausschüttung und eine Insulinresistenz, erklärt werden können.

Dieses Buch ist für jeden geeignet und eingängig geschrieben. Die Funktionsweise des Stoffwechsels sowie die Bildung und Nutzung von Glukose – und wie all das im Falle von Typ-2-Diabetes aus dem Ruder laufen kann – werden ausgezeichnet dargestellt. Im weiteren Verlauf erfährt man, wie sich die Krankheit durch eine vernünftige Lebens- und Ernährungsweise steuern und tatsächlich rückgängig machen lässt. Das Buch liest sich ausgezeichnet und ist für alle Menschen geeignet, die sich dafür interessieren; es ist für Betroffene, deren Angehörige und auch für all jene, die wissen möchten, was mit der Nahrung im Körper passiert oder die selbst in einem Gesundheitsberuf tätig sind. Dieses Buch geht neue Wege und ist eine überzeugende und lehrreiche Lektüre.

Eine persönliche Anmerkung

VON DAVE MYERS*

Ich hatte das große Glück, Prof. Roy Taylor kennenzulernen, als ich 2012 die Serie *The Hairy Dieters* drehte. Es war ein Zusammentreffen, das weit mehr war als eine Fernsehshow über „zwei dicke Köche, die ein bisschen abspecken mussten", und zu einer Verbindung wurde, die mein Leben veränderte. Sieben Jahre später bin ich fitter, als ich es seit Jahren gewesen war.

Prof. Taylor hat die Gabe, einem verständlich zu machen, was im Körper passiert und warum das so ist. Manchmal geht es knallhart, aber herzlich zur Sache, und man muss sich am Riemen reißen und seine schlechten Angewohnheiten in den Griff bekommen, um gesund zu werden. Und das vermittelt er mit echter Fürsorge und einer Begeisterung, die ansteckend ist.

Es ist ganz klar, dass Roy die Menschen versteht, und es geht, wie er selbst sagt, in der Medizin einfach nur darum, dass man den Menschen zuhört. Er hörte uns zu, zwei Menschen, die abseits der Kameras Hilfe

---

* Dave Myers ist ein britischer Fernsehmoderator, der zusammen mit Simon King als „Hairy Bikers" bekannt ist. Die beiden passionierten Motorradfahrer präsentieren eine beliebte Koch-Show im britischen Fernsehen und sind auch Autoren eines Kochbuchs.

brauchten. Roy ist Experte auf diesem Gebiet, und das Forschungszentrum, das er in Newcastle aufgebaut hat, ist großartig. Doch noch beeindruckender sind seine Mitarbeiter – was für eine tolle Truppe. Ihre Forschung hat das Verständnis von Diabetes vollkommen auf den Kopf gestellt und vielen Menschen ermöglicht, wieder gesund zu werden. In diesem Buch geht es darum, wie Ihr Körper mit seiner Nahrung umgeht und wie es zu einem Diabetes vom Typ 2 kommen kann. Es gibt keine Patentlösungen, nur Hilfe, die auf fundierter Wissenschaft und ebensolcher Kompetenz beruht.

Der erste Rat, den Roy mir gab, war folgender: Für eine langfristige Gesundheit sollten wir wieder die Hosen tragen können, die uns mit 21 Jahren passten. Er bewies uns, dass er sich auch selbst an das hielt, was er predigte, als wir mit ihm am Strand von Tynemouth tanzten und er seine kanariengelbe Schlaghose aus Cordsamt trug! Zurück zur Bundweite meiner Jugend von 86 cm habe ich es nie ganz geschafft, aber es ist mir gelungen, auf 91 cm zu kommen – was bei einem Ausgangswert von 124 cm etwa drei Monate zuvor nicht schlecht ist. Der größte Nutzen für mich aber war, einmal abgesehen von den viel cooleren Jeans, dass ich wieder gesund wurde.

Als ich Roy 2012 kennenlernte, hatte ich Typ-2-Diabetes – mit hohen Blutzuckerwerten – und nahm Medikamente, um das Ganze unter Kontrolle zu halten. Roy zeigte mir einen anderen Weg. Jetzt hat sich mein Blutzuckerspiegel normalisiert und der Diabetes gehört der Vergangenheit an. Ich werde alle sechs Monate untersucht, und die Ergebnisse sind unauffällig. Das bedeutet, ich bin all den schlimmen Folgen eines Typ-2-Diabetes entkommen, der zu Schmerzen, Blindheit und einer Amputation führen kann.

Dieses Buch liest sich wie eine Abenteuergeschichte; es ist eine faszinierende Entdeckungsreise. Außerdem ist es gespickt mit Erkenntnissen und wertvollen Informationen. Ich möchte Ihnen keine falschen Hoffnungen machen, doch es enthält alles, was Sie wissen müssen, um Ihren eigenen Typ-2-Diabetes zu überwinden. Das letzte Kapitel deckt einige der

Mythen und Missverständnisse auf, die sich um gesunde Ernährung ranken und endlose Verwirrung stiften.

Dank Prof. Roy Taylor habe ich heute keinen Typ-2-Diabetes mehr und in den letzten sieben Jahren habe ich auch keine Tabletten mehr genommen.

Dieses Buch könnte auch für Sie eine glückliche Fügung bedeuten.

Bleiben Sie gesund.

Wie Sie dieses Buch nutzen können

Manche Bücher muss man von der ersten bis zur letzten Seite lesen, in anderen kann man schmökern oder sie in Teilen genießen. Menschen, die an Typ-2-Diabetes leiden und ihn schnellstmöglich überwinden wollen, können eventuell mit Kapitel 7 beginnen. All jene, die sich dafür interessieren, wie der Körper normalerweise mit Nahrung verfährt und was dabei schiefgehen kann, sodass das Stoffwechselchaos eines Typ-2-Diabetes entsteht, befassen sich zuerst mit den Kapiteln 1 bis 6. Wer wenig Zeit hat, kann auch in wenigen Minuten die Kernaussagen des Buches am Ende der einzelnen Kapitel durchlesen, um sich einen raschen Überblick zu verschaffen, und vielleicht noch die Abbildungen ansehen.

Doch wenn Sie die Geschichte eines wissenschaftlichen Abenteuers lesen und verstehen wollen, wie Ihr Körper mit der Nahrung umgeht, dann ist die Lewis-Carroll-Methode für Sie die richtige: Fangen Sie vorne an, lesen Sie das Buch zu Ende und hören Sie dann auf.

Das Buch versorgt Sie mit Informationen, nicht mit persönlichen medizinischen Ratschlägen. Wenn Sie wegen Ihres Diabetes bereits in Behandlung sind, sprechen Sie bitte mit Ihrer Ärztin oder Ihrem Arzt, bevor Sie Veränderungen vornehmen.

Einführung

Sieben Tage? Nur sieben Tage, um das Monster zur Strecke zu bringen?

Seit Jahrhunderten betrachten Ärzte Typ-2-Diabetes als Krankheit, die Betroffene lebenslang begleitet. Eine Krankheit, die großes Leid verursachen kann – sie bedroht das Augenlicht, die Gliedmaßen sowie das Herz – und eine, die sich immer weiter verschlimmert, immer mehr Tabletten erfordert und schließlich Insulin notwendig macht. In dem Augenblick, wenn Ihr Arzt Ihnen sagt, „Sie haben Diabetes", verändert sich Ihr Leben. Da fällt der Hammer. Ihre Gesundheit scheint plötzlich sehr zerbrechlich zu sein. Die Zukunft ist ungewiss.

Doch dann entdeckte ich auf dieser einen Seite den möglichen Durchbruch – das letzte Stück eines Puzzles, das Diabetes vom Typ 2 einfach und umkehrbar aussehen ließ. Es war das Jahr 2006, und ich saß genau da, wo ich jetzt auch sitze, an meinem Schreibtisch. Wissenschaftliche Zeitschriften zu lesen und mich über die neuesten Informationen zu Diabetes auf dem Laufenden zu halten, gehört zu meiner Arbeit, und gerade hatte ich in einer der führenden Diabetes-Publikationen umgeblättert. Von dem Diagramm auf dieser Seite war ich wie vor den Kopf geschlagen.

Es zeigte, was bei Typ-2-Diabetikern in den Tagen unmittelbar nach einer Adipositas-Operation mit dem Blutzucker geschah: Die Kurve stürzte von dem üblichen hohen Wert am Tag vor der Operation bis zum Tag 7 nach der OP auf einen absoluten Normalwert ab. Normale Blutzuckerwerte? In sieben Tagen? Das war bisher noch nie beobachtet worden; mit keiner anderen Behandlung konnte diese spektakuläre Normalisierung erreicht werden. Die gesamte Forschung der letzten paar Jahrzehnte schien sich plötzlich zusammenzufügen. Konnte das wirklich stimmen?

Tatsächlich beginnt diese Geschichte aber schon 1970, als ich, damals noch Medizinstudent an der Edinburgh Medical School, eine Vorlesungsreihe von Prof. Reginald Passmore besuchte, in der er die Physiologie in einer Reihe von logischen Gedanken erklärte. Physiologie ist die Lehre von den Lebensvorgängen im Körper, von unserem Stoffwechsel. Ich habe noch immer seine hochgewachsene, schlanke, grauhaarige Gestalt vor Augen, als er seine klaren Argumentationsketten vortrug – immer gewürzt mit etwas trockenem Humor. Ich war fasziniert, als er demonstrierte, dass allgemein akzeptiertes „Wissen" durch klares Denken und mithilfe fundierter Informationen darüber, wie etwas funktionierte, hinterfragt werden konnte. Wie sicher oder unsicher konnten wir uns bezüglich allgemein geltender Überzeugungen sein? Das war spannend. Plötzlich konnten „Fakten" lediglich als Verknüpfungen von schwankender Verlässlichkeit betrachtet werden. Alles konnte und sollte vor dem Hintergrund neuer Informationen nochmals überprüft werden. Schließlich schien Newton mit seinen Gesetzen zu Bewegung und Schwerkraft ab dem 17. Jahrhundert unwiderlegbar Recht zu haben, doch Einstein wies nach, dass sie nicht ganz korrekt waren. Nach aktuellem Wissensstand aber lag wiederum auch Einstein nicht ganz richtig – subatomare Teilchen halten sich nicht an die Relativitätstheorie.

Passmore jedoch wird mit seiner Lehre unangefochten Recht behalten: Wissen sollte kontinuierlich überprüft werden, insbesondere, wenn es darum geht, medizinische Entscheidungen zu unterstützen, bei denen der allgemein anerkannte Bezugsrahmen von „Fakten" offen für einen wiederholten prüfenden Blick bleiben muss, wenn sich neue Ansätze herauskristallisieren.

Einige Jahre später, als Berufsanfänger, begann es mich zu faszinieren, wie alle Hormone im Körper zusammenarbeiten, um unsere Gesundheit zu steuern. Insbesondere faszinierte mich jedoch, dass das Hormon Insulin bei Menschen mit Typ-2-Diabetes nicht richtig funktioniert. Ein paar

Jahre lang versuchte ich den Zusammenhang zwischen Insulin und Diabetes zu verstehen. Während dieser Zeit arbeitete ich weiterhin hauptsächlich als Arzt in der Notaufnahme, spezialisierte mich jedoch immer mehr auf Diabetes.

Im Jahr 2006 hatte ich als Teil eines millionenschweren Forschungsprojekts an der Newcastle University gerade hervorragende Physiker mit hochmodernen bildgebenden Geräten an einen Tisch gebracht, um das Newcastle Magnetic Resonance Center, ein Zentrum für Kernspintomografie, zu gründen. Der Gedanke war, neue Techniken zu entwickeln, um jedes einzelne Körperorgan anschauen zu können, doch mich interessierte natürlich vor allem die Untersuchung jener Organe, die hauptsächlich an Diabetes beteiligt waren. Und nicht lange nach der Eröffnung des Zentrums hatte ich besagtes Aha-Erlebnis – die Grafik mit ihrem neuen Konzept, dass ein hoher Blutzuckerspiegel bei Typ-2-Diabetikern in nur sieben Tagen auf den Normalwert gesenkt werden konnte. Wie es der Zufall so will, waren wir perfekt darauf vorbereitet, um die in diesem Buch beschriebenen bahnbrechenden Studien durchzuführen.

Im Jahr 2011 waren wir dann in der Lage, den wissenschaftlichen Nachweis zu veröffentlichen, dass Diabetes vom Typ 2 reversibel ist, und innerhalb von fünf weiteren Jahren konnten wir auch das „Wie“ und „Warum“ eines Vorgangs bestätigen, der bislang als unmöglich galt. Sowohl der Anfangsbeweis als auch die Nachfolgestudien beruhten auf der faszinierenden Geschichte, wie der Körper mit der Energie umgeht, die ihm über die Ernährung zugeführt wird.

Sie erinnern sich sicher bruchstückhaft an Ihren Biologieunterricht in der Schule: Das Herz pumpt Blut durch den Körper, und die Lunge ermöglicht die Aufnahme von Sauerstoff sowie die Abgabe von Kohlendioxid. Doch es gibt eine dynamische Funktion, die der absolute Schlüssel zur Erhaltung eines gesunden Körpers ist, und von der die meisten Menschen überhaupt nichts wissen: Was geschieht mit der Nahrung, wenn sie den Darm verlässt, wenn sie also aus dem Dünndarm resorbiert wird? Wie läuft die Energieversorgung ab? All das werde ich im Folgenden erklären.

Wenn Sie fragen, was Typ-2-Diabetes ist, wird man Ihnen wahrscheinlich antworten, dass die Krankheit etwas mit zu viel Zucker zu tun habe. Es stimmt, dass es zu Diabetes kommt, wenn sich über längere Zeit übermäßig viel Glukose im Blut befindet – mit verheerenden Auswirkungen auf Augen, Füße, Herz und Gehirn. Meine Forschungen haben jedoch ergeben, dass Diabetes vom Typ 2 tatsächlich nur durch einen Faktor verursacht wird, nämlich durch zu viel Fett in der Leber und in der Bauchspeicheldrüse. Funktioniert der Körper normal, bildet die Bauchspeicheldrüse Insulin, um die Leber bei der Überwachung der Glukoseversorgung des ganzen Körpers zu unterstützen. Befindet sich jedoch übermäßig viel Fett in der Leber, spricht diese schlecht auf Insulin an, bildet zu viel Glukose und reicht übermäßiges Fett an die Bauchspeicheldrüse weiter. Infolgedessen stellen die Insulin produzierenden Zellen der Bauchspeicheldrüse ihre ordnungsgemäße Funktion ein.

Wichtig zu erwähnen ist, dass Sie nicht fettleibig sein oder auch nur übergewichtig aussehen müssen, um von Typ-2-Diabetes betroffen zu sein. Jeder Einzelne hat seine „persönliche Fettschwelle" – das ist der Punkt, an dem die Aufnahmekapazität der normalen Fettzellen (in der Fettschicht unter der Haut, insbesondere um die Oberschenkel und am Rumpf) erreicht ist. Das überschüssige Fett muss aber irgendwohin und landet dann nicht nur in der Bauchhöhle, sondern auch in den Hauptorganen des Körpers. Sind die Insulin ausschüttenden Zellen in der Bauchspeicheldrüse anfällig für fettbedingte Probleme, ist nun der Punkt erreicht, an dem das Geschehen in Richtung Diabetes kippt. Diese Anfälligkeit ist allerdings dem Zufall geschuldet und hängt von Ihren Genen ab.

Ich verfolge mit diesem Buch das Ziel, allen Menschen das neue Verständnis von Typ-2-Diabetes zugänglich zu machen. Und ich möchte gleichzeitig allen Betroffenen und ihren Familien zu helfen, so effektiv wie möglich damit umzugehen. Ich zeige Ihnen genau, wie sich ein Diabetes vom Typ 2 entwickelt, und ich stütze mich dabei auf die neuesten experimentellen Erkenntnisse. Dabei erkläre ich Ihnen auch die Arbeitsweise Ihres Körpers, damit Sie erkennen, wie unser moderner Lebensstil in die wunderbar ausgeglichenen Prozesse eingreift, die sich über die Jahrtausende entwickelt haben.

Es gibt eine überraschend einfache Lösung. Eine, zu der ausdrücklich die Gewichtsabnahme gehört, wobei es sich aber nicht wirklich um eine Diät im klassischen Sinne handelt. Das Wort allein reicht schon aus, um jeden abzuschrecken, denn „Diät" wird tendenziell mit einer ungenießbaren Ernährungsumstellung und (meist) einem Scheitern der gewünschten Gewichtsveränderung in Verbindung gebracht. Unsere ursprüngliche Herangehensweise an diese Probleme in Newcastle machte uns klar, dass zwei sehr unterschiedliche Phasen für den Erfolg nötig waren: Zuerst eine deutliche Veränderung beim Gewicht und dann eine langfristige Veränderung des Lebensstils. In unserer allerersten Studie erfuhren wir auch, dass eine zusätzliche Phase, ein allmählicher, gelenkter Übergang zwischen diesen beiden Phasen, hilfreich war.

Anfangs hatte ich die Idee, diese Methode zum Abnehmen einfach als Forschungsinstrument zu nutzen, damit wir die Veränderungen untersuchen konnten, zu denen es kam, wenn Diabetiker potenziell wieder zu einem Normalzustand zurückkehrten. Es ging um eine Möglichkeit, die Ursache von Typ-2-Diabetes nachzuvollziehen. Tatsächlich erwies sich diese pragmatische Art abzunehmen, die hauptsächlich auf handelsüblicher Formula-Ernährung beruhte, als höchst effektiv. Und überraschenderweise fanden unsere freiwilligen Probanden den Ansatz tatsächlich annehmbar und bei Weitem nicht so schwierig, wie sie sich das vorgestellt hatten. Die meisten von ihnen nahmen in acht Wochen 15 kg ab und fühlten sich wirklich wohl. Bevor wir uns versahen, entwickelte die „Newcastle-Diät", wie sie von den Teilnehmern spontan genannt wurde, ein Eigenleben. Sie ist also ein Grundrezept für den Erfolg – für alle Betroffenen, die ihren Typ-2-Diabetes endgültig überwinden möchten.

Ich hoffe, diesem Buch gelingt es, Typ-2-Diabetiker darüber aufzuklären, wie sie wieder vollständig gesund werden können. Ich stelle auch praktische und gesicherte Ratschläge vor, wie sich das Leben genießen lässt, ohne einen Rückfall zu erleiden. Ich möchte, dass alle Leserinnen und Leser nach der Lektüre verstehen, wie der Körper mit der zugeführten Nahrung umgeht, und was im Falle einer, wie wir jetzt wissen, relativ einfachen Krankheit schiefgeht und was zu tun ist, um ihren Fängen zu entkommen.

KAPITEL 1

Was ist Typ-2-Diabetes?

Eine Schlange im Gras

Diabetes ist eine Krankheit, die schleichend wichtige Körpersysteme angreift – ohne Vorwarnung.

Der Prozess zieht sich über viele Jahre, und während dieser Zeit können sich die Betroffenen vollkommen gesund fühlen. Doch heimlich, still und leise sorgt ein hoher Blutzuckerspiegel für zahlreiche Probleme und schwerwiegende Folgen, die dann oft plötzlich in Erscheinung treten, sodass es schwierig ist, wieder ganz gesund zu werden. Ärzte bezeichnen diese Folgen als „Komplikationen" von Diabetes, ein höflicher Begriff, der in keiner Weise ausdrückt, wie furchtbar das für die Betroffenen ist. Wenn Sie jedoch wissen, dass sich eine Schlange im Gras verbirgt und sie sehr giftig ist, dann können Sie selbst die Gefahr verringern, gebissen zu werden.

Die gute Nachricht vorneweg: Das Risiko, dass es zu diesen langfristigen Folgen kommt, kann gesenkt werden, indem Sie Ihren Blutzuckerspiegel so gut wie möglich unter Kontrolle halten. Und es gibt sogar eine noch bessere Nachricht: Wenn der Glukosewert in den Normbereich zurückkehrt, ist die Gefahr von Schäden an Augen, Nerven, Füßen, Nieren, Herz und Gehirn wieder genauso groß oder klein, wie sie bei Nichtdiabetikern in ähnlichem Alter und mit ähnlichem Gewicht ist. Aus Sicht des Menschen, der in einen Gewehrlauf schaut, kommt das einem Wunder gleich. Dieses Wunder zu erklären, ist das Hauptanliegen dieses Buches.

Zucker und Diabetes

„Diabetes" bedeutet einfach nur, dass der Zuckerspiegel im Blut zu hoch ist.

Doch was genau ist Zucker? Der Begriff schließt jede süße, einfache Form von Kohlenhydraten ein. Der Zucker in Ihrem Blut ist eine besondere Form, die als Glukose bezeichnet wird. Gewöhnlicher Haushaltszucker besteht aus zwei chemisch aneinander gebundenen Zuckerarten. Die eine Hälfte ist Glukose, die andere ist Fruktose (ein sehr ähnlicher Zucker, der üblicherweise in Obst vorkommt und auch Fruchtzucker genannt wird; Anm. d. Übers.). Doch die Art des Zuckers spielt keine Rolle, da Ihr Körper Fruktose bei Bedarf in Glukose umwandelt. Glukose ist die Grundform des Zuckers, den Ihr Körper als Energielieferant nutzt.

Bei gesunden Menschen unterliegt der Blutzuckerspiegel einer sehr engmaschigen Kontrolle. Über Nacht findet sie im Minutentakt statt, um ihn konstant zu halten. Selbst nach einem Festmahl ist der Blutzuckeranstieg ziemlich gering. Das liegt daran, dass der Insulinspiegel im Blut, des wichtigsten Hormons, das den Blutzucker kontrolliert, stark und rasch ansteigt. Bricht dieser Mechanismus jedoch zusammen, steigt der Blutzuckerspiegel nach dem Essen zu stark an.

Spielt das also eine Rolle? Zucker sieht doch so harmlos aus, wie er da in seiner Zuckerschale liegt, heute so omnipräsent in unserem Leben ist, und man es sich nur schwer vorstellen kann, dass er einmal ein Luxusgut und zusammen mit dem Honig aus den Klöstern die einzige Möglichkeit war, um Nahrungsmittel zusätzlich zu süßen. Wir haben uns daran gewöhnt, dass Zucker fast allem hinzugefügt wird. Und ja, es spielt eine Rolle, denn wenn der Glukosespiegel im Blut zu sehr ansteigt, treten Probleme im ganzen Körper auf.

In diesem Buch dreht sich alles um Diabetes vom Typ 2, die bei Weitem häufigste Form der Zuckerkrankheit. Die anderen Typen haben jeweils andere Ursachen (im Anhang finden Sie nähere Einzelheiten hierzu), doch alle Formen führen zu einem hohen Blutzuckerspiegel und können ähnliche Langzeitkomplikationen verursachen. Es ist nicht einfach, mit Sicherheit zu sagen, dass jemand einen ganz bestimmten Typ von Diabetes hat, und damit die anderen auszuschließen. Doch rund 90 Prozent der Menschen, bei denen ein hoher Blutzuckerspiegel festgestellt wird, leiden unter Typ-2-Diabetes. Und wenn Sie als erwachsener Mensch zugenommen haben, älter als 30 Jahre sind und einen hohen Blutzuckerspiegel haben, dann ist die Wahrscheinlichkeit groß, dass Sie eher von Typ-2-Diabetes als von einem der anderen Typen betroffen sind.

Doch es gibt keinen Test, der diese Diagnose definitiv bestätigen kann, und so können die anderen Diabetes-Typen manchmal fälschlicherweise für Typ 2 gehalten werden. Ihr Arzt kann prüfen, ob auch einer der anderen Typen die richtige Diagnose sein könnte.

Wenn Sie selbst Typ-2-Diabetiker sind oder ein Angehöriger betroffen ist, dann haben Sie wahrscheinlich eine Menge Fragen. Was bedeutet das für mich? Ist es die schwerwiegende Form? Wie kann ich meinen Blutzuckerspiegel unter Kontrolle halten? Werfen wir einen Blick auf diese Dinge und einige andere zentrale Probleme, die sich um die Krankheit ranken.

Warum schießt der Blutzuckerspiegel nach den Mahlzeiten in die Höhe?

Sobald wir den ersten Bissen einer Mahlzeit geschluckt haben, wird er im Magen abgebaut und die darin enthaltene Glukose wird rasch ins Blut abgegeben. Aus einer durchschnittlich großen Portion Nudeln mit Gemüse werden zum Beispiel im Zuge der Verdauung etwa 30 Teelöffel Zucker freigesetzt. Auf diese plötzliche Glukoselawine reagiert der Körper normalerweise mit einer schnellen Erhöhung des Insulinspiegels.

Und wird die richtige Menge Insulin gebildet, ist der Blutzuckerspiegel rasch wieder unter Kontrolle. Geschieht dies jedoch nicht, steigt er massiv an.

Die Bauchspeicheldrüse (fachsprachlich *Pankreas*) – genauer gesagt, die Betazellen in der Bauchspeicheldrüse – sollten dieses Insulin liefern, doch wenn sie nicht richtig arbeiten oder in irgendeiner Weise beeinträchtigt sind, können sie nicht rechtzeitig genügend Insulin bilden, und es kommt zu Diabetes. Zu allem Übel reagiert der Körper bei einem Diabetes vom Typ 2 auch nicht mehr besonders gut auf das angebotene Insulin, um welche Menge es sich auch immer handelt. Und auch wenn der Insulinspiegel zwar langsam, aber stetig ansteigt, kann er seine Funktion nicht erfüllen. Und so klettert der Blutzuckerspiegel nach den Mahlzeiten immer weiter in die Höhe – und braucht dann Stunden, um wieder abzusinken.

Warum sind meine Blutzuckerwerte schon *vor* dem Frühstück erhöht?

Wenn Sie Diabetiker sind, können Sie sich vielleicht nicht erklären, warum Ihr Blutzucker schon am Morgen so hoch ist, obwohl Sie doch nachts – für 12 Stunden oder noch länger – gar nichts gegessen haben. Manchmal ist der morgendliche Nüchternblutzucker sogar höher als der Wert am Abend zuvor. Was ist da los? Sie sind doch ganz sicher nicht schlafwandelnd zum Kühlschrank gegangen, oder?

Um diese Frage zu beantworten, müssen wir zuerst verstehen, wie akkurat der Nüchternblutzucker normalerweise überwacht wird. Unmittelbar am Morgen stammt keines der Glukosemoleküle in Ihrem Blut direkt aus der Nahrung. An die letzte Mahlzeit erinnert sich der Stoffwechsel nur noch entfernt. Tatsächlich wurde der gesamte Blutzucker von Ihrem eigenen Körper gebildet, von Ihrer Leber. Warum bloß stellt Ihr Körper dieses Gift her? Nun, weil ein *konstanter* Blutzuckerspiegel lebensnotwendig ist (wir werden uns in Kapitel 3 und 4 eingehender damit befassen). Wir brauchen den Blutzucker als Energielieferanten für das Gehirn und als potenzielle sofortige Energiequelle für die Muskeln – sodass wir allzeit bereit zum Handeln sind, selbst wenn wir plötzlich geweckt werden und vor einer Gefahr fliehen müssen. Das Schlüsselwort ist „konstant“: Glukose gelangt leicht aus dem Blutstrom in die Körpergewebe, und weil Glukose giftig sein kann, wird ihre Bildung normalerweise streng reguliert. Bei Typ-2-Diabetes ist diese Regulierung verlorengegangen und Ihre Leber bildet Glukose im Übermaß.

Wie wird Typ-2-Diabetes normalerweise behandelt?

Die Aussichten, die in den offiziellen Richtlinien für die Behandlung eines Diabetes vom Typ 2 geboten werden, sind deprimierend: Eine ständig steigende Anzahl von Tabletten, dann Injektionen, danach die Behandlung mit Insulin. Erhalten Betroffene die Diagnose Typ-2-Diabetes, stehen ihre Chancen 50:50, dass sie innerhalb von 10 Jahren insulinpflichtig werden.

Direkt nach der Diagnose wird dem Diabetiker dann gesagt, dass er abnehmen und mehr Sport treiben solle. Allzu oft wird diese wichtige Botschaft jedoch nur heruntergebetet, ohne den Betroffenen von der tatsächlichen Wirksamkeit zu überzeugen oder ihm hilfreiche Informationen zu geben, wie er all das umsetzen kann. Der Diätplan, den die Patienten in die Hand gedrückt bekommen, ist erst einmal nur ein Stück Papier. Allzu oft besteht der nächste Schritt nämlich in der Verschreibung von Metformin, eines Medikamentes, das den Blutzuckerspiegel niedrig halten soll. Metformin ist billig, die Tabletten sind groß und entsprechend schwer zu schlucken, und es hat „Nebenwirkungen“.

„Nebenwirkungen“ ist eine wunderbare medizinische Beschönigung für Dinge, die dem Patienten Schwierigkeiten bereiten, nicht aber dem Arzt. Was den Arzt angeht, so ist es nur wichtig, dass die verordneten Tabletten die gewünschte Wirkung haben – in diesem Fall sollen sie den Blutzucker unter Kontrolle halten. Wirkungen, die „nebenbei“ auftreten, sind dann eben einfach in Kauf zu nehmen. „Aber Herr Doktor, ich kann gar nicht mehr aus dem Haus gehen, weil ich Angst habe, dass ich ganz schnell zur Toilette muss.“ (Metformin verursacht häufig Durchfall; Anm. d. Übers.) Vielleicht sollten wir also unsere Wortwahl revidieren und von der Gesamtwirkung eines Medikaments sprechen – schließlich sind Sie selbst der beste Experte hinsichtlich dessen, was mit Ihrem Körper geschieht.

Etwas Positives hat Metformin dennoch, denn es verursacht keine weitere Gewichtszunahme. Ebenfalls hervorzuheben ist, dass es den Blutzuckerspiegel nur senkt, wenn er hoch ist, und es keine lästigen Unterzuckerungen verursacht. Vom medizinischen Standpunkt ist es also für die meisten Menschen ein relativ sicheres Medikament.

Doch die Wirkungsdauer von Metformin auf den Blutzuckerspiegel verliert sich mit der Zeit, und bald schon ist ein zusätzliches Präparat erforderlich. Die preisgünstigeren Wirkstoff-Alternativen wie Glicalzid, Glibenclamid und Gliquidon führen allesamt zu einer Gewichtszunahme sowie einer plötzlichen Benommenheit, wenn der Glukosespiegel zu weit absinkt (es also zu einer Unterzuckerung kommt). Teurere Wirkstoffe (z. B. Pioglitazon) verursachen keine Unterzuckerung, lassen aber das Gewicht ansteigen und können zu Knöchelschwellungen führen. Die teuersten neueren Alternativen (Gliptine oder Gliflozine) verursachen weder eine Gewichtszunahme noch eine Unterzuckerung, haben aber andere Nebenwirkungen. Es gibt viele gute Gründe, warum Menschen nur ungern Tabletten nehmen möchten.

Wenn Sie zwei oder drei verschiedene Präparate nehmen, Ihr Blutzuckerspiegel aber noch immer nicht stabil ist, kann eventuell eine Injektionsbehandlung empfohlen werden. Liraglutid und ähnliche Medikamente unterscheiden sich in ihrer Wirkung erheblich von Insulin. (Liraglutid ist als Victoza gegen Typ-2-Diabetes und als Saxenda zur Gewichtsreduktion bei Adipositas und Übergewicht auf dem Markt; Anm. d. Übers.) Im Wesentlichen verlangsamen diese Medikamente die Geschwindigkeit der Magenentleerung nach einer Mahlzeit massiv und verhindern so, dass die Nahrung, insbesondere der Zucker, zu schnell ins Blut gelangt. Sie begrenzen auch die Nahrungsmenge, die Sie zu sich nehmen können, da das Sättigungsgefühl früher einsetzt – eine wirklich nützliche

Wirkung. Manche Patienten müssen sich auch übergeben oder leiden unter Übelkeit zu Beginn der Behandlung – aber machen Sie sich keine Sorgen, es ist schließlich „nur" eine Nebenwirkung!

Und dann gibt es ja noch Insulin. Bei vielen Menschen kann Insulin die Kontrolle des Blutzuckerspiegels zwar leicht verbessern, aber der Teufel steckt im Detail einer speziellen Nebenwirkung – den Unterzuckerungen. Es kann passieren, dass der Glukosespiegel völlig unvorhersehbar zu stark gesenkt wird. Dadurch kann es zu allen möglichen Problemen im Alltag kommen, zum Beispiel am Steuer, auf einer Leiter oder bei Küchenarbeiten. Die Folgen im Straßenverkehr sind schwerwiegend, und wenn Sie zum ersten Mal Insulin verordnet bekommen, muss Ihr Führerschein in Großbritannien beispielsweise alle drei Jahre erneuert werden. Zudem nehmen die meisten Menschen unter Insulin zu.

„Behandlung" ist ein weiterer Begriff, der unterschiedlich interpretiert werden kann. Fragt ein Patient: „Ist mein Diabetes behandelbar?", dann will er in der Regel wissen, ob die Behandlung seine Gesundheit und damit die Normalität wiederherstellen kann, wie es mit Antibiotika bei einer Infektion oder einem Gips bei einem Knochenbruch der Fall ist. Doch viele Ärzte hören aus dieser Frage heraus: „Gibt es Leitlinien für eine medikamentöse Behandlung dieser Krankheit?" – und bejahen das. Es gibt nämlich viele offizielle medizinische Leitlinien. Doch weder von der geringen Wirkung zur Verbesserung der Krankheit, noch von der wahrscheinlichen Litanei an voraussichtlichen gesundheitlichen Probleme ist großartig die Rede.

Die gute Nachricht, dass Typ-2-Diabetes „behandelt" werden kann, übermittelt vielen Menschen eine irrige Botschaft und erzeugt ein falsches Sicherheitsgefühl. Das wird durch die Tendenz wohlmeinender offizieller Informationsportale verschlimmert, die die reale Krankheitssituation beschönigen und betonen, das Leben könne trotzdem ziemlich normal weitergehen wie bisher. Die unbequeme Wahrheit jedoch wird verschwiegen – dass die Hauptkomplikationen nur leicht gemildert werden und selbst die beste konventionelle Behandlung das erhebliche Risiko künftiger gesundheitlicher Probleme nicht beseitigen kann.

Ich bin nicht (krankhaft) übergewichtig, warum habe ich trotzdem Typ-2-Diabetes?

Im Gegensatz zur landläufigen Meinung hat Diabetes vom Typ 2 tatsächlich sehr wenig mit Fettleibigkeit zu tun – obwohl es dabei um das Körpergewicht geht und genauer noch, ob Sie Ihre individuelle Gewichtsschwelle überschritten haben oder nicht.

Heutzutage bedeutet das ständig steigende Durchschnittsgewicht, dass es natürlich mehr Betroffene gibt, die sehr übergewichtig oder krankhaft fettleibig sind. Da sich die Aufmerksamkeit der Medien bei jeder Diskussion über das Gewicht auf diese schwerwiegende Krankheit konzentriert, ist es nachvollziehbar, wenn die meisten Menschen glauben, das sei das Hauptproblem. Doch tatsächlich sind nicht die stark übergewichtigen Menschen das Problem, sondern die Riesenzahl von Menschen, die mehr wiegen, als sie idealerweise auf die Waage bringen sollten.

Das Problem ist, dass viele Menschen sich als normalgewichtig betrachten, weil sie ähnlich aussehen wie die meisten anderen Menschen gleichen Alters. Doch das Wort „normal“ ist hier doppeldeutig: Befindet sich ein Mensch innerhalb des in der Bevölkerung typischen Bereichs, kann er zwar als „normal“ angesehen werden, doch das ist nicht unbedingt gesund oder ideal.

Wiegen Sie noch genauso viel wie mit 25 Jahren? Schauen Sie sich einfach die Menschen an, die Ihnen in der Stadt beim Einkaufen begegnen. Wer um die 20 ist, ist tendenziell schlanker als diejenigen um die 60. In den westlichen Industrienationen nehmen wir während der meisten Zeit unseres Erwachsenenlebens jedes Jahr rund ein halbes Kilogramm zu. Das hat nichts mit dem Älterwerden oder den Hormonen zu tun – das spiegelt einfach nur das Umfeld wider, in dem wir leben. Und dieses Umfeld wird zu einer Zeitbombe. Auch wenn die Zwanzigjährigen im Vereinigten Königreich tendenziell schlanker sind als die Sechzigjährigen, sind auch junge Menschen inzwischen schwergewichtiger als jemals zuvor und mehr als ein Drittel tritt schon mit einem viel zu hohen Gewicht in das Erwachsenenleben ein. Als Gruppe betrachtet werden sie, das ist sicher, früher als ihre Eltern an Typ-2-Diabetes erkranken. Diese Zeitbombe würde es verdienen, in einem eigenen Buch behandelt zu werden.

Es gibt keinen biologischen Grund, warum Menschen im Laufe ihres Erwachsenenlebens zunehmen müssen. In Gesellschaften, in denen Ernährung kein massiv beworbener Zeitvertreib ist und man zur täglichen Arbeit laufen oder mit dem Rad fahren muss, bleibt das Körpergewicht mit zunehmendem Alter tendenziell stabil. Aber in einem auf Konsum ausgerichteten Umfeld, das wir in den Industrieländern bevölkern, in dem es überall verlockende, schnelle, kaloriendichte Nahrung gibt, die aggressiv beworben wird, muss man tatsächlich unglaublich diszipliniert sein (oder darf sich gar nicht erst großartig mit Essen beschäftigen), damit man nicht zunimmt.

Gesellschaftliche Vorstellungen spielen bei all dem eine wichtige Rolle. Und während eines Großteils meines Berufslebens als Arzt und Wissenschaftler habe ich mir Gedanken darüber gemacht, wie wir diese gestalten können. Vielleicht könnten Fernseh- und Filmproduzenten ja einen Schritt in diese Richtung machen und die üblichen Stereotypien vermeiden? Ganz sicher verdient dieses Problem, auf breiter Ebene diskutiert zu werden.

Normale Nahrungsmittel oder Diabetikerkost?

Ein Teil der Behandlung von Typ-2-Diabetes besteht in einer Ernährungsumstellung.

In Drogerien und in Supermärkten kann man „Diabetikerkost“ in den Regalen finden. Typischerweise werden diese Produkte mit Zuckern hergestellt, die der Körper langsamer und nur unvollständig resorbiert, wie etwa Sorbitol. Solche Nahrungsmittel enthalten jedoch mindestens ebenso viele Kalorien wie ihre preisgünstigeren normalen Entsprechungen. Sie unterscheiden sich in Bezug auf die Kontrolle des Blutzuckerspiegels nicht nennenswert davon und unterstützen auch keine Gewichtsabnahme. Ärzte und andere Gesundheitsexperten raten nunmehr von „Diabetikerkost" ab, da sie nicht hilfreich ist. Diabetiker sind auf die gleichen Energieträger angewiesen wie alle anderen Menschen auch, und es ist weitaus wirksamer, die Zucker- und die Kalorienzufuhr zu reduzieren, statt Spezialnahrung zu sich zu nehmen.

Was und wie viel Sie essen, bestimmt natürlich, wie gut Sie Ihren Blutzuckerspiegel unter Kontrolle halten können. Die Leitlinien fokussieren immer mehr darauf, stark zuckerhaltige Nahrungsmittel und zu viele Kohlenhydrate zu meiden, doch je nach Quelle finden sich unterschiedliche Empfehlungen und nur wenige betonen die zentrale Bedeutung einer reduzierten Nahrungsgesamt*menge*. In Zeitschriften und Zeitungen finden sich häufig irreführende Ratschläge.

Was essen Sie? Im Alltag essen die meisten Menschen das, was Familie und Freunde essen. Familiäre Gewohnheiten zu verändern, kann herausfordernd sein, doch schon kleine Änderungen können eine Menge bewirken. So wäre es zum Beispiel gut, die Verzehrmenge von Kartoffeln, Nudeln und Reis zu halbieren und dafür die Gemüseportion zu verdoppeln. Im Laufe des Buches finden Sie viele weitere Ideen, wie sich bessere Essgewohnheiten einführen lassen.

Typ-2-Diabetes und die kurzfristigen Folgen

Wenn Sie nach einem Arztbesuch, zu dem unangenehme Beschwerden Sie veranlasst haben, nun wissen, dass Sie Diabetiker sind, kennen Sie auch schon manche der Probleme, die diese Krankheit verursacht.

Steigt der Blutzuckerspiegel zu stark an, überschreitet die Glukosemenge die sogenannte Nierenschwelle, und die Glukose wird über den Urin abgegeben. Und da sie hydrophil ist, also wasserliebend, bilden die Nieren mehr Urin als üblich. Bei Nichtdiabetikern sorgen die Nieren dafür, dass die Glukose im Blut verbleibt. Als Nachfahren von Menschen, die über Jahrtausende hinweg eine Hungersnot nach der anderen überleben mussten, haben wir uns zu energieeffizienten Wesen entwickelt. Energie zu verlieren, die aus der Nahrung gewonnen wurde, ist problematisch. Doch mit solch einer überwältigenden Menge

Glukose kommen unsere Nieren nicht zurecht, das haben sie schlicht nicht gelernt.

Wenn Sie Diabetiker sind, sind Ihnen große Urinmengen nur allzu gut bekannt. Ist Ihr Diabetes außer Kontrolle – weil Sie vielleicht zu viel gegessen, Ihre Tabletten vergessen oder nicht gespritzt haben –, dann ist eine zu große Urinmenge ein sicheres Zeichen, dass der Blutzuckerspiegel zu hoch ist. Wahrscheinlich müssen Sie nachts häufiger zur Toilette gehen. Da hierbei Wasser aus dem Körper verlorengeht, haben Sie Durst und möchten viel trinken. Das könnte eines der Warnsymptome gewesen sein, mit dem sich Ihr Diabetes angekündigt hat. Da die Nierenschwelle für den Übertritt von Glukose in den Urin jedoch individuell verschieden ist, sind vielleicht zuerst andere Probleme aufgetreten.

Beispielsweise könnten Sie auch allgemein schlecht gelaunt oder müde gewesen sein. Natürlich kann Müdigkeit viele Ursachen haben, wenn also nicht noch andere Symptome aufgetreten sind, ist vielleicht nicht unmittelbar eine Verbindung zu Diabetes hergestellt worden. Doch diese Müdigkeit steht oft am Anfang eines ganzen Katalogs von Problemen. Zu den häufigsten, die zu einer Diabetesdiagnose führen, gehören Hautinfektionen. Andere „Lebensformen" ernähren sich nämlich auch gerne von Glukose und lassen sich dort nieder, wo sie leicht zu bekommen ist. Juckreiz und Entzündungen an Penis oder Vulva können die Folge einer Pilzinfektion mit Candida sein. Doch jede Art von bakterieller Infektion ist bei einem erhöhten Blutzuckerspiegel wahrscheinlicher. Hautverletzungen – kleine Schnitte oder andere banale Verletzungen – neigen dazu, sich zu infizieren, und Harnwegsinfektionen kommen häufig vor. Das klingt nach einer deprimierenden Liste – aber es kommt leider noch schlimmer. Bislang habe ich nur die unmittelbaren Folgen beschrieben. Wenn der Blutzuckerspiegel jedoch über Jahre hinweg erhöht ist, dann können sich ernstere langfristige Probleme häufen.

Typ-2-Diabetes und die langfristigen Folgen

Alle Ihre Organe sind auf Nahrung und Sauerstoff angewiesen, die über das Blut transportiert werden, und da sie jede Körperzelle erreichen müssen, ist jedes Organ von einem feinen Kapillarnetzwerk durchzogen. Diese feinen Gefäße können die Nährstoffe sehr gut genau dorthin bringen, wo sie gebraucht werden. Jeder Mensch ist darauf absolut angewiesen. Doch diese Gefäße reagieren sehr empfindlich auf einen erhöhten Blutzuckerspiegel. Über einen längeren Zeitraum kann das dazu führen, dass die Kapillaren weniger leistungsfähig, dafür „undicht" oder aber einfach blockiert werden. Und wenn den Zellen ihre regelmäßige „Lebensmittelbestellung" nicht geliefert wird, kommt es zu Problemen im ganzen Körper.

Die Augen sind besonders empfindlich. Die innere Augenhaut, die sogenannte Retina (Netzhaut), ist auf ein sehr leistungsfähiges kapillares Netzwerk angewiesen, das die lichtempfindlichen Nervenendigungen versorgt. Werden diese Kapillaren durchlässig, sammelt sich Flüssigkeit in der Netzhaut an und kann das Sehvermögen bedrohen. Werden die Kapillaren in der Retina blockiert, können die lichtempfindlichen Nerven nicht richtig funktionieren. Diabetes ist eine Hauptursache für den Verlust des Augenlichts. Bevor es Vorsorgeuntersuchungen für die Augen gab, war Diabetes tatsächlich die häufigste vermeidbare Ursache für eine Erblindung im Vereinigten Königreich.

Auch andere Nerven im Körper werden in Mitleidenschaft gezogen, da sie Nahrung und Sauerstoff brauchen, um Botschaften weiterzuleiten. Sicherlich ist Ihnen schon einmal das Bein „eingeschlafen". Wenn sie ungeschickt sitzen und einen Nerv zu lange zusammendrücken, wird der Kapillarfluss dorthin blockiert und er kann nicht mehr arbeiten. In einem solchen Fall spüren Sie dann ein Taubheitsgefühl und ein Kribbeln und die Muskeln gehorchten Ihnen nicht mehr. Wird der Druck weggenommen, ist das Problem zum Glück innerhalb weniger Minuten behoben. Doch diabetesbedingte Probleme mit den Nerven können nicht so leicht rückgängig gemacht werden, denn sie sind die Folge einer jahrelangen kapillaren Schädigung. Taubheitsgefühl, Kribbeln und sogar Schmerzen können monatelang anhalten und sogar chronisch werden. Da die Nerven zu den Füßen die längsten im Körper sind, kommt eine Taubheit dort am häufigsten vor. Und diese Taubheit selbst ist ein großes Problem, denn dadurch kann uns der Körper nicht mehr vor Störungen warnen, weil das Schmerzempfinden verlorengegangen ist. Wenn Ihre neuen Schuhe schmerzen, gehen Sie nicht weiter oder ziehen andere an. Aber wenn Sie die Schmerzen nicht spüren können, tragen Sie sie weiterhin, während sich der Schaden unbemerkt ausbreitet. Das kann zu Hautverletzungen führen und Infektionen Tür und Tor öffnen, da die mangelhafte Blutversorgung durch die geschädigten Kapillaren es den Bakterien ermöglicht, sich unkontrolliert mit potenziell verheerenden Folgen zu verbreiten. Das Motto für Diabetikerfüße lautet also „kontrollieren oder verlieren". Das mag brutal klingen, aber es bringt nichts, wenn ich die Dinge hier schönrede: Klare Informationen über das sehr reale Risiko sind unverzichtbar. Wer will schon von einem Arzt behandelt werden, der die Wirklichkeit vertuscht. Heute werden im Vereinigten Königreich jede Woche etwa 170 Amputationen aufgrund von Diabetes durchgeführt. Und ja, Sie haben richtig gelesen – *jede Woche.*

Größere Blutgefäße können ebenso beeinträchtigt werden, genauso wie die Kapillaren selbst. Durch Fetteinlagerungen in den Gefäßwänden werden sie leichter blockiert und, wie Sie vielleicht wissen, verursachen Blockaden in den Blutgefäßen, die das Herz versorgen, Herzinfarkte, und jene, die das Gehirn versorgen, sind für Schlaganfälle verantwortlich. Daher kommen Herzinfarkte und Schlaganfälle bei Diabetikern häufiger vor. Es sind also nicht nur die Füße gefährdet.

Mit einem hohen Blutzuckerspiegel haben die Nieren nicht nur zu kämpfen, sondern es kann dadurch sogar zu einem totalen Funktionsverlust kommen. Liegen die frühesten Stadien erst einmal hinter einem, ist der Funktionsverlust tatsächlich unwiderruflich und beeinträchtigt die Gesundheit schwer. Etwa die Hälfte aller Menschen, die dreimal in der Woche zur Dialyse müssen, sind Diabetiker. Eine hohe Lebensqualität sieht anders aus.

Die Wahrscheinlichkeit schwerwiegender Komplikationen infolge von Typ-2-Diabetes hängt in hohem Maße von Ihrem Alter ab. Vielleicht widerspricht es der Logik, doch je jünger Sie bei der Diagnosestellung sind, desto größer ist das Risiko ernsthafter Probleme. Das Risiko schwerwiegender Folgekrankheiten ist bei einem jungen Menschen, der an Typ-2-Diabetes erkrankt, viel höher als bei einem Gleichaltrigen, der von Typ-1-Diabetes betroffen ist und Insulinspritzen braucht. Die Aussicht, aufgrund von Herzinfarkt, Schlaganfall oder schwerwiegender Probleme mit den Füßen nicht bis zum Renteneintrittsalter arbeiten zu können, beträgt bei einem 45-jährigen Mann mit einer frischen Diabetesdiagnose mehr als 50 Prozent. Und dieser 45-Jährige hat eine im Durchschnitt um sechs Jahre verkürzte Lebenserwartung, wohingegen bei einem Betroffenen, der die Diagnose mit über 70 Jahren bekommt, das Risiko für erhebliche Gesundheitsprobleme ähnlich ist wie bei gleichaltrigen Nichtdiabetikern.

Jährliche Kontrolluntersuchungen

Einer der großen Erfolge des modernen Diabetes-Managements im Vereinigten Königreich (und auch in anderen Ländern) ist, dass das Hauptübel der Krankheit – der Verlust des Augenlichts – gebannt werden konnte. Als ich 1985 zum Chefarzt ernannt wurde, gab es in meiner Klinik sechs Menschen unter 25 Jahren, die aufgrund von Diabetes erblindet waren. Heute gibt es keine mehr, und zwar hauptsächlich deshalb, weil jährliche Kontrolluntersuchungen mithilfe eines einfachen, wirksamen Tests seit den 1980er-Jahren Teil der routinemäßigen Gesundheitsvorsorge im Vereinigten Königreich sind. Bei rechtzeitiger Erkennung können bei den meisten Menschen solche Schäden durch eine fachärztliche Augenbehandlung verhindert werden.

Was man heute außerdem über Bluthochdruck bei Diabetes weiß, hat dazu geführt, dass eine frühzeitige Behandlung breitflächig empfohlen wird. Es ist inzwischen relativ einfach, den Blutdruck – im Gegensatz zum Blutzuckerspiegel – auf annehmbare Werte zu senken. Und die aktive Blutdruckbehandlung hat sich als äußerst wirksam erwiesen, insbesondere in Bezug auf die Senkung des glukosebedingten Nierenversagens. Eine einfache jährliche Urinuntersuchung warnt früh und zuverlässig vor möglichen Problemen.

Ein weiterer wichtiger Bestandteil der Behandlung ist heutzutage die jährliche Kontrolle der Fußgesundheit! Ihr Arzt (oder ein Podologe, also ein Spezialist für medizinische Fußpflege, wenn einer zur Verfügung steht) sollte überprüfen, ob Ihre Nervenleitfähigkeit so gut ist, dass Sie eine mögliche Gefahr auch spüren können. In ähnlicher Weise muss auch die Blutzufuhr zu den Füßen untersucht werden. Man kann einfache und wirksame Maßnahmen ergreifen, wenn es zu Problemen kommt. Die Füße werden von allen Körperteilen tendenziell am meisten vernachlässigt und werden oft genug von Komikern zur Zielscheibe ihrer Scherze gemacht. Doch unsere Füße sind bemerkenswert und man sollte sie wertschätzen. Werfen Sie einen Blick auf Ihre Füße – was für großartige technische Wunderwerke sie doch sind! Bei jedem Schritt trägt der Vorderfuß klaglos etwa das Eineinhalbfache Ihres Körpergewichts. Sie sind es wert, dass man sie untersucht, und sie sind es wert, dass man sich um sie kümmert.

Und dennoch: Die Einführung jährlicher Kontrolluntersuchungen konnte zwar erfolgreich dazu beitragen, dass es seltener zu schwerwiegenden Problemen kommt – aber wie viel besser wäre es doch, wenn *alle* Probleme verhindert werden könnten, indem Diabetes vollständig rückgängig gemacht wird!

Ich hoffe, dieses Kapitel konnte mit einigen Mythen und Missverständnissen aufräumen, die sich tendenziell um Typ-2-Diabetes und seine Behandlung ranken. In den folgenden Kapiteln werde ich erklären, wie diese Krankheit entsteht und was Sie dagegen tun können. Doch damit das auch wirklich klappt, müssen wir uns zuerst mit der Funktionsweise des Körpers beschäftigen und uns ansehen, wie er Nahrung in Energie umwandelt …

DAS WICHTIGSTE IN KÜRZE

- „Diabetes" bedeutet, dass der Blutzuckerspiegel (Glukose im Blut) höher als normal ist.
- Typ-2-Diabetes wird durch die Insulin bildenden Zellen der Bauchspeicheldrüse (fachsprachlich: Pankreas) verursacht, die nicht ordnungsgemäß funktionieren.
- Er verschlimmert sich dadurch, dass der Körper nicht mehr normal auf Insulin anspricht.
- Die unmittelbar mit der Krankheit einhergehenden Probleme sind tendenziell Durst, erhöhte Urinausscheidung und Müdigkeit; die langfristigen Komplikationen können äußerst schwerwiegend sein.
- Die konventionelle Diabetesbehandlung, einschließlich der jährlichen Kontrolluntersuchung, senkt zwar das Risiko von Komplikationen, aber nur in geringem Maße.

KAPITEL 2

Energie fürs Leben: Der duale Kraftstoff

Seid gegrüßt, Ihr Zweibeiner auf Kohlenstoffbasis!

Diese Worte von Arthur C. Clarke treffen den Nagel auf den Kopf: Außerirdische Wesen würden sich wahrscheinlich bei dem Gedanken amüsieren, dass sich Körper auf zwei Beinen bewegen, und würden fasziniert feststellen, dass wir unsere Energie aus dem Element Kohlenstoff beziehen. Auf der Erde beruhen alle bekannten Lebensformen auf Kohlenstoff. Die gesamte Energie unserer Nahrung stammt aus Kohlenstoff. Jede Glukoseeinheit ist eine Kette aus sechs Kohlenstoffatomen; jede Fetteinheit wird aus Ketten von 40 bis 60 miteinander verknüpften Kohlenstoffatomen gebildet. Darin zeigt sich die schöne Einfachheit der Grundlagen des Lebens. Und darum geht es in diesem Kapitel.

Genauer gesagt geht es um die Energie, auf die wir angewiesen sind – sie wird in den Bindungen zwischen den Kohlenstoffatomen gespeichert. So wie ein Feuer Energie in Form von Hitze aus dem Kohlenstoff im Holz freisetzt, gewinnt unser Körper die Energie aus den Kohlenstoffbindungen in der Nahrung. Feuer braucht Sauerstoff, um den überschüssigen Kohlenstoff als Rauch in Form des Gases Kohlendioxid abzutransportieren. Ganz genauso braucht Ihr Körper Sauerstoff, um sich des überschüssigen Kohlenstoffs – ebenfalls in Form von Kohlendioxid – zu entledigen. Sie atmen es einfach über die Lunge aus und bemerken dabei gar nicht, dass dieses Kohlendioxid als Kartoffel in Ihren Körper gelangt ist. Oder

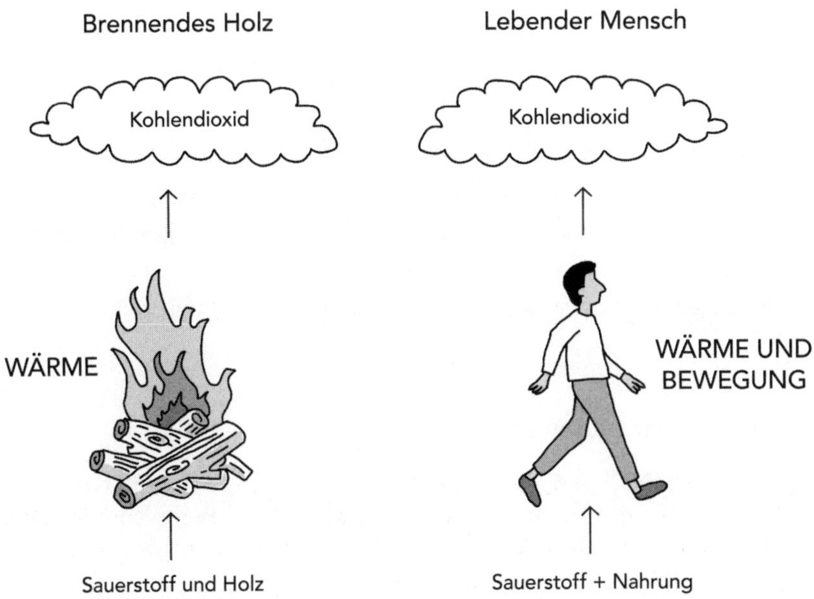

Abbildung 2.1: Ein Feuer setzt Energie als Wärme aus den Bindungen zwischen den Kohlenstoffatomen im Holz frei. Der überschüssige Kohlenstoff löst sich in Rauch auf. Der menschliche Körper setzt Energie zur Nutzung als Wärme und für die Bewegung aus den Bindungen zwischen den Kohlenstoffatomen in der Nahrung frei. Der überschüssige Kohlenstoff wird als Kohlendioxid abgeatmet.

als Linse. Oder als Olive. Sie benötigen den Kohlenstoff nicht mehr, denn Ihr kluger Körper hat die Energie, die sich in diesen chemischen Bindungen zwischen den Kohlenstoffatomen der Nahrung befand, bereits herausgeholt. Und da diese chemische Energie zum Teil als Wärme freigesetzt wird, fühlt sich der Körper bei Berührung warm an.

Auch Pflanzen müssen Energie erzeugen und speichern, genau wie Tiere. Das geschieht auf einer elementaren Stufe, da Pflanzen durch die Bildung von Kohlenstoffketten mithilfe der Sonnenenergie chemische Bindungen eingehen. Dazu nehmen sie Kohlendioxid aus der Luft auf und binden Kohlenstoffatome, um energiereiche Zucker oder Fette zu bilden. Pflanzen speichern diese in geeigneter Weise und wir wiederum essen sie dann irgendwann – vielleicht als Kartoffeln, Reis oder Maniok.

Oder ein Bauer verfüttert sie an sein Vieh, sodass sich die Energie in der Milch oder im Fleisch konzentriert.

Unter dem Strich liefert uns die Nahrung, ob wir sie nun in tierischer oder pflanzlicher Form zu uns nehmen, Energie auf der Basis von Kohlenstoff. Diese ermöglicht es uns zu leben, zu arbeiten und zu spielen. Unser Körper muss lediglich dafür sorgen, dass die richtigen Mengen an Nahrungsenergie gespeichert und die richtigen Mengen an benötigter Energie freigesetzt werden – in jeder Sekunde und in jeder Minute.

Den Laden am Laufen halten

Wir erwarten nicht, dass Maschinen ohne Treibstoff funktionieren. Ohne ihn würden Sie mit Ihrem Auto nicht weit kommen. Beim Körper ist das nicht anders, ein Durchschnittsmensch kann etwa 2400 Kalorien an Energie täglich verbrauchen. Selbst wenn Sie das hier gerade lesen und dabei völlig entspannt im Bett liegen, braucht Ihr Körper Energie, um einfach nur am Leben zu bleiben. Ihr Herz arbeitet unentwegt und pumpt Blut durch den Körper. Jede Körperzelle ist dauerbeschäftigt, sie schafft Substanzen hinaus, die sie nicht braucht, und holt andere herein. Die Leber ist ganz besonders fleißig – sie stellt genau die Energie her, die der Körper in jedem Augenblick benötigt. Sie kann Glukose aus Substanzen bilden, die an anderer Stelle im Körper freigesetzt werden, zum Beispiel aus Milchsäure (einer Kette aus drei Kohlenstoffatomen) oder aus den Bestandteilen irgendeines Proteins, das nicht mehr benötigt wird. Ist zu viel Glukose vorhanden, kann die Leber sie in Fett umwandeln. Die Leber ruht nie.

Um am Leben zu bleiben, brauchen wir eine Menge Energie, und wir haben Möglichkeiten entwickelt, um Reserven anzulegen, wann immer das möglich ist. Was wäre, wenn Sie eingeschneit würden und Ihre Schränke wären leer? Oder Sie würden als Schiffbrüchiger auf einer einsamen Insel stranden? Das wäre für Ihren klugen Körper kein Problem, zumindest nicht für ein paar Wochen. Das Einzige, was Sie unbedingt täglich brauchen, ist Wasser.

Große (und schwerere) Lesewesen brauchen überdies mehr Energie als kleine (und leichtere), um am Leben zu bleiben. Wie viel Energie Sie brauchen, wenn Sie sich hinlegen und nicht rühren, hängt davon ab, wie groß Sie sind. Wenn zwei Hunde friedlich vor dem Kamin dösen, braucht der Bernhardiner viel mehr Energie als der Chihuahua. Wer für das Futter eines Hundes aufkommen muss, hat das wahrscheinlich schon geahnt.

Beim Menschen kann die Energiemenge, die der in Ruhe befindliche Körper in einer Minute braucht, direkt bestimmt werden. Die folgende Grafik zeigt die Ergebnisse einer großen Anzahl von Menschen und veranschaulicht, wie der Energiebedarf mit der Gewichtszunahme allmählich steigt. Er zeigt auch, wie er bei Gewichtsabnahme sinkt.

Stellen Sie sich einen Menschen mit einem Gewicht von 70 kg vor, der ganz ruhig liegt. Der weibliche Körper braucht etwas weniger als eine Kalorie pro Minute und pro Kilogramm Körpergewicht. Für den ganzen

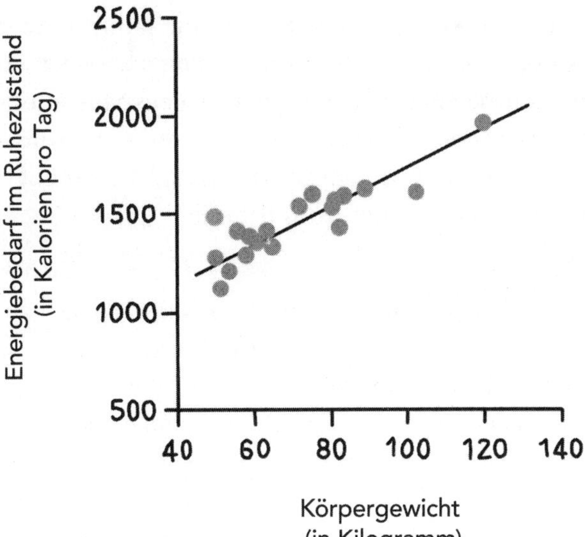

Abbildung 2.2: Bei schwereren Menschen ist der Energiebedarf höher, damit das Gewicht konstant gehalten wird.

70 kg schweren Körper werden also etwa 60 Kalorien pro Stunde benötigt, um die grundlegenden Lebensprozesse mit Energie zu versorgen. Liegt man für 24 Stunden vollständig still, dann sind das ungefähr 1450 Kalorien. Eine Frau mit einem Körpergewicht von 100 kg benötigt dagegen 1,2 Kalorien pro Minute oder 1770 Kalorien in 24 Stunden.

Der statistische Durchschnittsmann braucht aufgrund seines anderen Körperbaus etwas mehr Energie, doch die Auswirkungen auf die Körpergröße sind genau gleich. Ein 70 kg schwerer Mann verbrennt im Ruhezustand etwa 1500 Kalorien in 24 Stunden, ein Mann mit einem Gewicht von 100 kg braucht fast 25 Prozent mehr (etwa 1900 Kalorien). Das sind natürlich nur Durchschnittswerte, der eine oder andere braucht vielleicht mehr oder weniger Energie.

Sport kontra Bewegung

Eine weit verbreitete Überzeugung ist, dass der Körper mehr Energie braucht, wenn er sich bewegt. Und zu einem gewissen Grad stimmt das auch. Doch die tatsächliche Energiemenge, die während der Bewegung verbraucht wird, ist viel geringer als die meisten Menschen sich das vorstellen. Die folgende Abbildung zeigt, wie viel zusätzliche Energie während verschiedener halbstündiger Aktivitäten verbrannt wird. Zum Vergleich wird auch die Energiemenge dargestellt, die benötigt wird, um den Körper einfach nur am Leben zu halten.

Fred und Bill sind Nachbarn und wiegen beide 100 kg. Fred möchte ein paar Kilo abnehmen, also staubt er seinen Squash-Schläger ab und nach einer Eingewöhnungsphase macht er es sich zur Gewohnheit, jeden Samstagvormittag eine halbe Stunde zu spielen. Bill hat Freude daran, sich in seinem Garten zu beschäftigen. Er ist ständig mit Pflanzenschnitt, Unkrautjäten und Aufräumen beschäftigt, kommt dabei aber nie außer Atem. An einem Samstagvormittag lehnt sich Fred mit einem ziemlich roten Gesicht über den Zaun und sagt zu Bill, er solle doch auch ein bisschen Sport treiben. Doch dann stellt er fest, dass sein eigenes Gewicht nicht sinkt, also bringt er sich während seiner halben Stunde auf

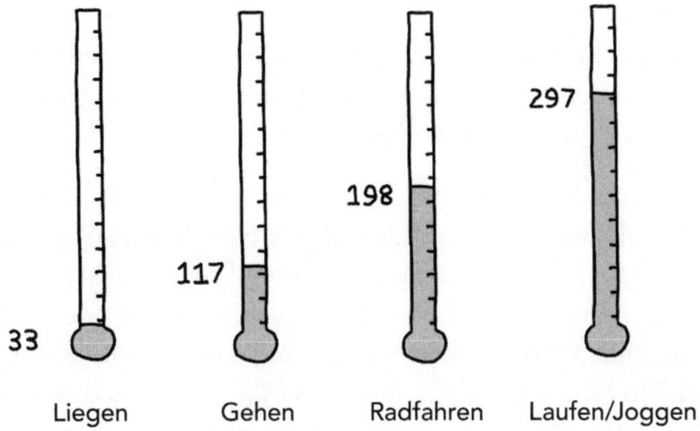

Abbildung 2.3: Wie viele Kalorien werden in einer halben Stunde verbrannt? Die Zahlen beziehen sich auf eine Frau mit einem Gewicht von 80 kg bei mäßig flottem Gehen, Radfahren und Laufen/Joggen.

dem Squash-Court noch mehr zum Schwitzen. Wer verbrennt jeden Samstagvormittag mehr Energie?

Die Antwort ist, es kommt darauf an, über welchen Zeitraum der Körper vergleichsweise mehr Energie verbrennt als im Ruhezustand. In der halben Stunde auf dem Squash-Court erhöht Fred seinen Energieverbrauch von 1,3 Kalorien pro Minute auf durchschnittlich 8 Kalorien pro Minute. Er verbrennt 240 Kalorien in einer halben Stunde. Doch dann setzt er sich hin, um sich zu erholen, liest den ganzen Vormittag Zeitung und fühlt sich gut. In den nächsten dreieinhalb Stunden, die er im Sessel verbringt, verbrennt er 315 Kalorien. Jeden Samstagvormittag werden also insgesamt 555 Kalorien verbrannt.

Unterdessen arbeitet Bill in seinem Garten, räumt dies und das hin und her und schneidet da und dort etwas zurecht. Er ist vier Stunden lang aktiv – dreieinhalb Stunden länger als Fred – und verbraucht mehr Energie, ohne dabei ins Schwitzen zu geraten. Er ist auf den Beinen, schleppt seine 100 kg herum und verbraucht dabei durchschnittlich 2,5 Kalorien pro Minute – insgesamt also 600 Kalorien, das sind 45 Kalorien mehr als Fred. Und bei Fred hat die Sache noch einen Haken. Beim Verlassen des

Squash-Clubs kommt er an einem Süßigkeitenautomaten vorbei und belohnt sich, beseelt von seinen redlichen sportlichen Bemühungen, oft mit einem kleinen Schokoriegel (nur 100 g). So nimmt er in gerade einmal zwei Minuten wieder 400 Kalorien zu sich.

Es ist also eher die *Dauer* einer körperlichen Aktivität als die *Intensität*, die sich darauf auswirkt, wie viel Energie verbraucht wird. Als Extrembeispiele seien Ranulph Fiennes und Mike Stroud genannt, die die Antarktis überquerten, dafür bis zu 14 Stunden täglich schwer beladene Schlitten über Berge und Gletscherspalten zogen und dabei Schätzungen zufolge täglich 11 500 Kalorien verbrannten! Trotz ihrer in gewisser Weise masochistischen Ader wären Fiennes und Stroud nicht in der Lage gewesen, auch nur annähernd ähnliche Mengen in kürzeren intensiven Trainingseinheiten zu verbrennen.

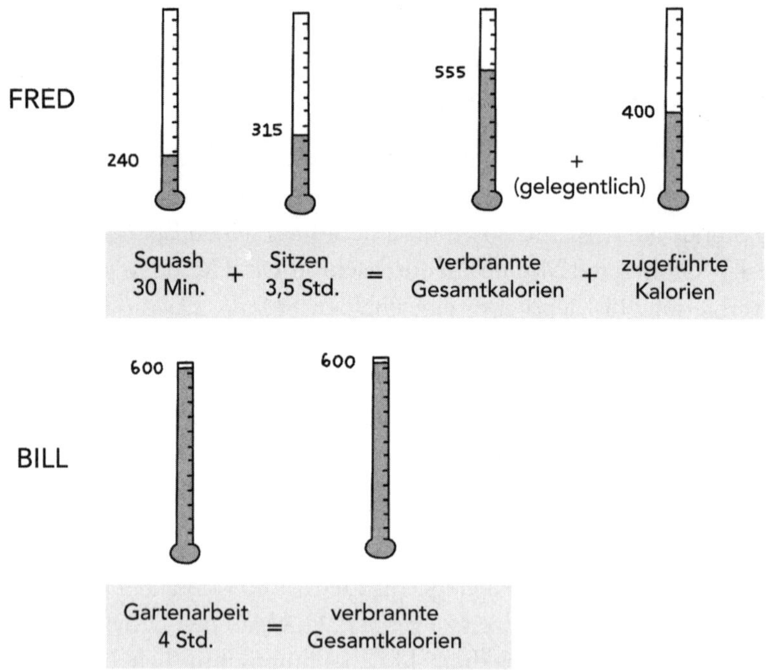

Abbildung 2.4: Anzahl der an einem Samstagvormittag verbrannten Kalorien und der Grund, warum Fred nicht abnahm.

Wenn es Ihr Ziel ist, nicht zuzunehmen, ist eine mehrstündige Aktivität mittlerer Intensität wirksamer als ein kurzes intensives Training im Sportstudio. Sie müssen nicht schweißtreibend trainieren – wenn es allerdings Ihr Ziel ist, Ihre Herzfunktion und Fitness maximal zu verbessern, dann sind zusätzliche intensive Trainingseinheiten wichtig. Ratschläge von Fitnessexperten oder Ärzten verweisen tendenziell nicht auf den wichtigen Unterschied, der zwischen den ganz verschiedenen Zielsetzungen von kardiovaskulärer Fitness und Gewichtsregulierung besteht. Durch seine Squash-Runden ist Freds Herz wahrscheinlich besser in Form als Bills – aber das war ja nicht sein Ziel. Er begann wieder zu spielen, weil er ein paar Kilos verlieren wollte.

Nicht weiter zuzunehmen, ist wohl eines der größten Probleme unserer heutigen Gesellschaft – und eines, bei dem eine Veränderung der Verkehrspolitik beispielsweise hilfreich sein könnte, indem sie die Menschen dabei unterstützt, wieder aktiver zu werden und mehr zu laufen oder mit dem Rad zu fahren. Flankiert werden könnte das von entsprechenden gesetzlichen Maßnahmen in der Ernährungspolitik. Doch eine Gewichtszunahme zu vermeiden, ist nicht dasselbe wie Gewicht abzunehmen. Übermäßiges Fett loszuwerden, das sich über einen langen Zeitraum angesammelt hat, erfordert einen anderen Ansatz, wie wir noch sehen werden.

Einstweilen möge der Hinweis genügen, dass heute das Gleichgewicht zwischen der bei einem Training verbrannten Energie – welche Art von Aktivität das bei Ihnen auch sein mag – und der Energie, die über die Ernährung zugeführt wird, ganz und gar nicht stimmt. Und für Menschen, die abnehmen wollen, muss die Einschränkung bei der Nahrungsaufnahme sowie bei kalorienhaltigen Getränken an allererster Stelle stehen.

Sparen für schlechte Zeiten

Im Laufe unserer langen Entwicklung mussten wir Menschen mit häufigen Perioden von Nahrungsknappheit zurechtkommen. Wir mussten

Zeiten von Missernten oder Pechsträhnen bei der Jagd überleben. Infolgedessen haben wir sehr kluge Mechanismen zur Speicherung von Nahrungsenergie entwickelt.

Wir beziehen unsere gesamte Energie aus dem, was wir essen oder trinken. Das ist zwar eine Binsenweisheit, doch sie eignet sich gut als Ausgangspunkt, um sich mit der Lebensenergie zu befassen. Nachdem die Nahrung verzehrt ist, wird sie durch die Verdauung zu einfacheren Stoffen abgebaut. Die Leber ist eine Fabrik, die verwertbare Formen daraus herstellt. Es gibt nur wenige Quellen von Nahrungskalorien: Fett, Protein und Alkohol. Der Weg von Ihrem Teller in Ihren Körper funktioniert folgendermaßen:

- *Kohlenhydrate*: Kartoffeln, Nudeln, Reis, Brot und alle Zuckerarten werden zu *Glukose* abgebaut.
- *Fett*: Butter, Öle, Milch und Milchprodukte, Fett im Fleisch werden zu einfacheren *Fetten* abgebaut.
- *Protein*: Fleisch, Linsen, Nüsse, Milch und Milchprodukte werden zu den Grundbausteinen (den Aminosäuren) abgebaut und für Muskeln und andere Gewebe verwendet. Jeder Überschuss wird in *Glukose* umgewandelt.
- *Alkohol*: wird abgebaut und als *Fett* gespeichert.

Wenn Sie nochmal einen Blick auf die Liste werfen, können Sie feststellen, dass Ihre gesamte Nahrung entweder zu Glukose oder zu Fett umgewandelt wird. Und diese „Treibstoffe“ sind die Quelle der gesamten Energie für Ihren Körper.

Jetzt können Sie Ihren Teller also in einem ganz neuen Licht betrachten. Kohlenhydrate sind im Endeffekt Zucker, und Fett ist Fett. Glukose kann als Glykogen in der Leber sowie in Muskeln und Fett unter der Haut (Unterhautfettgewebe) gespeichert werden. Jedes überschüssige Protein wird zu Glukose. Entgegen der landläufigen, durch die Werbung für Proteine als Nahrungsergänzungen geförderten Meinung, führt eine übermäßige Proteinzufuhr nicht zur Bildung von großen Muskelpaketen.

Produkte mit exotisch klingenden Bezeichnungen wie „verzweigtkettige“ Aminosäuren oder Rinderprotein beflügeln nichts weiter als das Wunschdenken. Aminosäuren sind lediglich die Grundbausteine für Proteine. Sind sie im Übermaß vorhanden, trennt der Körper die Atome, durch die sie sich voneinander unterscheiden, kurzerhand ab und ihre Kohlenstoffgerüste wandern in den Pool zur Umwandlung in Glukose.

Und was geschieht mit dem Alkohol – hierbei handelt es sich doch sicherlich um einen speziellen „Treibstoff“? Ganz und gar nicht. Alkohol ist im Wesentlichen flüssiges Fett. Er enthält fast so viel Energie wie Fett – sieben Kalorien pro Gramm, im Vergleich zu neun Kalorien, die in jedem Gramm Fett enthalten sind. Die Leber entfernt die speziellen Atome, durch die sich der Alkohol als solcher auszeichnet, und er wird einfach verbrannt oder als Fett gespeichert.

Was also die Energiespeicherung im Körper und den Energieverbrauch betrifft, sprechen wir nur von Glukose und Fett. Darin zeigt sich die wunderbare Sparsamkeit der Natur.

DER ENERGIESTOFFWECHSEL IST EINFACH

- Der Körper verbrennt nur zwei „Treibstoffe“ zur Energiegewinnung – Glukose und Fett. Beide können gespeichert und bei Bedarf genutzt werden.
- Protein wird zu den Bausteinen abgebaut, die der Körper für das Wachstum und zur Instandhaltung braucht. Doch in der westlichen Welt neigen wir dazu, mehr Protein als benötigt zu verzehren, und jeder Überschuss wird vom Körper in Glukose umgewandelt.
- Alkohol? Da der Körper immer effizient arbeitet, baut er Alkohol einfach ab und verbrennt ihn, als handele es sich um Fett.
- Der Stoffwechsel ist nichts anderes als die koordinierte Handhabung von Glukose und Fett.

Energiespeicherung in Form von Glukose

Die Speicherung von Glukose ist kompliziert. Sie zieht Wasser an, daher würden Gewebe, die Glukose speichern, schnell anschwellen und geschädigt werden. Aus diesem Grund hat der Körper eine unglaubliche Notlösung entwickelt. Durch Verknüpfen der Glukosemoleküle zu einer Kette oder, fachsprachlich, einem Polymer (ungefähr wie eine Perlenschnur), werden sie unbeweglich und können zur Nutzung bereitgehalten werden, ohne dass lokale Probleme entstehen. Die Glukose kann kein Wasser mehr anziehen und problemlos in Muskel- oder Leberzellen gespeichert werden. Diese konzentrierte Form von Glukose ist als *Glykogen* bekannt.

In Zusammenhang mit Langstreckenläufen steht Glykogen sehr oft im Zentrum der allgemeinen Aufmerksamkeit. Bei den Nudelpartys vor Marathonläufen geht es nur um die Versorgung mit viel Glykogen, also darum, große Mengen Kohlenhydrate zu sich zu nehmen und den „Tank" bis zum Rand aufzufüllen. Im täglichen Leben besteht die Aufgabe der Glykogenspeicher jedoch darin, den Körper nach den Mahlzeiten darin zu unterstützen, dass der Blutzuckerspiegel unter Kontrolle bleibt. Und so funktioniert das: Nach dem Essen steigt der Blutzuckerspiegel und der Körper beginnt, die aus dem Blut aufgenommene Glukose zu entfernen und als Glykogen in Leber und Muskeln zu speichern. In der Nacht kann er diese Glukosespeicher nutzen; die Leber gibt Tag und Nacht in aller Stille genau die richtige Menge Glukose an das Blut ab, damit der ganze Körper – in jeder Minute – mit Energie versorgt wird, egal, ob Sie etwas essen oder nicht.

Die folgenden beiden Grafiken zeigen den Ablauf.

Sobald sich der „Glukose-Tsunami" aus einer Mahlzeit verzogen hat, wird der Treibstoff neu verteilt, um den restlichen Körper mit Energie zu versorgen. Das Leberglykogen kann bei Bedarf Glukose ins Blut abgeben. Das Muskelglykogen wird zu kurzen Kohlenstoffketten abgebaut, die vom Blut zur Leber transportiert und wieder in Glukose umgewandelt werden. Glykogen kann auch sofort genutzt werden, um den Muskel bei einer plötzlichen körperlichen Anstrengung mit Energie zu versorgen,

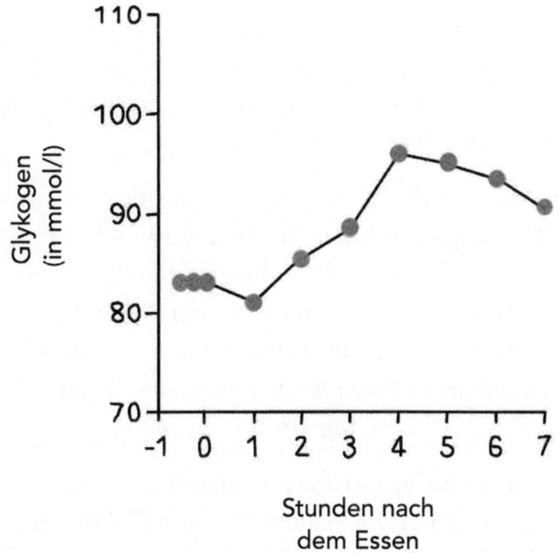

Abbildung 2.5a: Veränderte Menge von Muskelglykogen nach dem Frühstück.

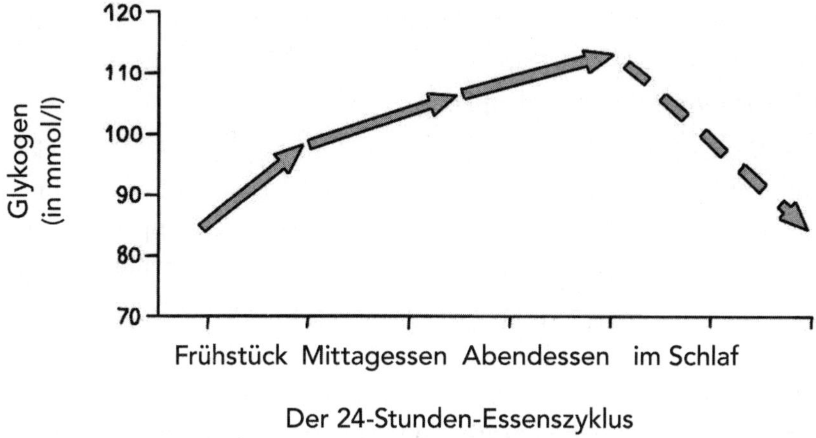

Abbildung 2.5b: Steigerung der Menge von Muskelglykogen im Laufe eines Tages bei drei Mahlzeiten – und Absinken während der Nacht.

doch für die meisten Menschen, die eine sitzende Lebensweise pflegen, ist der Muskel nur eine nützliche vorübergehende „Lagerhalle“ für das Glykogen. Der Grafik können Sie entnehmen, dass der Glykogenspiegel etwa fünf Stunden nach einer Mahlzeit sein Maximum erreicht; dann sinkt er durch die Neuverteilung des Treibstoffs ab.

Ich sage *vorübergehende* Lagerhalle, denn das wäre der Idealfall. In der westlichen Gesellschaft nehmen die Menschen aber normalerweise drei Mahlzeiten täglich zu sich, sodass dass das Glykogen durch die kurzen Abstände gar nicht verbraucht werden kann. Stattdessen kommt es – wie in der unteren Grafik gezeigt wird – zu einem weiteren Glykogenanstieg nach der zweiten und zu einem weiteren Anstieg nach der dritten Mahlzeit, wobei die Speicher den höchsten Tageswert erreichen.

Glukose, die nicht als Glykogen gespeichert werden kann, muss einen anderen Platz finden. Und die einzige Möglichkeit, die der Körper hat, ist die Umwandlung in Fett. Dieser Prozess geht in der Leber vor sich. Das neugebildete Fett kann bei Bedarf Energie für die Leber selbst liefern oder an irgendeine andere Stelle im Körper geschickt werden. Wird die Energie jedoch innerhalb von 24 Stunden nicht gebraucht, steigen die gespeicherten Mengen allmählich an. Wenn Sie zu fett oder zu kohlenhydratreich essen, wird sich das Fett in der Leber ansammeln.

Glukoseüberschuss wird zu Fett

Der Körper kann – kurzfristig – gut damit umgehen, wenn Sie zu viele Kohlenhydrate zu sich nehmen. Sind die Glykogenspeicher voll, muss die überschüssige Glukose, wie gesagt, irgendwo anders gespeichert werden. Das ist der Schlüssel zum Verständnis, warum ein Überangebot von Kohlenhydraten und Fett dasselbe Schicksal teilen. Unser Körper hat nur eine Möglichkeit mit diesem Überschuss umzugehen: er muss in Fett umgewandelt werden.

Dieser Prozess, also die Umwandlung von Glukose in Fett, geht nur in der Leber vonstatten. Wird dieses neugebildete Fett nicht für die Energieversorgung gebraucht, nimmt das in der Leber gespeicherte Fett immer mehr zu. Dieser Prozess ist für die Entwicklung von Typ-2-Diabetes von zentraler Bedeutung, wie noch deutlich werden wird.

Und wo speichern Sie Ihr Fett?

Ich untertreibe nicht, wenn ich sage, dass unsere Fähigkeit, Energie als Fett zu speichern, das Geheimnis unserer Überlebensfähigkeit ist. Auf einer einsamen Insel gestrandet, kann der Durchschnittsmensch viele Wochen ohne Nahrung überleben. Zuerst greift der Körper auf Glykogen zurück – obwohl es eine geringere Rolle spielt, da diese Speicher nach etwa 48 Stunden erschöpft sind. Ist bis dahin noch immer kein Schiff am Horizont in Sicht, wendet er sich den Fettspeichern zu. Das Körperfett kann uns wochenlang mit all der Energie versorgen, die wir brauchen.

In der langen Kette von Kohlenstoffatomen, aus der ein Fettmolekül gebildet wird, stecken große Mengen Energie. In jedem Gramm Fett sind neun Kalorien eingeschlossen. Etwa 500 g Fett enthalten mehr als 4000 Kalorien (oder ein Kilogramm enthält 9000 Kalorien).

Beim Nahrungsfett ist es nicht anders, deshalb sind fetthaltige Nahrungsmittel zugleich hochkalorisch. Für das Fett in Ihrem Körper bedeutet der hochkalorische Gehalt eine wirksame Form der Energiespeicherung.

Fett wird hauptsächlich einfach unter der Haut gespeichert. Manche Menschen können im Unterhautfettgewebe große Mengen unterbringen, auch wenn das, mit den Augen des 21. Jahrhunderts betrachtet, nicht gerade wünschenswert aussehen mag. Doch für die meiste Zeit in der Geschichte des Menschen war es sogar sehr wünschenswert und bedeutete, dass jemand es sich leisten konnte, gut zu essen. Zugleich war es ein Hinweis auf den Erfolg und den hohen Sozialstatus der Menschen. Und es gibt noch einen weiteren, sehr wirkmächtigen Faktor, der schon vor langer Zeit erkannt wurde: Für die Fortpflanzungsfähigkeit bedarf es einer angemessenen Ernährung, schlecht ernährte Menschen sind weniger fruchtbar. Daher zeigen Bilder und Funde der von Menschenhand geschaffenen Objekte, die die Fruchtbarkeit symbolisieren, allesamt sehr dicke Figuren.

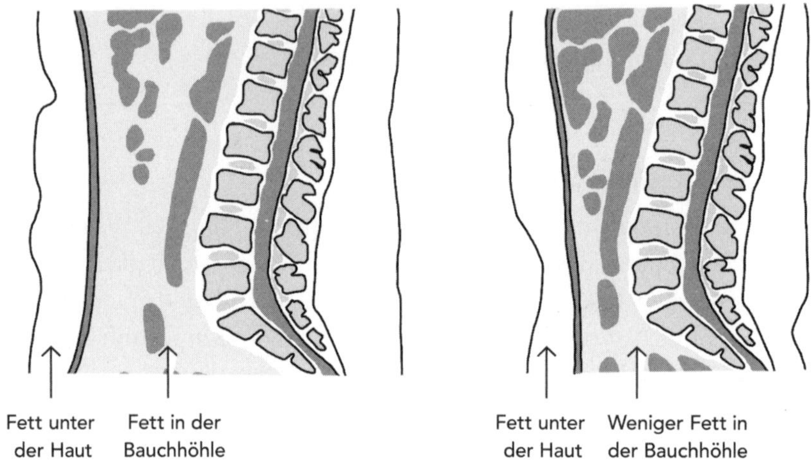

Abbildung 2.6: Schaut man sich den Körper von der Seite an, zeigen diese Bilder, was sich im unteren Teil des Rumpfes befindet. Die Wirbelsäule verläuft in der Mitte von oben nach unten. In der Bauchhöhle sind die Darmschleifen grau dargestellt und der Rest ist mit viszeralem Fett (weiß) gefüllt. Die linke Aufnahme zeigt einen Menschen mit Typ-2-Diabetes und einem Body-Mass-Index (BMI) von 35; die rechte Aufnahme zeigt denselben Menschen nach einem Gewichtsverlust von 15 Kilo. Die Originale der Kernspinaufnahmen können online angesehen werden unter: ***https://go.ncl.ac.uk/diabetes-reversal***

Menschen hängen tendenziell einem sehr seltsamen Glaubensmodell an – die Rede ist von „viel hilft viel" – eine Redensart, die aber nur selten der Wahrheit entspricht. Im Unterhautfettgewebe ist das Fett sicher verwahrt, und zwar in einer Form, die im übrigen Körper keinen Schaden anrichtet. Diese Wohlfühlschicht mag zwar an sich keine schlechte Sache sein, doch sie ist eventuell ein Hinweis darauf, dass auch anderswo schon zu viel davon vorliegen könnte (vgl. die folgenden Abbildungen in diesem Kapitel). Und die Menge, die ein Mensch in dieser sicheren, zweckorientierten Speicherschicht einlagern kann, variiert erheblich. Ist mehr Fett vorhanden als untergebracht werden kann, muss die zusätzliche Menge also irgendwo anders gespeichert werden, beispielsweise in der Bauchhöhle. Dort wird es als *viszerales* Fett bezeichnet und ist eine grobe Orientierung dafür, wie viel überschüssiges Fett der Körper

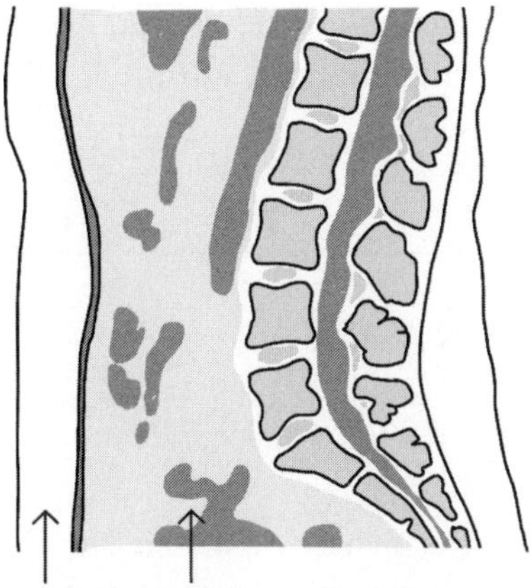

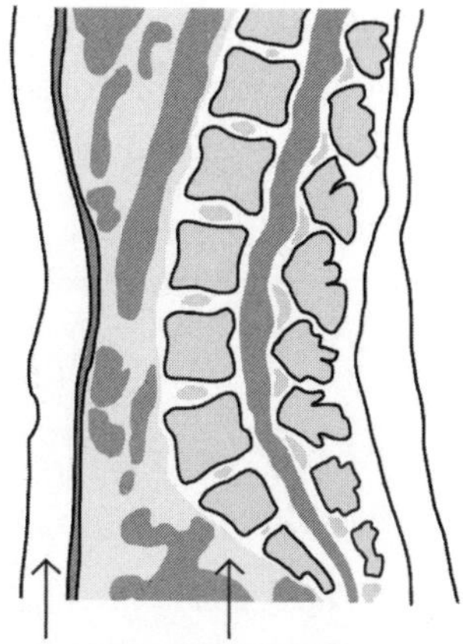

Abbildung 2.7: Diese Aufnahmen zeigen, was sich im unteren Teil des Rumpfes befindet, wie in Abbildung 2.6. Hier handelt es sich aber um einen Menschen mit einem BMI von 26. Wieder sind in der Bauchhöhle die Darmschleifen grau dargestellt und der Rest ist mit viszeralem Fett (weiß) gefüllt. Nach der Gewichtsabnahme (rechtes Bild) besteht die wichtigste Veränderung darin, dass das meiste viszerale Fett verschwunden ist, doch die Schicht unter der Haut nur mäßig abgenommen hat. Die Originale der Kernspinaufnahmen können online angesehen werden unter: *https://go.ncl.ac.uk/diabetes-reversal*

mit sich herumschleppt. Je mehr viszerales Fett vorhanden ist, desto höher ist das Risiko für einen künftigen Herzinfarkt – und für Diabetes.

Warum ist das so? Nun, viel viszerales Fett ist, obwohl es keine unmittelbare Gefahr darstellt, ein Hinweis auf etwas anderes, das definitiv gefährlich ist, nämlich auf das Fett, das sich *in* den Hauptorganen ansammelt – in Leber, Bauchspeicheldrüse, Herz und Muskelgewebe. Während die Menge des viszeralen Fetts mithilfe eines Maßbandes um die Taille geschätzt werden kann, entzieht sich das Fett, das in den Hauptorganen lagert, tatsächlich jeder Beurteilung – es ist gut versteckt. Und was die Leber und die Bauchspeicheldrüse betrifft, so kann es schwerwiegende Probleme verursachen, über die später noch ausführlich zu sprechen sein wird.

Im nächsten Kapitel werden wir den „Dirigenten" dieses ganzen Kohlenstoff-Orchesters im Körper kennenlernen und erfahren, warum die „Musik" bei Typ-2-Diabetes so schrecklich falsch spielt.

DAS WICHTIGSTE IN KÜRZE

- Der Körper verbraucht die meiste Energie täglich dafür, sich selbst am Leben zu erhalten.
- Kurze Trainingseinheiten verbrennen relativ wenige Kalorien und verschieben das Gleichgewicht zwischen den mit der Nahrung aufgenommenen und den verbrauchten Kalorien nur geringfügig.
- Körperliche Langzeitaktivitäten – Gärtnern, Arbeiten im Haushalt, Herumlaufen – können einen guten Beitrag zu einem langfristigen Energiegleichgewicht leisten.
- Menschen beziehen Energie nur aus zwei elementaren Arten von „Brennstoffen" im Körper: Glukose und Fett.
- Glukose wird als Glykogen in der Leber und im Muskelgewebe gespeichert – aber nur in geringen Mengen.
- Fett verursacht kein Stoffwechselproblem, sofern es nur im Unterhautfettgewebe gespeichert wird, doch es kann zu schwerwiegenden Problemen führen, wenn es in den Hauptorganen, insbesondere in Leber und in Bauchspeicheldrüse, lagert.

KAPITEL 3

Wie Ihr Körper mit Nahrung umgeht

Wir sind soziale Wesen. Und ein großer Teil unseres sozialen Lebens dreht sich um das Essen: Es ist der „Schmierstoff" der Kommunikation und setzt einen Rahmen, in dem wir Zeit mit der Familie und mit Freunden verbringen. Das ist alles schön und gut – zumindest so lange wir jung und gesund sind. Der Körper wird mit allem fertig, was wir essen – oder trinken. Wir könnten auf einer Party wilde Fressorgien veranstalten und viel zu viel Alkohol in uns hineinschütten, aber nichts davon scheint allzu ernste Folgen zu haben. Ebenso macht es unser erstaunlicher Körper mit, wenn wir einmal eine Mahlzeit auslassen, er lebt einfach weiter.

Doch im Zuge unseres Erwachsenenlebens verändert sich unser Verhältnis zum Essen tendenziell. Inzwischen ist die Ernährung zu einer Gewohnheit geworden. Anstatt uns beim Essen vom Instinkt leiten zu lassen – und aufzuhören, wenn wir satt sind –, essen wir, weil Essen zur Verfügung steht, weil wir uns an eine bestimmte Menge gewöhnt haben und auch, weil wir uns schwer damit tun, eine Mahlzeit auszulassen oder unsere Gewohnheiten zu verändern. Heutzutage steigt im Vereinigten Königreich das durchschnittliche Körpergewicht von Erwachsenen im Alter zwischen 20 und 60 Jahren jedes Jahr um ein halbes Kilogramm. Manche Menschen nehmen nur wenig zu, manche sehr viel mehr, aber wer mit 25 Jahren 70 kg wog, wird bis zum Alter von 45 Jahren im Durchschnitt 80 kg auf den Rippen haben. Das Ende vom Lied ist, dass viele Menschen abzunehmen versuchen, oft mehrmals. Doch der Druck des alltäglichen Lebens – Arbeit, Familie, Haus, Geld – ist unerbittlich, und das Hauptaugenmerk im Leben liegt tendenziell nicht so sehr darauf, schlank zu bleiben, sondern darauf, sich um das zu kümmern, was gerade am dringendsten ist. Manchmal fühlt sich das Leben eher wie ein Überleben an. Und währenddessen lebt der Körper weiter und scheint gar nicht zu bemerken, was alles in ihn hineingelangt – wird dabei aber immer schwergewichtiger.

Wie er das Wunder vollbringt, weiter zu funktionieren, ob Sie sich nun hauptsächlich von stärkehaltigen Nahrungsmitteln oder hauptsächlich von Fleisch ernähren, ist erstaunlich.

Die Nacht überstehen

Es gibt ein Organ, das im Laufe eines jeden 24-Stunden-Zyklus kontinuierlich dieselbe Menge „Treibstoff" beansprucht. Das ist das Gehirn. Tag und Nacht braucht Ihr Gehirn eine gleichbleibende und erhebliche Menge an Energie. Es nutzt nur eine Quelle – Glukose – und ob es nun bewusst arbeitet oder nicht, es verbraucht immer dieselbe Menge. Das mag eine enttäuschende Nachricht sein, wenn Sie nach einem langen Tag voller Entscheidungen und Planungen gerade müde sind. Doch die Wahrheit ist, dass Ihr Gehirn auch nicht mehr Energie aus der Nahrung genutzt hätte, wenn Sie Ihre Zeit mit Tagträumen verbracht hätten.

Im Vergleich zu unseren tierischen Artgenossen haben wir Menschen jedoch ein vergleichsweise großes Gehirn. Da fragt man sich schon, wie es zwischen den Mahlzeiten genügend Treibstoff bekommt, gerade in der Nacht. Ist es wirklich auf die Glukose der letzten Mahlzeit angewiesen? Ganz sicher nicht, denn der Blutzuckerspiegel sinkt schon wenige Stunden nach der letzten Mahlzeit wieder auf den Ausgangswert ab und bleibt während der vielen Stunden, die wir schlafen, stabil. Die Glukose muss also von woanders herkommen.

Zum Glück übernimmt ein anderes Organ die ganz besondere Aufgabe, das Glukoseangebot konstant zu halten. Das ist, wie in Kapitel 2 erwähnt, die Leber. Ihr verdankt das Gehirn seine Glukoseversorgung nicht nur

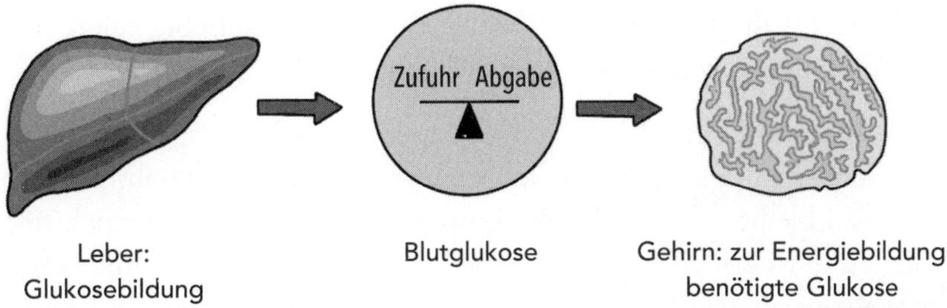

Abbildung 3.1: Damit die Versorgung des Gehirns mit der benötigten Energie aus Glukose gesichert ist, bildet die Leber sie in genau der richtigen Geschwindigkeit, und der Blutglukosespiegel bleibt konstant.

zwischen den Mahlzeiten, sondern auch während der Nacht. Die Leber bildet sie ununterbrochen. Tatsächlich kommt die meiste Glukose im Blut nicht direkt aus der Nahrung, sondern aus der Leber.

Da der Blutzuckerspiegel beim abendlichen Zubettgehen einen ähnlichen Wert hat wie beim morgendlichen Aufwachen, scheint es, als wäre nichts geschehen. Tatsächlich wird jedoch jedes kleinste bisschen Glukose im Blut alle 90 Minuten ausgetauscht. Da sie vom Gehirn aufgenommen und verbraucht wird, muss sie immer wieder durch Nachschub aus der Leber ersetzt werden. Das ist wie bei einem Fluss mit hoher Strömungsgeschwindigkeit, dessen Wasser sich ständig fortbewegt, ohne dass der Wasserspiegel sich verändert.

In der Zeit, in der man keine Nahrung zu sich nimmt, bildet die Leber eine konstante, geringe Menge Glukose pro Kilogramm Körpergewicht. Bei einem Mann mit einem Körpergewicht von 75 Kilo ist das zum Beispiel pro Minute 1/6 Gramm. Das summiert sich zu etwa 10 g Glukose pro Stunde (2 Teelöffel). Während der 8 Stunden Schlaf werden etwa 80 g (16 Teelöffel) in das Blut abgegeben. Das ist eine Menge Glukose, die gebildet werden muss, während Ihr Körper relativ inaktiv ist. Um die gleiche Menge in Form von Kohlenhydraten aufzunehmen, müssten Sie vier dicke Scheiben Brot essen.

Als Sie heute Morgen aufwachten, war jedes Molekül Glukose in Ihrem Blut von Ihnen selbst gebildet worden, Sie hatten also im wahrsten Sinne des Wortes „süße Träume". Das Gehirn fordert an – die Leber liefert. Alle anderen Gewebe können auf Fett als Energiequelle zurückgreifen.

Diese Gratwanderung klingt ziemlich einfach: Die Leber gibt Zucker an das Blut ab zum Transport ins Gehirn, und das Gehirn nutzt ihn, um am Leben zu bleiben. Doch der Zusammenhang zwischen Verbrauch und Nachschub ist von entscheidender Bedeutung und läuft im Verborgenen ab. Woher weiß die Leber, wie viel Glukose sie an das Blut abgeben muss?

Die Rolle des Insulins

Die Antwort gibt ein großartiges Hormon, das Insulin. Es ist tatsächlich der Hauptregler unseres inneren „Überlandleitungsnetzes" und regelt die Energieversorgung. Insulin wird in den Betazellen der Bauchspeicheldrüse (Pankreas) gebildet. Tief in der Bauchhöhle verborgen liegt dieses Organ und geht still und leise seiner Arbeit nach, die sicherstellt, dass in jeder Minute die richtige Menge ins Blut freigesetzt wird. Das Leitungssystem für die Bauchspeicheldrüse ist sehr ausgetüftelt und unterscheidet sich von anderen Gefäßen. Blut, das durch Gewebe fließt, wird gewöhnlich in den Venen gesammelt, die es letztendlich zum Herzen zurückbringen, von wo es wieder in den allgemeinen Kreislauf gelangt. Doch das Blut aus der Bauchspeicheldrüse wird in einer speziellen Vene gesammelt, die es direkt bei der Leber abliefert.

Das Insulin wird also nicht in den gesamten Körper freigesetzt, sondern direkt zur Leber transportiert, sodass eine Wirkungsverzögerung ausgeschlossen ist. Die Tatsache, dass sich das System in dieser Weise entwickelt hat, gibt einen Hinweis auf die wichtigste Funktion des Insulins: Es stoppt sofort den Eifer der Leber, noch mehr Glukose zu bilden. Wäre diese sich selbst überlassen, würde sie am laufenden Band immer weiter Glukose produzieren.

Wodurch dieses Vorgehen unter Kontrolle gehalten wird, zeigt das folgende Diagramm. Steigt die Glukosemenge im Blut, wird mehr Insulin gebildet. Fällt sie ab, geht die Insulinbildung zurück. Da Insulin immer nur für wenige Minuten im Blut verbleibt, kann es den Blutzuckerspiegel durch eine Steigerung oder Verringerung der Produktion entsprechend dem Bedarf sehr engmaschig regulieren – mit sofortigem und direktem Einfluss auf die Leber.

Was die Leber wahrnimmt

Ihre Leber reagiert auf jede Erhöhung des Insulinspiegels durch die Senkung der Glukosemenge, die ins Blut freigesetzt wird. Doch die Insulinsensitivität der Leber variiert von Mensch zu Mensch. Betrachtet man 100 Menschen, so ist sie bei den meisten normal, manche reagieren sehr stark und manche überhaupt nicht auf Insulin. Ist die Insulinsensitivität mangelhaft, würden wir die Leber als „insulinresistent" bezeichnen. Dieser Begriff taucht bei vielen Beschreibungen von Typ-2-Diabetes immer wieder auf – allzu oft als geheimnisvoller Vorbote des Unheils. Die Wahrheit ist jedoch viel interessanter.

Das folgende Diagramm lässt erahnen, was geschieht, wenn eine Leber insulinresistent ist. Wirkt das Insulin überhaupt nicht, bildet die Leber mehr Glukose als gebraucht wird. Infolgedessen steigt die Glukosemenge

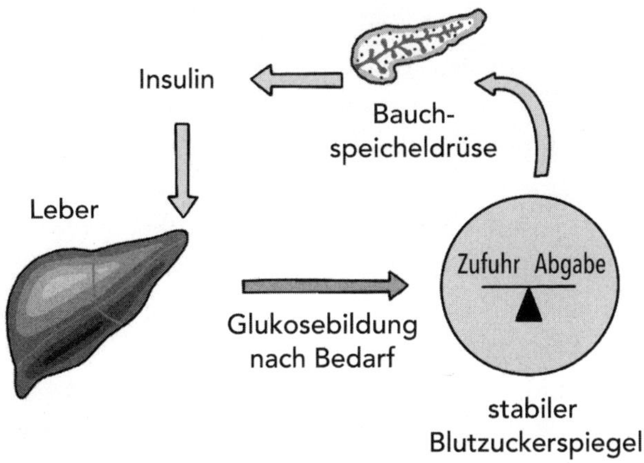

Abbildung 3.2: Die normale Steuerung der von der Leber gebildeten Glukose: Insulin schränkt die Bildung von Glukose ein, um den Blutzuckerspiegel stabil und normal zu halten.

weiter an, sodass mehr Insulin gebildet werden muss. Irgendwann kommt die Botschaft bei der Leber dann doch an, und der Blutzucker sinkt wieder auf den Normalwert ab.

Eine Insulinresistenz ist nicht grundsätzlich schlecht. Bei einem gesunden Menschen arbeitet die Bauchspeicheldrüse dann einfach schwerer, damit der Körper das Hauptziel – den Blutzuckerspiegel zu normalisieren – erreicht. Es ist ein großartiges System. Bereits 1854 lenkte der berühmte französische Physiologe Claude Bernard die Aufmerksamkeit darauf, wie entscheidend wichtig es sei, dass das *milieu intérieur*, das innere Milieu, für alle Substanzen im Blut konstant gehalten werde. Ein Ingenieur mag hier von einem Feedbacksystem sprechen – wie ein Thermostat zu Hause, der die Heizung anschaltet, wenn die Raumtemperatur sinkt, und sie abschaltet, wenn die Temperatur steigt.

Eine mögliche Insulinresistenz lässt sich aufdecken, indem der Insulinspiegel im Blut gleich als Erstes am Morgen gemessen wird. Menschen, die stärker insulinresistent sind, haben einen höheren Insulinspiegel, damit der Blutzucker unter Kontrolle gehalten werden kann.

Die folgende Grafik zeigt die erhebliche Bandbreite von Insulinwerten im Blut, wie sie bei einer großen Gruppe von gesunden Menschen vorkommt.

Alle Körperorgane arbeiten meist unterhalb ihrer maximalen Kapazität. Ihre Herzfrequenz liegt in Ruhe vielleicht bei etwa 70 Schlägen pro Minute, obwohl Ihr Puls bei mehr als 100 Schlägen pro Minute liegen kann, wenn Sie ihn beim Treppensteigen fühlen. Ja, Ihre maximale Herzfrequenz könnte, je nach Alter und Fitness, sogar 180 betragen. Sie haben mit ziemlicher Sicherheit auch zwei Nieren, doch deren Arbeit könnte von nur einer halben Niere erledigt werden. Bei der Bauchspeicheldrüse ist es genauso: Normalerweise gibt es eine riesige Reservekapazität in Bezug auf die Insulinmenge, die gebildet werden kann. Wir wissen, dass drei Viertel der Bauchspeicheldrüse entfernt werden können, ohne dass dadurch die Steuerung des Blutzuckerspiegels bei den meisten Menschen in Mitleidenschaft gezogen wird. Es ist also normalerweise kein großes Problem, die Arbeit einer insulinresistenten Leber zu kompensieren. Die

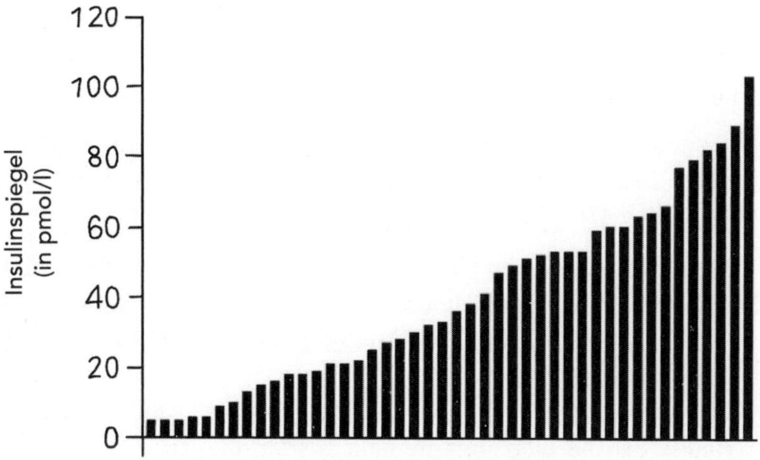

Abbildung 3.3: Im Blut von 100 gesunden Nichtdiabetikern zeigt sich eine große Bandbreite des Insulinspiegels.

Bauchspeicheldrüse muss einfach ein bisschen nachlegen, damit der Blutzuckerspiegel in einem vernünftigen Bereich bleibt – vorausgesetzt, die Insulin bildenden Zellen können auch das kompensieren. Die Menschen, deren höhere Insulinwerte in der Grafik dargestellt werden, sind allesamt gesund und noch ist alles im Gleichgewicht.

Doch jede Bauchspeicheldrüse hat ihre Grenzen, und wenn bei einem insulinresistenten Menschen zu viel Fett in dieses Organ eingelagert wird, dann kommt es zu Problemen, wie wir später noch sehen werden.

Schnell, mehr Energie!

Wenn Ihr Körper im Ruhezustand lediglich am Laufen gehalten wird, kann Fett die Energie für die Muskeln liefern. Wenn Sie aber noch schnell Ihren Bus erwischen müssen, kann die Energie für diese plötzliche Muskelaktion nur aus Glukose stammen. Stellen Sie sich zum Beispiel Ihre Vorfahren bei der Speerjagd nach einem Abendessen vor. Nach ein paar Tagen ohne Nahrung wäre ihr Blutzuckerspiegel noch immer normal. Müssten sie aber plötzlich fliehen – weil vielleicht jemand

„Löwe!“ ruft – dann käme es zu einer sofortigen Anflutung von Adrenalin. Adrenalin ist das Hormon, das die Kampf-oder-Flucht-Reaktion im Körper auslöst. Es wirkt sehr schnell, und eine seiner Wirkungen besteht darin, dass die Insulinbildung heruntergefahren wird. Die Leber schüttet mehr Glukose aus, um mehr Energie für die Flucht aus der Gefahrenzone – oder für die Jagd nach dem Abendessen – zur Verfügung zu stellen.

Der Grund, warum Sie leben können, ohne sich Gedanken über ausreichende Energiemengen zur Sicherstellung Ihres Lebens zu machen, ist also einfach: Ihre Leber „weiß“, wie viel Glukose sie bilden muss, weil Insulin das Kommando hat.

Eine Attacke mit Messer und Gabel überleben

Eine Mahlzeit zu sich zu nehmen, bedeutet für den Körper erheblichen Stress. Im Vereinigten Königreich würde ein typisches Abendessen von, sagen wir, 800 Kalorien wahrscheinlich etwa die Hälfte der Energie in Form von Kohlenhydraten enthalten. 400 Kalorien entsprechen 100 g Kohlenhydraten. Egal wie braun der Reis oder wie rustikal der Brotlaib ist, für Ihren Körper ist Nahrung eine sehr prosaische Angelegenheit – die verdaulichen Kohlenhydrate werden einfach in Glukose umgewandelt. (Falls Sie die Nährwertinformationen auf den Packungen lesen, dort werden Kohlenhydrate getrennt von „Zucker“ aufgelistet, doch im Zuge der Verdauung wird alles in Zucker umgewandelt.) Bei manchen Formen von Kohlenhydraten, die nicht so schnell resorbiert werden, geschieht das sicher langsamer. Aber Ihr 800-Kalorien-Abendessen, das zur Hälfte aus Kohlenhydraten besteht, führt zu 100 g Glukose, die im Zuge der Verdauung in Ihren Körper gelangen. Das hätte katastrophale Folgen, wenn nicht schnell gehandelt würde. Gäbe es nämlich keine Insulinreaktion, würde der Blutzuckerspiegel tatsächlich um das Siebenfache steigen und gefährlich hohe Werte erreichen. Dann würden Sie sich tatsächlich sehr krank fühlen.

Zum Glück handeln die Betazellen der Bauchspeicheldrüse schnell. Sobald Sie anfangen zu essen, beginnt der Blutzuckerspiegel zu steigen.

In diesem Moment kommt es auch zu einem enormen Anstieg der Insulinbildung und der Insulinspiegel im Blut wird um das Zehn- bis Fünfzehnfache erhöht. Das ist nicht nur unglaublich, sondern auch die größte Veränderung einer Substanz im Blut, die in einem normalen Erwachsenenleben vorkommen kann. Wenn Sie sich das als Geschwindigkeit vorstellen, so ist es, als würden Sie Ihr Auto in Nullkommanichts von 10 auf 100 km/h beschleunigen.

Was also geschieht mit all dem zusätzlichen Insulin? Das meiste davon wandert direkt in die Leber. Und innerhalb von 30 Minuten kommt die Glukosebildung in der Leber fast vollkommen zum Erliegen. Sie ist nicht einfach nur langsamer geworden, sondern fast völlig gestoppt. Der kontinuierliche Bedarf Ihres Gehirns wird in den kommenden Stunden durch Glukose aus der Nahrung gedeckt.

Das bedeutet, dass bei einem gesunden Menschen der Blutzuckerspiegel nach einer Mahlzeit nur geringfügig ansteigt und innerhalb von 90 Minuten wieder nahezu auf den Normalwert absinkt. Das kommt einem Wunder gleich. Im Hintergrund wird die Glukose fortlaufend als Muskelglykogen und Leberglykogen gespeichert.

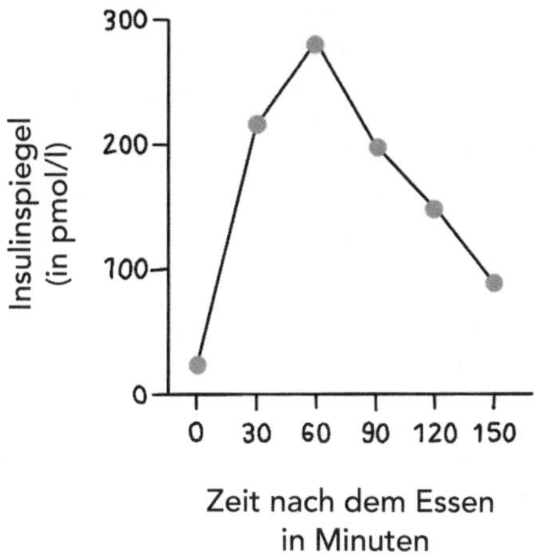

Abbildung 3.4: Die normale Insulinreaktion auf Essen. Direkt nach der Mahlzeit steigt der Insulinspiegel alarmierend schnell, bevor er wieder abfällt.

Was haben Sie mit Ihren Cornflakes gemacht?

Vor 25 Jahren habe ich in Amerika geforscht und herausgefunden, wo Sie Ihre Nahrungskohlenhydrate speichern. Ich arbeitete ein Jahr lang zusammen mit meinem Freund Jerry Shulman an der Yale University, nachdem sein Team entdeckt hatte, wie man den Glykogenspiegel im Körper mithilfe spezieller Techniken in einem MRT-Scanner bestimmt. Das hat das Verständnis davon, was nach einer Mahlzeit im Körper geschieht, völlig verändert, denn zum ersten Mal konnten diese Geheimnisse ohne invasive Techniken untersucht werden. Die meisten Kohlenstoffe sind nicht magnetisch, doch genau 1,1 Prozent aller in der Natur vorkommenden Kohlenstoffe haben eine etwas andere Form, die man als Kohlenstoff-13 kennt. Und dieser, das wussten wir jetzt, konnte mit einem sehr leistungsstarken MRT-Scanner bestimmt werden. Veränderungen des Kohlenstoff-13-Wertes spiegeln Veränderungen in allen Kohlenstoffen exakt wider.

In einem ersten Schritt bestimmten wir den Glykogenspiegel bei einer Gruppe von gesunden Menschen. Es gibt nur zwei Speicher für Kohlenhydrate – die Leber und die Muskeln – und wir stellten fest, dass bei diesen Menschen etwa ein Drittel der Kohlenhydrate aus einer Mahlzeit in den Muskeln und etwa ein Fünftel in der Leber gespeichert waren. Es dauerte vier bis fünf Stunden nach einer Mahlzeit, bis alle Kohlenhydrate „untergebracht“ waren (vgl. Abbildung 3.4).

Dieser Speicherungsprozess ist sehr abhängig von Insulin und, wie wir gesehen haben, nach einer Mahlzeit ist normalerweise viel davon vorhanden. Doch genauso wie die Insulinsensitivität der Leber variieren kann, gilt das auch für die Insulinsensitivität der Muskeln. Und bei unseren weiteren Forschungen im Vereinigten Königreich fanden wir heraus, dass Typ-2-Diabetiker mit insulinresistenten Muskeln nicht annähernd so viel Glykogen speicherten. Die folgende Abbildung 3.5 zeigt, welch große Unterschiede wir feststellten.

Wenn Sie also nicht viel Glukose in den Muskeln speichern, was passiert dann damit? Nun, wie wir in Kapitel 2 gesehen haben, wird ein kleiner Teil davon als Glykogen in der Leber gespeichert. Eine weitere kleine Menge wird nach einer Mahlzeit sicherlich für die Energiegewinnung

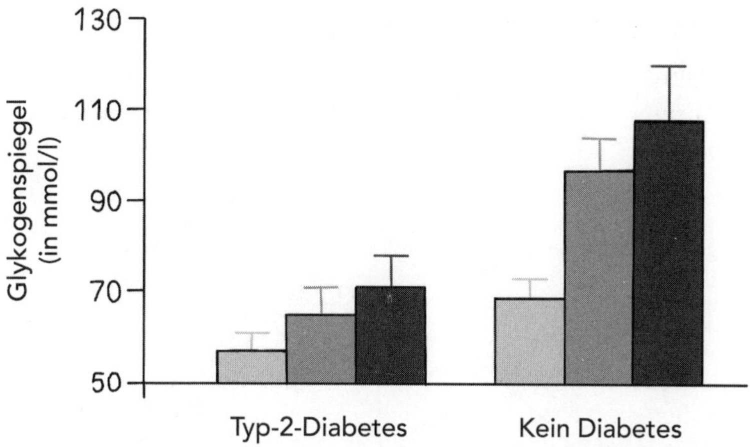

Abbildung 3.5: Dargestellt ist die im Laufe eines normalen Tages als Glykogen in den Muskeln gespeicherte Glukosemenge. Die hellgrauen Säulen zeigen die Spiegel vor dem Frühstück (Nüchternblutzucker). Die mittelgrauen Säulen zeigen, wie der Spiegel nach dem Frühstück steigt, bei Typ-2-Diabetikern jedoch nur geringfügig im Vergleich zu den Werten der Nichtdiabetiker rechts in der Abbildung. Die dunkelgrauen Säulen zeigen, wie wenig sich der Spiegel des Muskelglykogens bei Typ-2-Diabetikern nach dem Mittagessen im Vergleich zum morgendlichen Nüchternblutzucker verändert hat. Bei Nichtdiabetikern kam es zu einem großen Anstieg.

verbrannt. Aber dann gibt es nur noch eine einzige Option für den Körper, um mit dem Glukosezustrom fertigzuwerden: Die Glukose muss in Fett umgewandelt werden. Das ist eine saubere Lösung, denn die Speicherkapazität von Fett ist viel größer.

Das vorübergehende „Parken" zusätzlicher Kohlenhydrate in Form von Fett macht uns nicht allzu viel aus, vorausgesetzt, es wird innerhalb von ein bis zwei Tagen zur Energiegewinnung verbrannt. Kurz rein in den Speicher – und schnell wieder raus, das ist kein Problem. Der Körper bleibt von Tag zu Tag und von Woche zu Woche im Gleichgewicht.

Doch wenn Sie, anstelle der *gelegentlichen* kohlenhydratreichen Mahlzeit, *täglich* ein bis zwei Bissen mehr essen als Sie eigentlich brauchen, dann baut sich das Fett langsam im Körper und schließlich auch in der Leber auf. Wie schnell das passiert, hängt vom Grad der Insulinresistenz Ihrer Muskeln ab, und daher ist eine „Insulinresistenz" langfristig keine

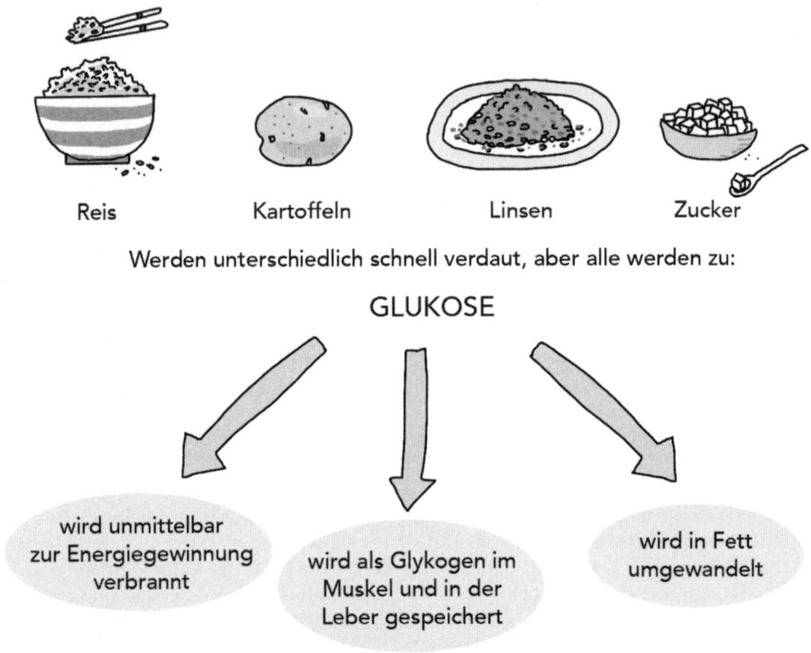

Abbildung 3.6: Der Weg von Kohlenhydraten aus der Nahrung, sobald man sie geschluckt hat.

gute Sache. Je insulinresistenter Sie sind, desto wahrscheinlicher wandeln Sie jedes überschüssige Kohlenhydrat in Fett um. Welche Auswirkungen das hat, wird in Kapitel 4 erklärt.

Doch was ist mit den Fetten in unserer Nahrung?

Bisher haben wir hauptsächlich über die Kohlenhydrate in unserer Nahrung gesprochen und darüber, wie sie den Blutzuckerspiegel beeinflussen; nun sollten wir uns auch anschauen, was mit dem Fett geschieht, das wir zu uns nehmen. Wie Sie sehen werden, geht die Verarbeitung von Fett und Glukose tatsächlich Hand in Hand.

Kehren wir noch einmal kurz zu dem Augenblick zurück, als Sie heute Morgen wach wurden, und Ihr Körper hauptsächlich auf Fett als

Energiequelle angewiesen war. Das Fett wurde aus den Fettspeichern zu den Geweben transportiert, in denen es benötigt wurde, nur das Gehirn verbrannte Glukose. Dieses erfreuliche Gleichgewicht würde bis zur ersten Mahlzeit des Tages anhalten. Im Idealfall hätten Sie bis dahin das gesamte Fett aufgebraucht, das Sie vorübergehend aus den Mahlzeiten des gestrigen Tages speichern konnten.

Sobald Sie morgens etwas essen, wird die Freisetzung von Fett aus den Fettspeichern durch den Insulinanstieg in kürzester Zeit gestoppt. Wenn Sie morgens nicht frühstücken oder gar den ganzen Tag über nichts essen, verbrennt Ihr Körper einfach weiterhin Fett (und ein bisschen Glukose). Nach der ersten Mahlzeit des Tages wird ein wenig Nahrungsfett zur Leber transportiert und ein kleiner Teil wandert direkt aus dem Darm in die Muskeln oder das Fettgewebe. Der Körper wird also insgesamt so vorbereitet, dass allen Geweben genügend Energie zur Verfügung steht, und die Speicher in den Fettgeweben werden aufgefüllt, damit sie die Versorgung zwischen den Mahlzeiten oder während der Nacht konstant gewährleisten können.

Und wie könnten Sie nun auf dieser einsamen Insel überleben? Wie genau würde Ihr Körper damit zurechtkommen, wenn er wochenlang keine Nahrung bekäme? Stellen wir uns einmal vor, dass lebenswichtiges Wasser vorhanden ist, aber eben nichts zu essen.

Verschiedene Körperteile haben verschiedene Bedürfnisse. Wir müssen hier zwischen dem Gehirn und dem Rest des Körpers unterscheiden, denn unter normalen Umständen kann das Gehirn nur Glukose verbrennen, um seine Funktionen aufrechtzuerhalten, Muskeln und Gewebe hingegen funktionieren mit Fett oder Glukose.

Steht keine Nahrung zur Verfügung, werden zuerst die Glykogenspeicher in Leber und Muskeln aufgebraucht, um das Gehirn mit der benötigten Glukose zu versorgen. Und in dieser Zeit minimiert das ganze System den Glukoseverbrauch der anderen Muskeln und Gewebe – die sich allmählich auf die Verbrennung von Fett umstellen. Nach drei Tagen ist der „Vorratsschrank“ jedoch leer; die Glykogenvorräte sind aufgebraucht.

Wie überlebt nun das Gehirn ohne uneingeschränkt verfügbare Glukose? Keine Angst! Säugetiere, zu denen die Menschen biologisch gehören, haben auch dafür eine erstaunliche Notlösung entwickelt. Im vorhergehenden Kapitel haben wir gesehen, dass Fett aus Ketten von Kohlenstoffatomen besteht. Das bedeutet, es wird nicht die gesamte Kette vollständig zur Energiegewinnung verbrannt, sondern es können „intelligente" Brennstoffe gebildet werden. Das sind die sogenannten Ketone, und das Großartige daran ist, dass sie so klein sind, dass sie leicht in Gewebe diffundieren (übertreten) können – und zwar auch in die Gehirnzellen, die sich an die Umstellung von Glukose auf Ketone als Energielieferanten anpassen. Mit anderen Worten, Ketone können die Blut-Hirn-Schranke passieren. Die Kohlenstoffbindungen der Ketone werden gelöst, damit die erforderliche Energie freigesetzt werden kann, und dem Gehirn geht es gut.

Tatsächlich kann es ihm damit sogar sehr gut gehen. Durch die Verbrennung von Ketonen scheinen Sie aufmerksamer zu bleiben und möglicherweise weniger Hunger zu haben. Sie sind nach Ihrer Mahlzeit in der Lage, sich wieder auf Ihre Aufgaben zu konzentrieren, ohne sich ablenken zu lassen – in grauer Vorzeit wäre das die Jagd gewesen. Man munkelt sogar, dass mittellose, in einer Dachkammer dahinvegetierende Künstler am besten arbeiten, wenn ihr Gehirn durch Ketone mit Energie versorgt wird. Manche Menschen stellen fest, dass sie am frühen Morgen am schärfsten denken können – epochale Entdeckungen werden also vor dem Frühstück gemacht. Ob das nun voll und ganz das Ergebnis eines Gehirns ist, dessen Brennstoff aus Ketonen besteht, ist noch nicht sicher. Sicher *ist* aber, dass Ketone das Geheimnis für das Überleben unserer Art sind – trotz Hungersnöten und sozialen Umwälzungen.

Wenn Sie beispielsweise heute Morgen lange ausgeschlafen hätten, würde Ihr Ketonspiegel steigen, und wenn Sie Ihren Urin testen ließen, könnten Sie eine geringe, den Umständen entsprechend normale Menge Ketone darin feststellen. Würden Sie Ihren Urin unmittelbar nach der Rettung von Ihrer einsamen Insel testen, wäre die Menge der Ketone mäßig erhöht und würde lediglich darauf hinweisen, dass Ihr kluger Körper sich zum Ziel gesetzt hat, zu überleben, auch wenn er nur wenig Nahrung bekommt.

DESHALB FÜRCHTET IHR ARZT KETONE

Ketone haben auch eine Schattenseite. Ärzte und andere Gesundheitsexperten fürchten sie, und zwar aus einem Grund: Bei Typ-1-Diabetes – der eine völlige andere Krankheit ist als Typ-2-Diabetes – ist der Körper vollständig auf die Insulinzufuhr von außen angewiesen. Wird es aus irgendeinem Grund nicht injiziert oder erfordert die Krankheit eine viel höhere Insulindosis, kommt es in der Leber aufgrund des schweren Insulinmangels zur Bildung riesiger Ketonmengen. Dies kann zu einer lebensbedrohlichen Krankheit führen – der bekannten diabetischen Ketoazidose, die umgehend lebensrettende Maßnahmen erfordert.

Kein Zweifel an der Gefährlichkeit dieses Zustands besteht meist, wenn der Ketonspiegel besorgniserregend hoch ist – das heißt, sehr viel höher als die Werte, die man im Nüchternzustand beobachtet. Doch normale Ketonwerte sind im Großen und Ganzen gut: Ketone sind die Überlebensmoleküle.

Er hat sich einen Ersatz für Glukose ausgedacht, um Ihr Gehirn mit Energie zu versorgen.

Bestimmt kennen Sie Werbung für „ketogene" Ernährungsweisen, die als „fettverbrennend" angepriesen werden, doch das ist eine ziemliche Verzerrung der Wahrheit. Wenn in einem Zeitraum von 24 Stunden weniger gegessen wird als der Körper braucht, dann muss tatsächlich Speicherfett verbrannt werden; das ist immer so, woraus auch immer die Nahrung besteht. Dann enthält der Urin mehr Ketone als sonst. Ist die Ernährung sehr kohlenhydratarm, werden mehr Kalorien aus dem Fett geliefert. Da die Verbrennung von Nahrungsfett auch Ketone liefert, ist der Ketonspiegel im Urin noch höher – auch wenn man daraus nicht ableiten kann, wie viel von Ihrem eigenen Körperfett verbrannt wird. Es ist ganz einfach so, dass es immer dann zu einer Gewichtsabnahme kommt, wenn weniger Kalorien aus der Nahrung stammen, als benötigt werden. Die Einschränkung der Kohlenhydratzufuhr ist oft dann erfolgreich, wenn damit auch die

Gesamtkalorienzufuhr eingeschränkt wird, doch es gibt kein Stoffwechselgeheimnis um „ketogene Ernährungsweisen".

Das geheime Leben der Bauchspeicheldrüse

Bisher haben wir in diesem Kapitel die normale Regulation eines gesunden Stoffwechsels betrachtet. Die Steuerung durch Insulin ist dabei ein zentraler Punkt, daher sollten wir uns nun das Organ, von dem es gebildet wird und das die Ausschüttung bei gesunden Menschen (und auch bei Typ-2-Diabetikern) veranlasst, einmal genauer ansehen.

Die Bauchspeicheldrüse ist ein zurückhaltendes Organ. Sie hält sich verborgen und erledigt – normalerweise – ihre lebenswichtige Aufgabe, die Bildung von Insulin, ohne viel Aufhebens. Sie regelt, was mit der Nahrung geschieht und wie die Energie für die notwendigen Prozesse bereitgestellt wird. Insulin gilt als der Hauptregulator des Stoffwechsels, denn es steuert die Energieversorgung bei Weitem am meisten. Andere Hormone wirken sich nur mäßig darauf aus, was mit Glukose geschieht, doch Insulin kann sich über all das hinwegsetzen.

Wo befindet sich Ihre Bauchspeicheldrüse? Das wissen nur wenige Menschen, obwohl sie ganz genau wissen, wo Herz, Gehirn oder Leber zu finden sind. Die Bauchspeicheldrüse liegt hinter dem Bauchfell der Bauchhöhle, teils hinter und teils unter dem Magen (vgl. die Abbildungen 3.7 und 3.8). Wenn Sie Ihre Hand auf der linken Seite über den Rand des Rippenbogens legen, befindet sie sich über dem Magen. Die Bauchspeicheldrüse liegt ganz tief unter Ihrer Hand. Andere Organe sind vergleichsweise leicht zu untersuchen. Die Gehirnspezialisten haben ein ordentlich verpacktes Organ, auf das sie sich konzentrieren können. Die Leberspezialisten haben es mit einem großen Organ zu tun, das sie mit bildgebenden Verfahren untersuchen oder aus dem sie Proben mit einer Nadel entnehmen können, und die Herzspezialisten haben eine nette kleine Pumpe vor sich, die für Schläuche oder bildgebende Verfahren sehr gut zugänglich ist.

Im Gegensatz dazu ist die Bauchspeicheldrüse kompliziert. Sie ist ein unregelmäßiges, schlaffes Organ, dessen breites Ende dicht an den ersten

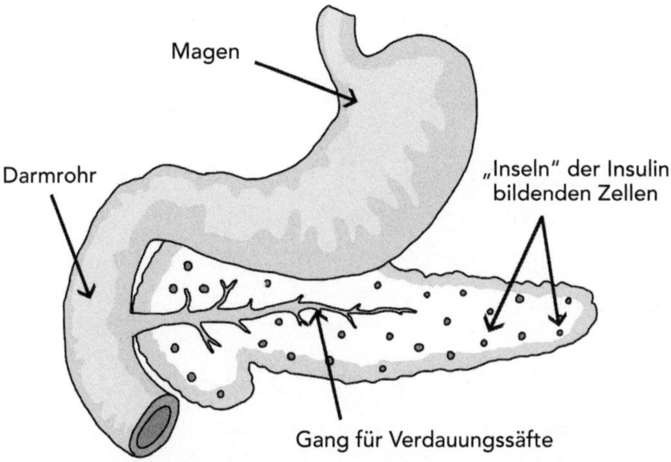

Abbildung 3.7: In der Bauchspeicheldrüse sind „Inseln" von Insulin bildenden Zellen verteilt. Ihre andere Aufgabe besteht in der Bildung von Verdauungssäften und deren Transport zum Darm.

10 cm des Dünndarms sitzt, sich dann allmählich zu einer Spitze weit über der linken Seite verjüngt und sich an der Wirbelsäule hinauf und über sie hinweg krümmt. Insgesamt ist sie nur schwer ins Blickfeld zu bekommen – zum Beispiel in einem MRT –, denn sie versteckt sich direkt hinter der Bauchhöhle, hinter der Milz und sie ist in eine Fettschicht eingebettet. Zynisch formuliert könnte man sagen, die Bauchspeicheldrüse sei dazu konzipiert worden, um den Diabetesspezialisten einen Streich zu spielen!

Infolgedessen ist sie das Organ, das bei einem Diabetes am wenigsten untersucht wird. Das ist – angesichts der Tatsache, dass sie das wichtigste Organ ist – höchst erstaunlich.

Zu allem Überfluss handelt es sich bei der Bauchspeicheldrüse nicht um *ein* Organ, sondern um zwei. Ein Teil kümmert sich um die Nahrungsverdauung, der andere bildet Hormone.

Der Großteil der Bauchspeicheldrüse dient der Bildung von Verdauungssäften, die in den Darm fließen, um die Nahrung zu den Bestandteilen abzubauen, die der Körper haben möchte. Sie besteht aus winzigen Läppchen, die eifrig Säfte produzieren, und jedes dieser Läppchen hat einen

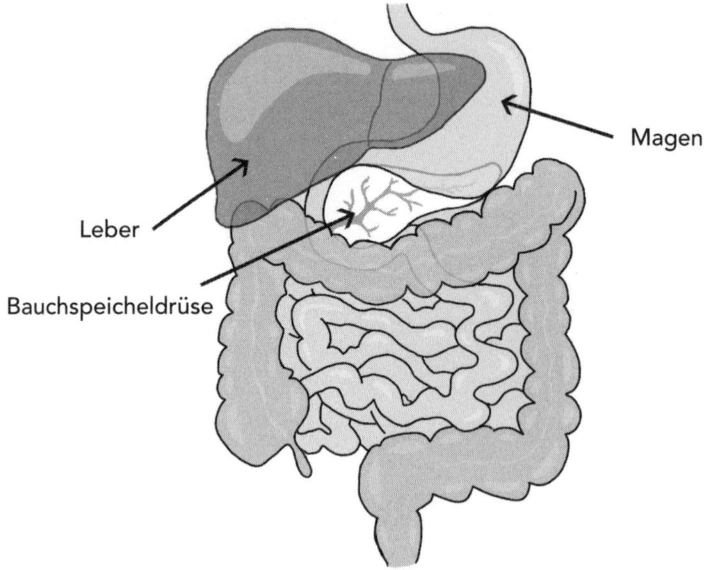

Abbildung 3.8: Hier sieht man, wo die Bauchspeicheldrüse sitzt. Das Bild zeigt, was man sehen würde, wenn man, allerdings erst nach der Entfernung des davor liegenden „Deckels", direkt in den Körper eines Menschen schauen könnte. Man erkennt, dass der Pankreasgang in der Mitte des Organs nach unten verläuft. Der lange Pankreasschwanz verschwindet hinter dem Magen und entzieht sich dadurch dem Blick.

winzigen Ausführungsgang. Die Läppchen sind in unregelmäßig geformten größeren Lappen angeordnet, aus denen kleine Ausführungsgänge in einen Hauptgang münden, der längs durch die Bauchspeicheldrüse führt und die Säfte an den Darm abgibt. Diese größeren Lappen werden durch Lagen von Fettgewebe voneinander getrennt. Doch nichts davon steht mit der Insulinbildung in direktem Zusammenhang.

Von all den verschiedenen Hormonen in unserem Körper ist nur eine Handvoll lebenswichtig. Außer Insulin gehören dazu Thyroxin, Kortisol, Östrogen und Testosteron, von denen jedes durch ein spezielles, eigenes Organ gebildet wird: In der Schilddrüse am Hals, in den Nebennieren, die wie Kappen auf den Nieren sitzen, und in den Eierstöcken beziehungsweise Hoden. Für unseren Freund Insulin ist es jedoch nicht so einfach! Denn Insulin wird nicht von einem einzelnen identifizierbaren Organ gebildet, sondern von Zellclustern, den sogenannten Betazellen, die über die ganze

Bauchspeicheldrüse verteilt sind. Und weil diese Haufen unter dem Mikroskop aussehen wie kleine Inseln in einem Meer von anderem Gewebe, werden sie als „Inselzellen" bezeichnet.

Bis vor Kurzem stammte unser gesamtes Wissen über die Bauchspeicheldrüse des Menschen aus der Betrachtung des Organs, das nach dem Tod eines Patienten oder nach einer krankheitsbedingten Operation aus dem Körper entfernt wurde. Dass man es nicht richtig studieren konnte, lag zum Teil an seiner ungünstigen Lage im Körper und an seiner Form. Doch jetzt wissen wir dank spezieller Magnetresonanztomografie-Studien mehr darüber als je zuvor. Diese speziellen Studien führten zu den Erkenntnissen, die dieses Buch untermauern. Sie haben es uns ermöglicht, die Bauchspeicheldrüse nicht nur in Gänze zu betrachten, sondern auch die Fettmenge zu bestimmen, die darin enthalten ist.

Wie groß ist Ihre Bauchspeicheldrüse?

Eines Tages, es war im Jahr 2014, stürmte ein Mitglied meines Teams an unserem Forschungszentrum im nordenglischen Newcastle mit ein paar Bildern in der Hand aufgeregt in mein Büro. Dr. Mavin Macauley hatte zwei Jahre damit verbracht, die Größe der Bauchspeicheldrüse von Typ-2-Diabetikern zu vermessen – eine mühsame Angelegenheit. Doch nun hatte er auch mit der Vermessung der Bauchspeicheldrüse von Nichtdiabetikern begonnen und konnte gar nicht glauben, was er sah. Da war es, auf einen Blick erkennbar: Im Vergleich zu der kleinen zerklüfteten Bauchspeicheldrüse bei Typ-2-Diabetikern, mit der Mavin sich so lange abgemüht hatte (und davon ausgegangen war, dass deren Größe und Form normal seien), war hier eine von fürstlicher Größe zu sehen – und dann gab es auch noch eine andere schöne rundliche zu sehen.

Heureka-Momente sind in der Wissenschaft eine Seltenheit, müssen aber genossen werden! Es heißt oft, dass die medizinische Forschung zu 99 Prozent aus Transpiration und zu 1 Prozent aus Inspiration bestehe, doch wir könnten ergänzen, dass sie auch zu 99,9 Prozent aus Schinderei und zu 0,1 Prozent aus großer Aufregung besteht. Die Abbildung 3.9 zeigt die

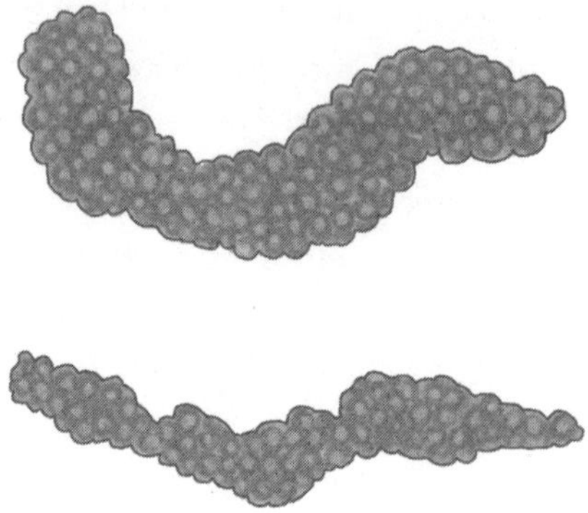

3.9: Dreidimensionale MRT-Bilder der menschlichen Bauchspeicheldrüse. Das obere Organ gehört zu einem Menschen mit normalem Blutzuckerspiegel, das untere zu einem Typ-2-Diabetiker.

Bauchspeicheldrüsen von zwei Menschen mit gleichem Geschlecht, ähnlichem Alter und Gewicht, doch ein Organ ist von einem Typ-2-Diabetiker. Die Bilder zeigen, warum Mavin so aus dem Häuschen war – man muss kein Experte sein, um den Unterschied zu erkennen.

Die Entdeckung, dass die Bauchspeicheldrüse von Menschen mit Typ-2-Diabetes nur etwa zwei Drittel so groß war wie das Organ eines Nichtdiabetikers gleichen Geschlechts sowie ähnlichen Alters und Gewichts, führte uns schnurstracks in die Bibliothek, um herauszufinden, ob andere Wissenschaftler diese Beobachtung auch schon gemacht hatten. Und so war es auch. Da jedoch Jahr für Jahr riesige Mengen wissenschaftlicher Arbeiten veröffentlicht werden, liegen manchmal wichtige Informationen bereits vor, finden aber keine große Beachtung. Wenn Wissenschaftler im Zuge ihrer Arbeit auf neue Konzepte stoßen und einen Übersichtsartikel darüber schreiben, werden diese *vielleicht* breit diskutiert und schließlich in die Lehrbücher aufgenommen. Doch zum Zeitpunkt der Entstehung dieses Buches ist erst sehr wenigen Diabetologen bekannt, dass bei Typ-2-Diabetikern eine geschrumpfte Bauchspeicheldrüse vorliegt.

Was hatte es zu bedeuten, dass sie bei Typ-2-Diabetes kleiner war? Es gab zwei Möglichkeiten: Vielleicht, so nahmen wir an, waren Menschen, die verstärkt zu Diabetes vom Typ 2 neigten, schon mit einer relativ kleinen Bauchspeicheldrüse geboren worden. Oder, die andere Möglichkeit, irgendetwas hatte das Schrumpfen der Bauchspeicheldrüse verursacht, infolge des Diabetes selbst. Das mussten wir herausfinden.

In diesem Kapitel haben wir uns damit beschäftigt, wie der Körper normalerweise funktioniert, wenn (noch) kein Diabetes vorliegt und die Bauchspeicheldrüse im Hintergrund sicherstellt, dass die aufgenommene Nahrung auf optimale Weise zur Energiegewinnung genutzt wird. Im nächsten Kapitel werden wir uns anschauen, was passiert, wenn sie ihre Arbeit nicht mehr tun kann – und warum.

DAS WICHTIGSTE IN KÜRZE

- Das ganze Leben dreht sich um die Versorgung des Gehirns mit Glukose.
- Diese kontinuierliche Versorgung erfolgt hauptsächlich durch die Leber.
- Insulin reguliert die Freisetzung von Glukose aus der Leber, um den Blutzuckerspiegel konstant zu halten.
- Insulin steuert auch, an welchem Ort Kohlenhydrate aus einer Mahlzeit gespeichert werden.
- Die Insulinsensitivität der Muskulatur ist individuell verschieden.
- Eine Insulinresistenz der Muskeln führt zu einer Umwandlung von Glukose in Fett.
- Während einer Nahrungsknappheit werden Ketone gebildet, um den Mangel an Glukose auszugleichen.

KAPITEL 4

Typ-2-Diabetes: Eine neue Art von Lebensmittelvergiftung

Selbst Wasser kann Ihnen schaden – in sehr großen Mengen. Wenn Sie einfach nur viel zu viel Wasser trinken, kann das zum Tod führen, das ist eine Tatsache. Wir halten Gift zwar für eine Substanz, die von Natur aus schädlich ist, doch in Wirklichkeit ist es oft die Dosis, die bestimmt, ob ein Schaden entsteht. Vitamine sind zum Beispiel lebenswichtig, doch manche können in zu großen Mengen Schaden anrichten. Alkohol kann in Maßen die Lebensfreude steigern, exzessiv genossen aber zu einer chronischen Alkoholvergiftung, schwerwiegenden Krankheiten und zum Tod führen.

Genauso kann Nahrung die Lebensfreude steigern. Doch leider werden Sie auch hiermit Probleme bekommen, wenn Sie über einen langen Zeitraum immer ein kleines bisschen mehr zu sich nehmen als Ihr Körper braucht. Für all jene, die dafür anfällig sind, ist das gefährlichste dieser Probleme der Typ-2-Diabetes. Die meisten Menschen können ungeheure Mengen Nahrung bewältigen, ohne an Diabetes zu erkranken. Der willkürliche Schwellenwert, durch den Fettleibigkeit (Adipositas) definiert wird, hat nichts mit Typ-2-Diabetes zu tun: Sie müssen nicht übergewichtig sein, um daran zu erkranken. Sie brauchen nur zu übermäßigen Fettansammlungen zu neigen – und zwar an der falschen Stelle. Das ist der Schlüssel zum Verständnis, warum das „schleichende

Langzeitgift" namens übermäßiges Essen irgendwann zu Diabetes führt oder eben nicht.

Mit dem Begriff „Lebensmittelvergiftung" werden üblicherweise akute Störungen beschrieben, zum Beispiel durch verdorbene oder von Natur aus giftige Nahrungsmittel. Doch vielleicht sollte man ihn jetzt erweitern, um die Aufmerksamkeit auf die chronischen Probleme in unserer heutigen Gesellschaft zu richten, die durch die ständige Verfügbarkeit von Nahrung verursacht werden.

Wenn Sie Typ-2-Diabetiker sind, hat Ihr Körper über viele Jahre hinweg mehr Nahrung aufgenommen als er verbrennen musste. Ihre Fettspeicher sind randvoll. Tatsächlich „ertrinkt" Ihr Körper buchstäblich in überschüssiger chemischer Energie. Und wenn Kraftstofftanks überlaufen, kommt es zwangsläufig zu schwerwiegenden Konsequenzen. In diesem Kapitel will ich beschreiben, was in Ihrem Körper bei Typ-2-Diabetes vor sich geht und wie es überhaupt dazu kommen konnte.

Veränderungen infolge von Typ-2-Diabetes

Im Blut

Es ist offensichtlich, dass Ihr Blutzuckerspiegel zu hoch ist. Soweit ist es einfach. Er kann mit einem der überall erhältlichen Messgeräte bestimmt werden. Die Glukose selbst könnte dazu führen, dass Sie mehr Durst haben und größere Mengen Urin als üblich ausscheiden.

Weniger bekannt ist die Tatsache, dass der Insulinspiegel in Ihrem Blut über dem Normwert liegt. Das mag Sie überraschen, und ganz sicher verwirrt es Medizinstudenten! Der Grund dafür ist, dass Ihre Bauchspeicheldrüse sich bestmöglich bemüht, den Blutzuckerspiegel wieder auf ein Normalmaß zu senken. Erst nach vielen Jahren eines Typ-2-Diabetes sinkt schließlich auch der Insulinspiegel allmählich ab, denn die armen Betazellen können ihre Aufgabe zunehmend schlechter erledigen.

Die üblichen Blutfettwerte sind ebenfalls zu hoch. Das liegt daran, dass einiges an überschüssiger Blutglukose in Fett umgewandelt wird – Fett,

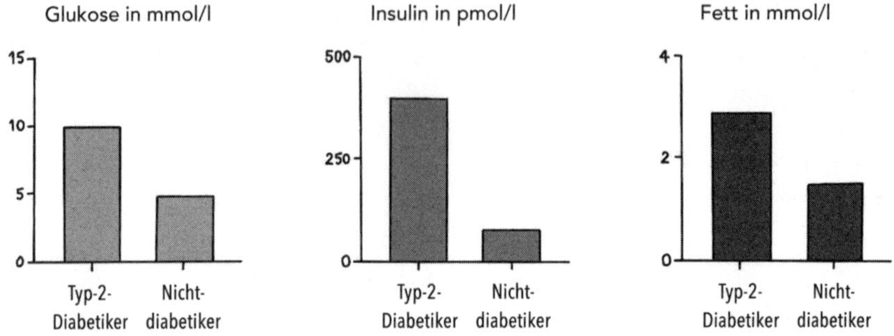

Abbildung 4.1: 24-Stunden-Durchschnittswerte für Blutzucker, Insulin und Fett bei Typ-2-Diabetikern im Vergleich zu Nichtdiabetikern.

das eigentlich in den Speichern im Unterhautfettgewebe gebunkert werden sollte, es sei denn, diese sind bereits randvoll.

Angesichts der Tatsache, dass Glukose, Insulin und Fett eine wichtige Rolle für Ihr Überleben spielen, ist es angemessen, Ihren Zustand insgesamt als Stoffwechselchaos zu beschreiben. Kein Wunder, dass es Ihnen vielleicht nicht besonders gut geht.

Die folgenden Diagramme zeigen die Unterschiede der Glukose-, Insulin- und Fettspiegel bei Typ-2-Diabetikern und vergleichbaren Nichtdiabetikern. Dargestellt sind die 24-Stunden-Durchschnittswerte.

In der Bauchspeicheldrüse

Wie in Kapitel 1 angesprochen, kommt es nur dann zu Typ-2-Diabetes, wenn die Betazellen in der Bauchspeicheldrüse nicht mehr normal auf Glukose reagieren können. In der medizinischen Forschung wurde lange geglaubt, dass diese Zellen allmählich abstarben, eine nach der anderen. Warum? Wenn sie sich die Bauchspeicheldrüse eines Verstorbenen im Mikroskop ansahen, konnten sie feststellen, dass noch etwa die Hälfte der normalen Insulin bildenden Zellen vorhanden war. Die meisten Wissenschaftler und Ärzte glaubten, dass es dafür bei verschiedenen Menschen unterschiedliche Gründe gab. Doch bei einem Diabetes vom Typ 2 sticht ein einzelner Faktor hervor. Diese Situation kommt selten bei Bevölkerungsgruppen vor, die unter Nahrungsmangel leiden, aber häufig bei solchen, die genügend zu essen haben. Und wenn die letztere Gruppe plötzlich mit einer Lebensmittelrationierung konfrontiert wird, kommt es weitaus seltener zu Typ-2-Diabetes, wie nach Kubas wirtschaftlichem Zusammenbruch in den 1990er-Jahren dokumentiert wurde. Wenn eine solch einfache Veränderung über die Häufigkeit einer Krankheit entscheidet, lässt das auf eine einzelne Ursache schließen.

Über Nacht versuchen die verbliebenen Betazellen eines Typ-2-Diabetikers den Blutzucker unter Kontrolle zu bringen, aber es ist ein Kampf. Nach dem Essen wird das Problem dann deutlich. Die Betazellen können zwar noch „laufen" und schaffen es, langsam mehr Insulin ins Blut zu pumpen, aber sie können nicht mehr „sprinten", um auf einen plötzlich auftretenden Bedarf zu reagieren. So sehr sie es auch versuchen mögen, sie sind nicht mehr in der Lage, schnell auf steigende Blutzuckerwerte zu reagieren. Die Forderung nach einer Steigerung der Insulinproduktion bleibt folgenlos. Und das ist in Wirklichkeit das Kennzeichen von Typ-2-Diabetes: es fehlt die schnelle Reaktion im Bedarfsfall.

In der Leber

Wenn Sie Typ-2-Diabetiker sind, ist Ihre Leber insulinresistent. Wie in Kapitel 3 erläutert, kann die Glukosebildung durch die ausbleibende Reaktion auf das Kontrollhormon Insulin nicht mehr gestoppt werden. Infolgedessen gelangt Glukose immer weiter ins Blut.

Das geschieht nicht nur in der Nacht, sondern auch tagsüber. Und es geht nach dem Frühstück weiter. Anstatt die Bildung von Glukose in der Leber einzustellen, um für die anflutende Glukose aus den Nahrungskohlenhydraten Platz zu machen, muss Ihr Körper mit einem doppelten Problem fertig werden. Durch die Nahrung steigt der Glukosespiegel, doch die Leber gibt gleichzeitig fröhlich immer mehr davon ins Blut ab.

Eine weitere Aufgabe der Leber ist, Glukose nach Mahlzeiten als Glykogen zu speichern. Es ist beruhigend zu wissen, dass sie das wunderbar macht, auch wenn Typ-2-Diabetes vorliegt. Und zwar deshalb, weil sie darauf angewiesen ist, Glykogen zu bilden, sobald der Blutzuckerspiegel steigt. Es gibt keine Höchstgrenze für Glukose in den Leberzellen, die ihrer Bildung einen Riegel vorschieben würde, also strömt sie ein und wird dann in Glykogen umgewandelt. Das ist in Ordnung, aber die Leber kann eben auch nur eine relativ geringe Menge Glukose als Glykogen speichern.

In den Muskeln

Der früheste feststellbare Hinweis, dass ein Typ-2-Diabetes droht, ist die Insulinresistenz der Muskeln. Das heißt, Insulin – der Hauptregelmechanismus des Stoffwechsels – kann die Glukoseaufnahme in den Muskel nicht vollständig anschalten. Das ist schon von Kindesbeinen an der Fall und wird hauptsächlich von der Genmischung bestimmt, die Sie zufällig erben. Das Fehlen einer vollständigen Reaktion auf Insulin verursacht keine unmittelbaren Probleme, und die meisten Menschen sind sich dessen auch gar nicht bewusst. Ihr Muskel ist einfach resistenter gegenüber Insulin als der ihrer Freunde, die nicht an Typ-2-Diabetes erkranken.

In Kapitel 3 wird beschrieben, was in den Muskeln normal insulinsensitiver Menschen mit den Kohlenhydraten aus einer Mahlzeit geschieht: Nach dem Frühstück führt der Anstieg des Insulins im Blut dazu, dass die Körpermuskulatur viel mehr Glukose aufnimmt und es als Glykogen speichert. Die Muskelspeicher erfüllen eine sehr wichtige Aufgabe, indem sie für die sichere Speicherung der Glukose sorgen, damit der Körper den großen Einstrom nach jeder Mahlzeit bewältigen kann. Diese Energie aus der Nahrung wird später an andere Gewebe weitergegeben. Der Muskel agiert normalerweise als dynamischer Puffer, der die Schwankungen des Blutzuckerspiegels ausgleicht, zu denen es sonst kommen würde. Das ist wichtig, denn alle Muskeln zusammen bilden das größte Organ im Körper.

Doch bei den Menschen, die zu Typ-2-Diabetes neigen, wird Glukose nur unzureichend als Glykogen in der Muskulatur gespeichert. Die nachfolgenden Tortendiagramme zeigen die Ergebnisse einer unserer ganz frühen Studien mithilfe der Magnetresonanztomografie, in der wir versucht haben, Typ-2-Diabetes zu verstehen. Zu dieser Studie gehörte die Bestimmung der Glykogenmenge in den Oberschenkelmuskeln vor und dann in Intervallen nach dem Frühstück sowie nach dem Mittagessen.

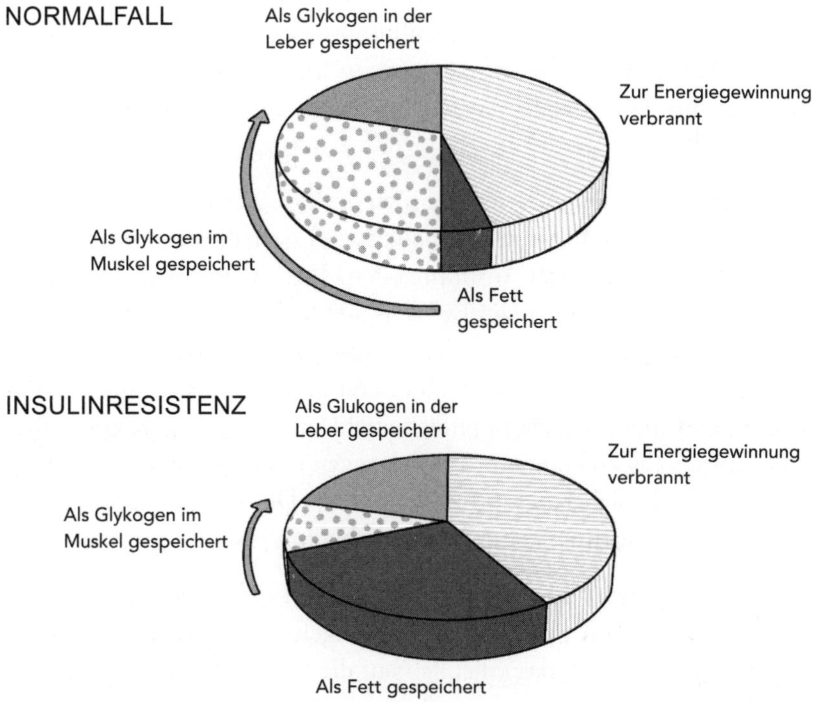

4.2: So werden die Kohlenhydrate aus einer Mahlzeit gespeichert: Normalerweise zu rund einem Drittel im Muskel (oberes Diagramm). Sind die Muskeln aber insulinresistent, kann nur sehr viel weniger gespeichert werden, und der Rest wird in Fett umgewandelt (unteres Diagramm).

Abbildung 4.2 zeigt die Vergrößerung der Glykogenspeicher bei Menschen, deren Muskeln nicht insulinresistent sind. Aber schauen Sie sich einmal an, was bei all jenen geschieht, die insulinresistent sind: Sie können nur einen ganz geringen Teil der Kohlenhydrate aus einer Mahlzeit als Muskelglykogen speichern.

Wenn die Glukose nicht in die Muskeln aufgenommen werden kann, muss sie im Blut verbleiben. Kein Wunder, dass sie nach dem Frühstück in die Höhe schießt und der Wert meist den ganzen Tag über erhöht bleibt. Aber das kann so nicht bleiben, und wie wir aus Kapitel 3 wissen, ist die Umwandlung in Fett die einzige andere Möglichkeit, die der Körper für den Umgang mit überschüssiger Glukose hat. Wie die Tortendiagramme zeigen, wird bei Menschen mit insulinsensitiven Muskeln nur ein ganz geringer Anteil der Kohlenhydrate aus einer Mahlzeit in Fett umgewandelt, doch bei Betroffenen mit insulinresistenten Muskeln steigt dieser Anteil auf etwa ein Viertel an.

Fett bilden zu *müssen*, mag als ziemlich düsteres Schicksal erscheinen – insbesondere, da Sie mit jenen Genen gestraft sind, die darüber entscheiden, wie hoch die generelle Insulinresistenz Ihrer Muskeln ist. Doch eine Sache ist klar: Wer sein ganzes Erwachsenenleben lang auf ein gesundes Gewicht achtet, muss sich auch nicht mit „überschüssigem" Treibstoff herumplagen. Alles, was anfänglich in Fett umgewandelt wurde, wird in diesem 24-Stunden-Zeitraum aufgebraucht und hilft dem Körper, über den nächsten Tag zu kommen. Wird dagegen nicht das ganze Fett aufgebraucht, setzt es sich langsam im Körper ab. Denken Sie daran: Keine überschüssige Nahrung, keine „Vergiftung" durch Nahrungsmittel.

Es gibt noch eine andere wichtige Botschaft: Eine Insulinresistenz der Muskeln kann durch Sport einigermaßen gebessert werden. Über viele Jahre hinweg wird sich das erheblich auf die Gesundheit auswirken. Regelmäßige Bewegung ist eine großartige Möglichkeit, den Beginn von Typ-2-Diabetes zu verzögern oder sogar zu verhindern, obwohl es meist schon ein wenig zu spät ist, wenn der Schaden erst einmal angerichtet ist. Je jünger Sie sind, wenn Sie anfangen Sport zu treiben, desto größer ist der lebenslange Nutzen. Viele Ihrer Gene sind die gleichen wie die Ihrer Familienmitglieder. Wenn Sie also Typ-2-Diabetiker sind, ist es noch wichtiger, Ihren Kindern, Nichten, Neffen oder Enkelkindern mit gutem Beispiel voranzugehen. Gewöhnen Sie sie daran, zu Fuß zu gehen, wann immer das möglich ist, sowie Fahrrad zu fahren und im Freien zu spielen.

Wann sind die Dinge aus dem Ruder gelaufen?

Bestimmt fragen Sie sich, wann genau die Dinge aus dem Ruder gelaufen sind. Erst vor ein paar Monaten? Oder im vergangenen Jahr?

Eine bemerkenswerte Studie, in der Menschen über eine sehr lange Zeit hinweg begleitet wurden, konnte ein wenig Licht ins Dunkel der Jahre bringen, die schlussendlich zur Diagnose von Typ-2-Diabetes führten. Es handelte sich um die *Whitehall*-2-Studie. Dazu gehörten wiederholte Blutuntersuchungen von 6538 Beschäftigten im Öffentlichen Dienst, und es wurde beobachtet, was im Laufe der Zeit geschah. Natürlich erkrankten manche der Probanden schließlich an Typ-2-Diabetes. Genau genommen waren es sogar mehr als 500 – ungefähr einer von zehn Teilnehmern. Und da Jahr um Jahr Blutproben genommen und aufbewahrt wurden, konnte man ermitteln, wie schnell der Blutzuckerspiegel anstieg, bevor Diabetes diagnostiziert wurde.

Schon 13 Jahre vor der Diagnose war er erhöht – wenn auch nur ein ganz kleines bisschen. Dann stieg er allmählich weiter, sodass der durchschnittliche Wert über fast ein Jahrzehnt hinweg von 5,5 auf 5,8 mmol/l angestiegen war. Das war immer noch ein guter Wert innerhalb des Normbereichs (von bis zu 6,1 mmol/l). Doch insbesondere in den letzten 18 Monaten vor der Diagnosestellung begann sich die Sache zu beschleunigen und der Blutzuckerspiegel stieg steil auf durchschnittlich 7,4 mmol/l an, bis zum Zeitpunkt der Diagnose. Das ist in Abbildung 4.3 dargestellt.

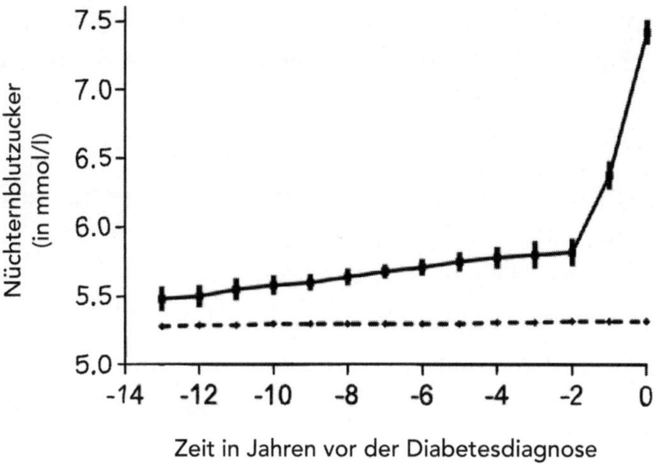

Abbildung 4.3. Der Blutzucker vor dem Frühstück steigt ganz langsam – es dauert meist mehr als 10 Jahre, bevor es zum Auftreten von Diabetes kommt (durchgezogene Linie). Es gibt dann einen relativ raschen Anstieg im Laufe von ein paar Jahren, die dazu führen, dass sich der Diabetes zeigt. Menschen, die keinen Diabetes bekommen, behalten einen normalen Blutzuckerspiegel bei (gepunktete Linie).

Bitte bedenken Sie, dass diese Informationen auf den Durchschnittsdaten einer großen Gruppe beruhen und den Werdegang eines Durchschnittsmenschen zum Typ-2-Diabetiker widerspiegeln. Ihr eigener Weg verläuft vielleicht ganz anders. Wenn Sie zum Beispiel zwischen Anfang 20 und Ende 30 moderat an Gewicht zugenommen und dann ein konstantes Gewicht gehalten haben, hat sich ein Typ-2-Diabetes, der im Alter von 60 Jahren auftritt, vielleicht über einen Zeitraum von 30 Jahren ganz allmählich eingeschlichen. Wenn Sie dagegen zwischen 20 und 55 Jahren ein konstantes Gewicht hatten und erst dann zunahmen, ist es möglich, dass Ihr Diabetes, der ebenfalls im Alter von 60 Jahren diagnostiziert wurde, nur vier oder fünf Jahre vor sich hin schwelte. Denken Sie bitte daran, dass Durchschnittswerte immer auch nur durchschnittlich brauchbar sind.

WOSCOP-Studie

Im Vergleich zu anderen Akronymen ist WOSCOP noch eines der einprägsamsten. Es steht für *The West of Scotland Coronary Prevention Study*. Diese Studie, die 1995 veröffentlicht wurde, war gar nicht dahingehend konzipiert worden, Hinweise auf die Entwicklung von Typ-2-Diabetes zu geben, doch genau das ist ihr gelungen. (Studienziel war die Untersuchung eines Cholesterinsenkers, eines sogenannten Statins, zur Verhinderung von Herzinfarkten.)

Zu Beginn der Studie war kein Typ-2-Diabetiker unter den Probanden, doch während der fünfjährigen Studiendauer erhielten mehrere Teilnehmer die Diagnose. Das kommt sehr häufig vor. So erging es etwa einem Prozent der gesamten Gruppe im Laufe dieser fünf Jahre.

Die im Verlauf der Studie genommenen Blutproben wurden aufbewahrt. Nach der Beendigung hatte mein Kollege in Glasgow, Prof. Naveed Sattar, die großartige Idee, dass man diese im Abstand von sechs Monaten abgenommenen Blutproben noch zweitverwerten konnte. Niemand wusste, welche genauen Veränderungen in den Jahren bis zur Entwicklung von Typ-2-Diabetes im Blut vor sich gingen. Und Prof. Sattar erkannte Folgendes: Da man am Ende der Studie die Teilnehmer in zwei Gruppen unterteilen konnte – jene mit Typ-2-Diabetes und alle anderen Probanden, die davon verschont geblieben waren –, konnten die Blutproben Aufschluss darüber geben, wie sich der Körper vor der Diabetes-Diagnose verändert hatte. Diese Informationen wurden 2008 veröffentlicht und halfen mir, meine *Twin-Cycle*-Hypothese („Zwillingszyklus-Hypothese") zu formulieren, über die ich im nächsten Kapitel mehr berichte.

In den beiden Grafiken auf der folgenden Seite sind die Ergebnisse von zwei wichtigen Bluttests im Laufe der 18 Monate vor der Diagnose dargestellt. Zum einen war der Blutfettspiegel bei den angehenden Typ-2-Diabetikern anormal hoch (fast 50 Prozent höher), zum anderen waren die ALT-Werte (ALT steht für Alanin-Aminotransferase; Anm. d. Übers.), der beste Indikator für eine Überlastung der Leber, im Vergleich zu den Werten bei Nichtdiabetikern erhöht.

Auch wenn sie es nicht wussten, so steuerten die betroffenen Probanden im Eiltempo auf einen Diabetes zu, und ihre Leber stieß einen langen stummen Schrei aus.

DAS WICHTIGSTE IN KÜRZE

- Nahrung ist lebenswichtig, kann jedoch schädlich wirken, wenn über einen langen Zeitraum zu viel gegessen wird.
- Bei Typ-2-Diabetes kann die Bauspeicheldrüse nicht genügend Insulin zur rechten Zeit bilden.
- Zusätzlich reagieren Leber und Muskeln nicht mehr normal auf Insulin, um welche Mengen es sich auch immer handelt.
- In der Folge bildet die Leber zu viel Glukose.
- Gleichzeitig können die Muskeln die Glukose nach den Mahlzeiten nicht speichern.
- Das Ergebnis: Es verbleibt zu viel Glukose im Blut.

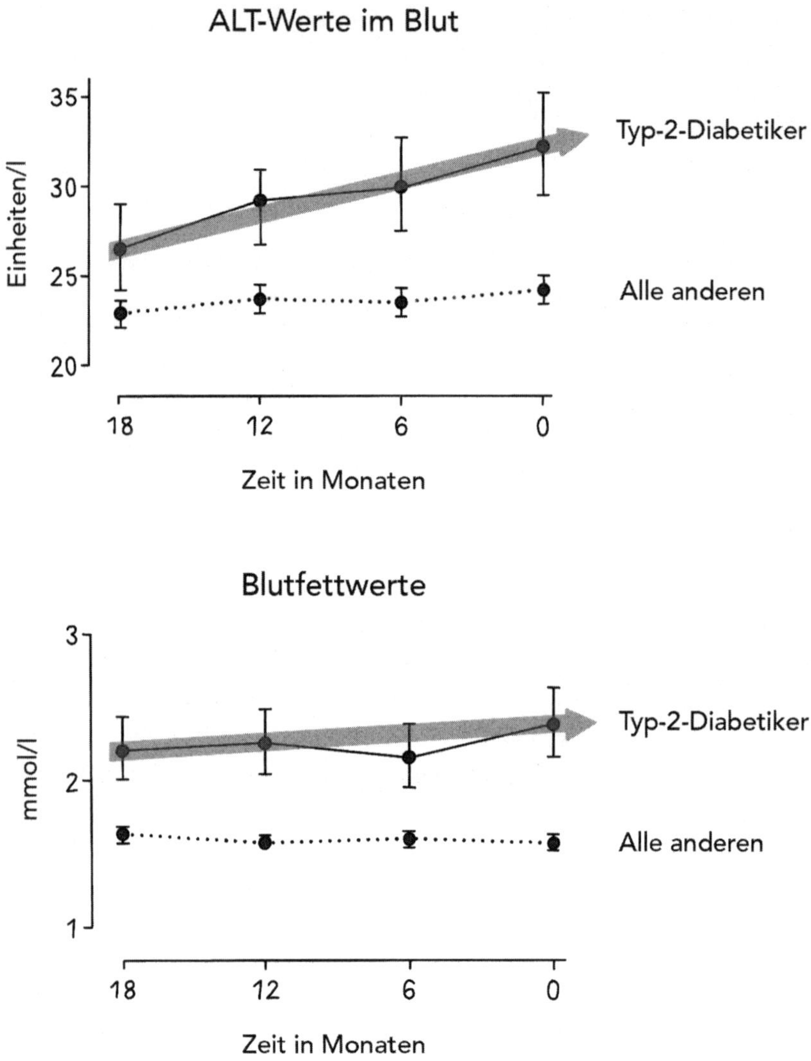

Abbildung 4.4: Veränderungen im Blut vor der Diagnose von Typ-2-Diabetes. Die grauen Pfeile zeigen den Trend des Gesamtverlaufs an. Die obere Grafik zeigt, dass der ALT-Wert bereits 18 Monate vor der Diagnose erhöht ist und schnell ansteigt, was auf eine überlastete Leber hinweist. Die untere Grafik zeigt, dass sich der Blutfettspiegel bereits vor Beginn der Studie anormal entwickelt haben muss.

KAPITEL 5

Ein Krimi und die *Twin-Cycle*-Hypothese

Wer war's?

Es gab Vermisste und Mord stand als Verdacht im Raum. Die Opfer waren die Betazellen. Betrachtete man das Pankreasgewebe von Typ-2-Diabetikern unter dem Mikroskop, so schien es, als sei die Hälfte der Betazellen einfach verschwunden. Verloren gegangen, vermutlich tot. Und bei Menschen mit einem schon lange bestehenden Diabetes fehlten fast zwei Drittel der Zellen. Es erschien schlüssig, dass die Betazellen der Reihe nach „umgebracht" wurden. Was war geschehen? Konnte der Mörder zur Rechenschaft gezogen werden?

Wie in der Einleitung beschrieben, bekam ich 2006 eine Grafik zu Gesicht, die veranschaulichte, dass der hohe Blutzuckerspiegel bei Typ-2-Diabetes sich in sieben Tagen normalisieren konnte. In dem wissenschaftlichen Aufsatz, der darüber berichtete, ging es um eine Adipositas-Operation, deren Ziel es war, eine Gewichtsabnahme von sehr schwergewichtigen Menschen zu bewirken. Die Autoren wiesen darauf hin, dass die rasche Veränderung des Blutzuckerspiegels eventuell den vom Darm gebildeten Hormonen – den sogenannten Inkretinen – geschuldet sei. (Es handelt sich um Hormone, die die nahrungsabhängige

Insulinausschüttung aus den Betazellen steuern; Anm. d. Übers.) Damals lag es schon 35 Jahre zurück, dass ich als Medizinstudent die Vorlesung von Prof. Reginald Passmore besucht hatte, der die Existenz dieser Hormone prognostizierte, und später waren sie tatsächlich gefunden worden. Es war erfreulich zu sehen, wie zutreffend seine wissenschaftliche Schlussfolgerung gewesen war. Doch es war äußerst unwahrscheinlich, dass die Inkretine dafür verantwortlich sein sollten, dass sich der morgendliche Nüchternblutzuckerspiegel so rasch verändert hatte, wie es in dem Aufsatz beschrieben wurde. Diese Hormone waren dazu einfach nicht in der Lage. Sie haben nachts und am frühen Morgen keinen besonders starken Einfluss auf den Blutzuckerspiegel; sie wirken fast ausschließlich nach Mahlzeiten. Und wir wussten, dass die Patienten, die sich einer Magenoperation unterzogen, in den sieben Tagen seit der Operation nichts gegessen hatten. Keine Mahlzeiten – also auch kein Anstieg von Inkretinen. All das waren wertvolle Erkenntnisse. Wenn diese Hormone also nicht für die Veränderung des Blutzuckerspiegels verantwortlich waren, dann musste es etwas anderes gewesen sein.

Einzelheiten zum Fall

Beim Typ-2-Diabetes schien die Hälfte der Betazellen „umgebracht" worden zu sein. Wer waren die Tatverdächtigen? Nach den Erkenntnissen von Passmore schien Herr Inkretin ein Alibi zu haben. Weitere bekannte Übeltäter waren unter anderem das geheimnisvolle Fräulein Amyloid und Herr Entzündungsherd.

Amyloid ist eine Substanz, die manchmal in den Inselzellen von Typ-2-Diabetikern festgestellt wird. Die Überzeugung, dass Amyloid, ein Protein, schuld am Tod von Betazellen bei Typ-2-Diabetes sei, hat sich in den 1980er-Jahren ziemlich flächendeckend durchgesetzt, obwohl die Nachweise sich auf sehr dünnem Eis bewegten. Seither steht Fräulein Amyloid zwar als potenzielle Übeltäterin aufgrund ihrer theoretischen Möglichkeiten noch immer noch unter Verdacht, weil sie aber nur gelegentlich am „Tatort" präsent ist, kommt sie eher nicht infrage.

Ein Entzündungsherd kann in vielen verschiedenen Körperteilen jede Menge Probleme verursachen. Manchmal kann er auch zum Killer werden – zum Beispiel beim „jugendlichen" oder Typ-1-Diabetes. Bei diesem ganz anderen Typ von Diabetes ist ein Immunangriff durch Entzündungszellen für das Problem des Betazelltods von absolut zentraler Bedeutung. Doch bei Typ-2-Diabetes scheint das Ausmaß der Entzündungsherde nicht bedrohlich genug zu sein, um als tödliche Waffe zu gelten. So stand also Herr Entzündungsherd nicht sehr weit oben auf der Liste der Tatverdächtigen, weder aufgrund seiner Möglichkeiten noch durch seine Präsenz am „Tatort".

Beherzigen wir also einen Rat der großen Detektive in der Literatur. Wir sollten innehalten und das Verbrechen neu überdenken. Was hat es damit auf sich, dass die Betazellen sich nach sieben Tagen ganz offensichtlich erholen? Hatte der Abfall des Blutzuckerspiegels etwas mit den Betazellen selbst zu tun? Schließlich entwickelt sich Typ-2-Diabetes über viele Jahre, und zu einer plötzlichen „Auferstehung" kommt es am Ort des Verbrechens eher nicht. Was war geschehen?

Treten Sie vor, Frau Leber. Die Forschung in Newcastle und auch an anderen Orten hatte gezeigt, wie die Leber den Blutzucker zu allen Zeiten unter Kontrolle hält. Sie steuert den Glukosestrom während der Nacht und nach dem Essen – bei Typ-2-Diabetikern allerdings ziemlich mangelhaft. Und wir wissen, dass die Leber den Blutzuckerspiegel als Reaktion auf Insulin festsetzt. Im Laufe der acht Jahre bis zu jenem bedeutsamen Tag im Jahr 2006 hatten wir die Auswirkungen von Fettansammlungen in der Leber erforscht und entdeckt, dass eine übermäßige Menge Fett das Insulin von seiner Arbeit abhält. Das Fett selbst machte die Leber also insulinresistent.

Meine engen Kollegen von der Yale University in den USA, Kitt Peterson und Jerry Shulman, hatten erst im vorhergehenden Jahr nachgewiesen, dass eine maßvolle Nahrungseinschränkung über einige Monate die Fettwerte der Leber verbessern konnte – und dass die Leber dadurch wiederum besser auf Insulin reagierte. Ich arbeitete mit Jerry und Kitt zusammen, die von 1990 bis 1991 in der Nähe von Long Island Sound lebten, und ich wusste, wie sorgfältig sie ihre wissenschaftlichen Studien durchführten. Ihre Arbeit, meine Arbeit und alle vorherigen Beobachtungen in Bezug auf Fettansammlungen in der Leber passten plötzlich zusammen und erklärten die dramatische Normalisierung des Blutzuckerspiegels in nur sieben Tagen nach einer Adipositas-Operation. Ebenfalls erklärt wurde dadurch, was sich mit den Betazellen abspielte.

Schlussfolgerung

Der „Tathergang" spielte sich folgendermaßen ab: Die Probanden in der Studie über die Adipositas-OP waren natürlich alle sehr schwergewichtig; deshalb unterzogen sie sich der Operation. Eine ungefähre Berechnung, wie viele Kalorien sie in 24 Stunden brauchen würden, um einfach nur zu überleben, war einfach. Sie würden täglich mindestens 2700 Kalorien brauchen, und zwar nur dafür, dass sie den ganzen Tag im Bett lagen und keinen Muskel bewegten. Das ist mehr als ein Durchschnittsmensch zu sich nimmt, selbst wenn er sich bewegt. Natürlich darf mindestens 12 Stunden vor einer Magenoperation nichts mehr gegessen werden. Die übliche Nahrungszufuhr war bei den Patienten am Abend vor der Operation also plötzlich von einer ganz erheblichen Menge auf null abgestürzt. Der Körper muss am Leben bleiben – und würde dafür täglich immer noch 2700 Kalorien brauchen. Im Laufe der sieben Tage nach der Operation müsste es das Siebenfache sein – insgesamt 19 000 Kalorien. Eine geringe Menge Nährflüssigkeit zur Unterstützung würde intravenös zugeführt werden, doch der Großteil müsste von anderswoher kommen.

Zum Glück für uns Menschen ist der Körper auf Überleben konzipiert und besitzt Speicher für schlechte Zeiten. Und schauen Sie sich nur einmal den zur Verfügung stehenden „Treibstoff" an, der in der Leber auf seinen Einsatz wartet. Je schwergewichtiger ein Mensch ist, desto größer ist die Wahrscheinlichkeit, dass sich große Mengen Fett in der Leber befinden. Wir wussten, dass dieser spezielle Fettspeicher zuerst angezapft wird. Es ist für den Körper sehr viel leichter, Energie aus dem zentralen Stoffwechselorgan zu mobilisieren als das Fett aus dem Langzeitdepot im Unterhautfettgewebe. Also schien es wahrscheinlich, dass bei jenen

Patienten, die für die Adipositas-OP vorgesehen waren, der Fettspiegel in der Leber recht schnell gesunken sein musste. Und konnte die Insulinresistenz der Leber dadurch vielleicht ebenso schnell zurückgehen? Im Gegenzug würde durch das plötzliche Wiedereinsetzen einer normalen Insulinreaktion sicherlich die bisherige Ausschüttung von Glukose eingestellt werden, und zwar ganz plötzlich. Dieser Überlegung zufolge könnte die schnelle Veränderung des Blutzuckerspiegels also eine einfache Folge davon sein, dass das überschüssige Fett in der Leber aufgebraucht wurde. Das Ganze hätte dann nichts mit den Betazellen zu tun.

Vielleicht war die schnelle Normalisierung des Blutzuckers also gar nicht den unbestrittenen und fantastischen Fähigkeiten des Chirurgen geschuldet, sondern sie war einfach nur die Konsequenz des Nüchternzustands? Natürlich können die Patienten etwa eine Woche nach der Operation wieder etwas essen, doch ihr Magen wurde dabei so massiv verkleinert, dass die Nahrungsmenge, die sie zu sich nehmen können, weiterhin sehr begrenzt ist. Deswegen würde es wohl auch bei der Verbesserung der Blutzuckerwerte bleiben.

Aber was hatte es nun mit dem „Ort des Verbrechens" auf sich? Und mit den Betazellen? Die Veränderung des Blutzuckerspiegels nach sieben Tagen hatte doch sicherlich nichts damit zu tun? Man durfte wohl kaum erwarten, dass die Betazellen sich in nur einer Woche auf magische Weise erholen könnten, wer auch immer am Ende als Bösewicht enttarnt werden würde.

Bedenken Sie, dass sich Typ-2-Diabetes in Bevölkerungsgruppen so verhält, als gebe es eine einzige Ursache. Was wäre, einfach einmal angenommen, wenn die Senkung der Fettmenge in der Leber zugleich den Rückgang des Fettgehalts in der Bauchspeicheldrüse widerspiegeln würde? Könnte das zu einer normalen Bauchspeicheldrüsenfunktion führen, und zwar so, dass Insulin wieder wie üblich gebildet werden könnte? Wenn all das auf überschüssiges Fett, zum Beispiel in der Leber, zurückzuführen wäre, dann könnte es tatsächlich eine einfache Ursache für Typ-2-Diabetes geben, und eben nicht unterschiedliche Ursachen in verschiedenen Organen, wie bislang angenommen.

Leber, Fett, Betazellen und das Leben als solches waren wie die sprichwörtlichen Bäume in einem Wald, den man nicht sieht. Die richtigen Ideen waren allesamt vorhanden, aber, um es mit Eric Morecambe auszudrücken (einem 1984 verstorbenen englischen Komiker; Anm. d. Übers.), nicht unbedingt in der richtigen Reihenfolge. Die wichtigsten Ausrüstungsgegenstände, die jeder Wissenschaftler braucht, sind jene, die zugleich am günstigsten sind: ein leeres Blatt Papier, ein Bleistift und das menschliche Gehirn. Jede Einzelheit sollte aufgeschrieben, in Relation zu anderen Punkten betrachtet, ausradiert und an eine andere Stelle gerückt werden. Hatte es *überhaupt* einen „Mord" gegeben? Was wurde wovon tatsächlich verursacht? Was geschah zuerst? Wie ist alles miteinander verbunden? Es dauerte mehrere Monate, um die Ideen in einem Diagramm zu erfassen.

Meine Damen und Herren, es hatte keinen Mord gegeben. Die Betazellen waren ganz sicher noch am Leben – wenn auch „verschwunden".

Die Zwillingszyklen

Erstens, der Leber-Zyklus

Auf dem erwähnten Blatt Papier entwickelten sich die Ideen allmählich zu einem Muster dessen, was wir schon wussten. Es musste zwei Teufelskreise geben, die sich gegenseitig beeinflussten. Der erste spielte sich in der Leber ab. Wenn Sie jeden Tag einen oder zwei Bissen mehr essen als Ihr Körper wirklich braucht, erhöhen Sie dadurch ganz allmählich den Fettspiegel Ihrer Leber. Das wird dadurch verschlimmert, dass Ihre Muskeln, die aufgrund Ihrer genetischen Ausstattung von Kindesbeinen an schon relativ insulinresistent sind, nach dem Essen keine normale Glukosemenge speichern. Stattdessen wird die Glukose von der Leber aufgenommen und in Fett umgewandelt. Die allmählich zunehmende Insulinresistenz führt dazu, dass die Leber mehr Glukose und Ihre arme überlastete Bauchspeicheldrüse etwas mehr Insulin bildet.

Es ist eine unbestreitbare Tatsache, dass Insulin die Umwandlung von Glukose in Fett in der Leber beschleunigt … und so beginnt der ganze

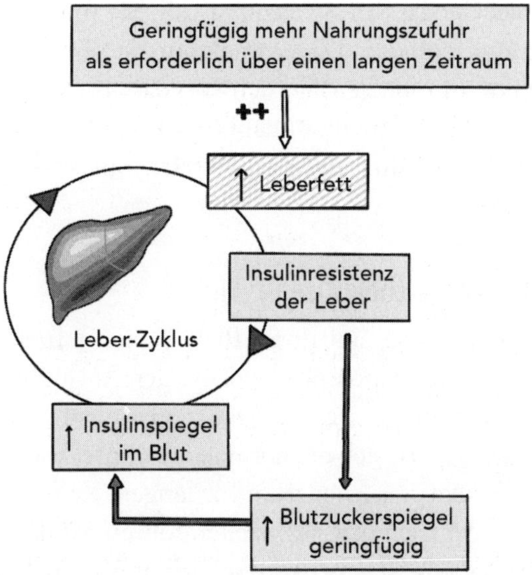

Abbildung 5.1: Die *Twin-Cycle*-Hypothese (Zwillingszyklus-Hypothese): Der erste Zwillingszyklus ist der Teufelskreis in der Leber. Täglich ein kleiner zusätzlicher Bissen über einen langen Zeitraum führt dazu, dass die Fettbildung in der Leber steigt. Dadurch reagiert das Organ nicht mehr ordnungsgemäß auf Insulin. Der Blutzuckerspiegel steigt allmählich, dadurch steigt auch der Grundspiegel von Insulin. Dieses Insulin beschleunigt daraufhin die Umwandlung von Glukose in Leberfett.

unselige Zyklus erneut, der dafür sorgt, dass der Fettspiegel in der Leber mit all den bedauerlichen Folgewirkungen weiter steigt.

In Abbildung 5.1 wird der Zusammenhang zwischen diesen Ereignissen dargestellt.

Da sich in Ihrer Leber zu viel Fett befindet, versucht sie, was recht vernünftig ist, dieses in einen sicheren Speicher zu verschieben – in das Unterhautfettgewebe –, und erhöht die Geschwindigkeit, mit der sie Fett ins Blut freisetzt. Manche Menschen können Fett in fast unbegrenzter Menge sicher speichern und erkranken eventuell erst sehr spät an Diabetes. Doch bei manchen Menschen ist das Depot unter der Haut bereits voll, und daher bleibt der Blutfettspiegel erhöht.

Vielleicht kennen Sie das: Ihr Schrank ist voll, Sie müssen einige Dinge irgendwo anders verstauen und ärgern sich nun darüber, dass diese neuen Plätze ungeeignet sind. Stellen Sie sich vor, dass Ihr schon seit längerer Zeit überfüllter Schrank dem erhöhten Blutfettspiegel entspricht. Irgendwann landet das Fett an ungeeigneten Plätzen. Ein solcher Platz könnte die Bauchspeicheldrüse sein.

Zweitens, der Bauchspeicheldrüsen-Zyklus

Kommen wir noch einmal auf unser Blatt Papier zurück. Gesetzt den Fall, dass das Fett in der Bauchspeicheldrüse den Ablauf blockiert, sodass eine rasche Insulinbildung nach den Mahlzeiten nicht möglich ist, dann könnten wir erwarten, dass sich die normale Insulinreaktion auf das Essen allmählich abschwächt, was wiederum für längere Zeit zu einem erhöhten Blutzuckerspiegel nach den Mahlzeiten führen würde. Es war bereits bekannt, dass es bei Typ-2-Diabetikern schon vor Ausbruch der Krankheit zu einer mangelhaften Insulinreaktion auf Mahlzeiten kommt. Doch jetzt konnte ich erkennen, dass der anhaltend hohe Blutzuckerspiegel auch zu einer Erhöhung des Insulingrundspiegels im Blut führen und dadurch auch die Umwandlung von Glukose zu Fett weiter steigen würde.

Haben sich diese beiden Teufelskreise erst einmal etabliert, beeinflussen und verstärken sie sich gegenseitig. Zu viel Fett aus der Leber treibt den Bauchspeicheldrüsen-Zyklus an, und der hohe Blutzuckerspiegel sorgt schließlich dafür, dass der Insulinspiegel steigt, der wiederum den Leber-Zyklus antreibt.

Ich stellte diese vorläufigen Ergebnisse 2007 im Rahmen eines Vortrags auf dem jährlichen UK-Diabetes-Kongress in Glasgow vor. Zufällig war der Herausgeber der wichtigsten europäischen Diabetes-Fachzeitschrift im Publikum und bat mich, diese Hypothese als Abhandlung zur Veröffentlichung zu verfassen. Das war eine Herausforderung.

Über Ideen zu sprechen, ist einfach – alle Einzelheiten, gestützt durch sorgfältige wissenschaftliche Argumentation, schwarz auf weiß niederzuschreiben, ist jedoch Schwerstarbeit. Die Eckpunkte konnten nicht fiktiv sein oder einer Hoffnung Ausdruck verleihen. Jeder einzelne Punkt

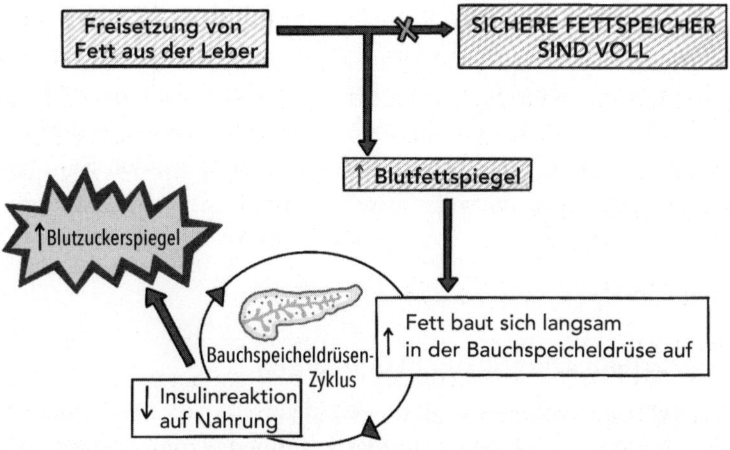

Abbildung 5.2: Der zweite Zwillingszyklus ist der Teufelskreis in der Bauchspeicheldrüse. Die Fettmenge, die aus der Leber freigesetzt wird, kann so lange mit einem hohen Fettspiegel umgehen, bis der sichere Speicher im Unterhautfettgewebe voll ist. Dann steigt der Blutfettspiegel. Die Bauchspeicheldrüse ist eines der Gewebe, die anfällig für erhöhte Fettwerte sind. Nach mehreren Jahren führt das schließlich dazu, dass die Insulin bildenden Zellen ihre Arbeit einstellen. Nach kurzer Zeit beginnt dann der Blutzuckerspiegel zu steigen.

musste in direkten Zusammenhang mit fundierten, veröffentlichten Forschungsergebnissen gebracht werden. Es dauerte sechs Monate, um alle wissenschaftlichen Begründungen zusammenzustellen, und weitere Wochen und Monate, in denen der Herausgeber gemäß dem üblichen Standardverfahren andere Wissenschaftler bat, die Thesen einer strengen Prüfung zu unterziehen, bevor er sich entschied, den Artikel zur Veröffentlichung anzunehmen. Doch dann wurde die *Twin-Cycle*-Hypothese veröffentlicht.

Die Todsünde in der Wissenschaft ist, sich in die eigene Hypothese zu verlieben. Jeder Forscher weiß, dass die Niederschrift einer Hypothese der erste und dringend erforderliche Schritt ist, um herauszufinden, wie richtig oder falsch sie ist. Der Zweck einer Hypothese ist, detailliert festzuhalten, was wodurch verursacht zu werden scheint, sodass die einzelnen Bestandteile der Idee separat überprüft werden können. Überprüft mit dem Ziel, sie zu widerlegen. Vielleicht ist noch nicht einmal der Begriff „Hypothese“ geeignet. Versuchen Sie das Wort zu ersetzen. Sagen Sie „Märchen“ stattdessen: Letzten Endes handelt es sich um ein Produkt der Vorstellungskraft. Ich musste auch mir sagen, dass dies das Märchen von den Zwillingszyklen sei. Das war der Ansporn, um den Rahmen für eine strenge Prüfung ohne vorgefasste Meinungen zu setzen. Wir brauchten Klarheit.

MRT – das magische Fenster in den Körper

Durch eine jener großartigen Fügungen, die es im wissenschaftlichen Leben gibt, hatte ich 2006 gerade ein Forschungszentrum eröffnet, in dem auf der Basis von Magnetresonanz (MR) gearbeitet werden sollte. Der MRT-Scan ist als Routinetest in der Medizin geläufig. MRT ist die Abkürzung für Magnetresonanztomografie, auch bildgebende Kernspintomografie genannt. Genau diese Technik konnte auch so eingesetzt werden, dass man in den Körper blicken und sehen konnte, wie die verschiedenen Organe tatsächlich funktionierten. Auch die chemische Zusammensetzung von Organen ließ sich so bestimmen.

Die ursprüngliche Idee war gewesen, ein MR-Zentrum in Newcastle zu eröffnen, um meine laufenden Forschungen voranzubringen. Wir wollten nicht nur untersuchen, was bei Gesunden und Diabetikern mit der Nahrung im Körper geschah, sondern uns auch mit einem breiten Spektrum an Fragen aus allen medizinischen Fachrichtungen beschäftigen: Von Demenz bis Muskeldystrophie, von Erkrankungen der Koronararterien bis zu Arthritis. Ich hatte von 2000 bis 2004 gebraucht, um 5,2 Millionen Pfund (fast 5,8 Millionen Euro) zu beschaffen, und von 2004 bis 2006, um das Zentrum planen und bauen zu lassen. Doch das war erst die Vorarbeit für die entscheidende Arbeit. Gebäude und Ausrüstung wären nutzlos ohne Experten aus dem Fachbereich Physik, die diese notwendigen neuen Methoden ersinnen konnten, um Dinge zu erfassen, die nie zuvor erfasst worden waren. Die Herausforderung bestand darin, von Anfang an ein Team aus MR-Physikern von Weltrang aufzustellen.

Ich hatte den MR-Physiker Andy Blamire kennengelernt, als wir beide in den USA arbeiteten, und es war mir zum Glück gelungen, ihn von einem Umzug von Oxford nach Newcastle und der Annahme einer Professur für MR-Physik zu überzeugen. Wir gewannen dann Dr. Pete Thelwall von der University of Florida und Dr. Kieren Hollingsworth von der Cambridge University für unser Team. Ein echtes Dream-Team! Es brachen aufregende Zeiten an. Sie entwickelten neue Techniken, um einige der wichtigsten Gesundheitsfragen in verschiedensten Fachbereichen zu lösen – darunter Erkrankungen, die Herz, Lunge, Gehirn, Muskeln, Nieren, Leber und – natürlich – die Bauchspeicheldrüse betrafen.

Um die Hypothese der Zwillingszyklen testen zu können, mussten wir in der Lage sein, den Fettgehalt von Leber und Bauchspeicheldrüse zu bestimmen. Bei der Leber war die Vorbereitung recht unkompliziert, doch bei der Bauchspeicheldrüse bedurfte es eines vollkommen neuen Ansatzes. Ich fragte Kieren, ob er es für machbar hielt. Er blickte zur Decke, dachte ein paar Sekunden nach (die längsten paar Sekunden in der Geschichte des MR-Zentrums) und sagte „Ja". Wir machten uns auf den Weg. Das Hindernisrennen konnte auf die nächste Hürde zusteuern – nämlich Geld dafür aufzutreiben.

In der Höhle der Löwen

Medizinische Forschung ist teuer, und eine Studie kann nicht ohne eine Finanzierung durch Drittmittel durchgeführt werden. Die Beschaffung spielt sich ziemlich ähnlich ab wie in der TV-Sendung „Die Höhle der Löwen", in der potenziellen Investoren neue Geschäftsideen vorgestellt werden. Der Wettbewerb ist hart, die Investoren nüchtern und kritisch. Anträge auf Zuschüsse für die Wissenschaft müssen monatelang in Abend- und Wochenendarbeit zur Einreichung vorbereitet werden. Dann wird der Antrag an ein halbes Dutzend internationale Experten verschickt, die ihn kritisch prüfen sollen. Danach diskutieren die „Löwen" (Wissenschaftler) des Komitees für die Zuschussfinanzierung den Antrag und die Expertenmeinungen. Im Anschluss erstellen sie eine Prioritätenliste aller Anträge und die besten (nur etwa einer von zehn) erhalten entsprechende Mittel. Ich stellte den Antrag bei *Diabetes UK*, dem größten Geldgeber für die Diabetesforschung im Vereinigten Königreich. Nach der vernichtenden Expertenmeinung und einer skeptischen Diskussion schien mein Antrag zum Scheitern verurteilt zu sein. Was für eine wilde und verrückte Idee. Doch ein Komiteemitglied gab zu bedenken – für den unwahrscheinlichen Fall, dass die Hypothese richtig sei – könne sie von großer Tragweite sein. Diese Person argumentierte, angesichts der bescheidenen Kosten könne man das Risiko wohl eingehen. Der Antrag wurde angenommen!

Nun wurde zum Halali geblasen, denn es galt rasch herauszufinden, ob die *Twin-Cycle*-Hypothese falsch war – oder stimmte. Unsere Vorgehensweise bestand darin, dass Typ-2-Diabetiker sehr stark abnehmen sollten. Das hieß, die einzige Veränderung wäre eine plötzliche Verringerung der Nahrungszufuhr, ohne weitere Risikofaktoren, etwa jene, die mit einer Operation einhergehen. Blieb der Blutzuckerspiegel erhöht, hätte sich die Hypothese als falsch erwiesen, und wir konnten noch einmal von vorne anfangen. Würde sich der Blutzuckerspiegel unserer Studienteilnehmer jedoch normalisieren, wäre das der Nachweis, dass ein Diabetes vom Typ 2 reversibel ist. Und genauso wichtig wäre es, dass wir mithilfe unserer MR-Methoden überprüfen konnten, ob die prognostizierten Mechanismen sich als richtig erwiesen. Wir wären in der Lage, die Abläufe zu beobachten, die mit der Normalisierung der diabetischen Stoffwechsellage einhergingen – und dadurch würden wir auch verstehen, wie Diabetes überhaupt entsteht. Mit anderen Worten, wir könnten möglicherweise die Ursache von Typ-2-Diabetes identifizieren.

Die Überprüfung der Hypothese

Die *Counterpoint*-Studie

Forschungsstudien sind in gewissen Sinne wie Menschen – sie brauchen einen Namen und verselbständigen sich irgendwann. Die meisten Studiennamen sind modifizierte Akronyme. Unsere erste Studie beschäftigte sich damit, wie sich dem Fett (fachsprachlich „Triglyzerid“) in Bauchspeicheldrüse und Leber entgegenwirken ließe. Welchen Namen sollten wir wählen? Zurück zu Papier und Bleistift. Die Seite füllte sich mit möglichen Vorschlägen. Im Idealfall wäre der Name aussagekräftig. Einer schälte sich allmählich heraus: *COUNTERPOINT – COUNTERacting the Pancreatic inhibition Of insuliN by Triglyceride.* (Deutsch etwa: „KONTRAPUNKT – Wie man einer Hemmung der Insulinausschüttung durch Triglyzeride gegensteuern kann.) Vollkommen irrelevant, aber für mich überzeugend: Der Begriff spielte auf einen meiner Lieblingsromane an, *Point Counter Point* von Aldous Huxley (in deutscher Sprache unter dem Titel *Kontrapunkt des Lebens* erschienen; Anm. d. Übers.). Die Studie hatte einen Namen.

In einem von überprüften Hypothesen geprägten Berufsleben hatte niemand mit den absolut eindeutigen Ergebnissen der Counterpoint-Studie gerechnet. Eine Gruppe von Menschen mit ganz gewöhnlichem Typ-2-Diabetes begann mit einer kalorienarmen Ernährung, einer einfachen Flüssignahrung aus nicht-stärkehaltigen Gemüsen, deren Rezeptur ich nur entwickelt hatte, um herauszufinden, ob die Zwillingszyklen rückgängig gemacht werden konnten. Gleichzeitig setzten die Probanden ihre Tabletten zur Blutzuckersenkung ab. Innerhalb von sieben Tagen war der frühmorgendliche Blutzuckerspiegel auf Normalwerte abgesunken – genau wie bei den Patienten mit der Magenverkleinerung. Und alle Spezialuntersuchungen von Leber und Bauchspeicheldrüse bestätigten, was die Hypothese prognostiziert hatte – der Fettspiegel in diesen Organen ging zurück.

Also schien unsere Hypothese womöglich richtig zu sein – zumindest bei Typ-2-Diabetikern, deren Diagnose noch nicht lange zurücklag. Uns war der Nachweis gelungen, dass bei einer Typ-2-Diabetes-Diagnose, die vor höchstens vier Jahren gestellt wurde, die hypothetischen Zwillingszyklen in Leber und Bauchspeicheldrüse tatsächlich in den Normalzustand zurückgeführt werden konnten. Normale Werte!

Die Studie hielt mehrere Überraschungen für uns bereit. Die erste bestand darin, dass wir sehen konnten, wie viel Fett die Leber von Typ-2-Diabetikern enthielt. Zu Beginn der Studie betrug der Fettanteil durchschnittlich mehr als 13 Prozent, was weit über den Normbereich (bis 5,5 Prozent) hinausgeht. Das erschien uns damals ziemlich ungewöhnlich, denn von Menschen mit klassischem Typ-2-Diabetes waren keine Probleme mit der Leber bekannt. Eine „Fettleber" konnte man sich also in erstaunlich kurzer Zeit holen. Sehr unschön! Die Fettleber ist ein sicheres Anzeichen für eine künftige Herzerkrankung und kann zu Leberzirrhose oder Schlimmerem führen. Ob Sie Typ-2-Diabetiker sind oder nicht, wenn Sie wissen, dass Sie mit ziemlicher Sicherheit zu viel Fett in der Leber haben, sollte das ein Weckruf sein.

Die zweite Überraschung war, wie schnell der Blutzuckerspiegel der Probanden sank, nachdem sie anfingen, sich kalorienarm zu ernähren (vgl. Abbildung 5.3). Gleichermaßen spannend war die Tatsache, dass innerhalb von sieben Tagen die Insulinresistenz der Leber ebenfalls verschwunden war – zeitgleich mit dem gesunkenen Fettspiegel. Für die direkte Messung verwendeten wir spezielle Untersuchungen, und der Insulingrundspiegel sank gleichzeitig. Der dramatische Rückgang der Fettmenge in der Leber im Laufe der achtwöchigen Studiendauer ist in Abbildung 5.4 dargestellt.

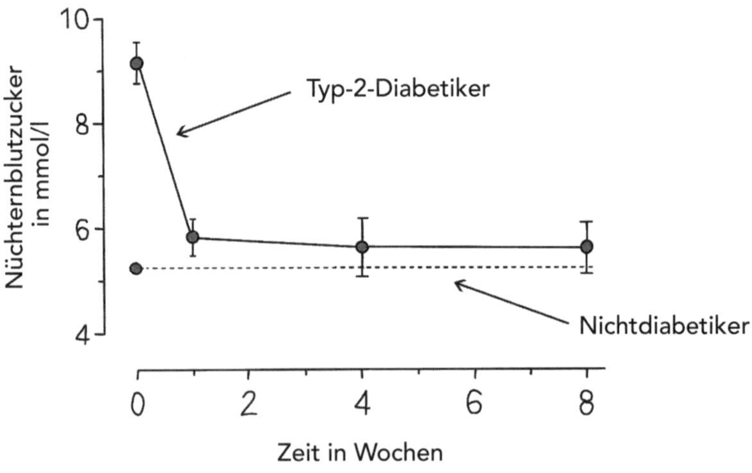

Abbildung 5.3: Innerhalb von sieben Tagen hatte sich der Blutzuckerspiegel normalisiert! Die Grafik zeigt die Ergebnisse der *Counterpoint*-Studie.

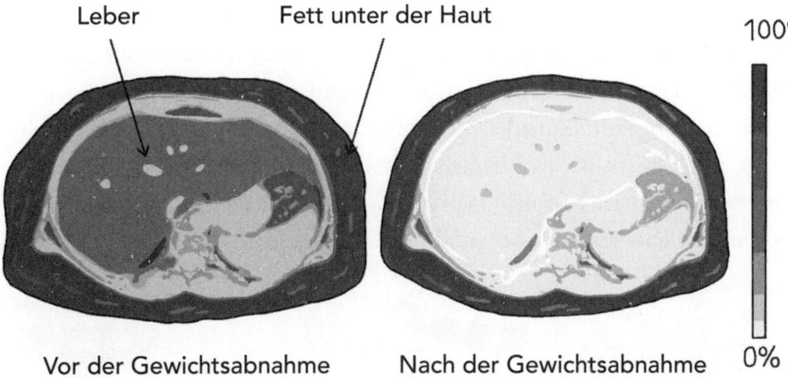

Abbildung 5.4: Die Schattierung veranschaulicht die Fettmenge in der Leberregion; der prozentuale Anteil kann rechts auf der Skala von 0-100 abgelesen werden. In der dunklen Fettschicht unter der Haut ist die Konzentration am höchsten (100 %). Auf dem linken Bild sieht man, dass sich auch eine sehr große Menge Fett in der Leber selbst befindet (36 %). Nach der Gewichtsabnahme reduziert sich die Fettmenge in der Leber auf 2 %, wie an der sehr viel helleren Schattierung auf dem rechten Bild zu erkennen ist.

Vor der Diät war der Fettspiegel in der Bauchspeicheldrüse erhöht, fiel jedoch allmählich auf den Normalwert ab. Zur selben Zeit „erwachten" die Betazellen allmählich wieder.

Wird Glukose injiziert, führt der Anstieg des Blutzuckerspiegels normalerweise zu einer sehr kräftigen Steigerung der Insulinbildung; diese Erhöhung des Grundspiegels fehlt bei Typ-2-Diabetes. In der folgenden Abbildung 5.5. sehen wir rechts unten die Kurve einer Kontrollgruppe von Nichtdiabetikern (gleiches Geschlecht, ähnliches Alter und Gewicht wie die untersuchten Typ-2-Diabetiker). Man erkennt den steilen Anstieg der Kurve und die Erhöhung des Insulinspiegels. Im Gegensatz dazu ist die Kurve bei den Typ-2-Diabetikern (oben links) zu Beginn der Studie flach. In der ersten Woche ist noch keine große Veränderung zu sehen, doch nach vier Wochen ist ein steiler Anstieg ersichtlich. Und nach acht Wochen reicht die Insulinreaktion schon sehr nahe an den Normalwert heran.

Die Veröffentlichung der Ergebnisse der *Counterpoint*-Studie von 2011 weckte erhebliches Interesse, zog aber auch enorme Skepsis von Fachleuten auf sich. Schließlich gab es sehr gute Gründe, warum Ärzte glaubten, Typ-2-Diabetes sei eine chronische Erkrankung, die lebenslang unweigerlich fortschritt. Sie wussten aus Erfahrung, dass der Zustand mit den Jahren immer ernster wurde und immer mehr Medikamente erforderlich waren, um ihn unter Kontrolle zu halten. Noch überzeugender waren breit angelegte Studien mit Typ-2-Diabetikern, die über viele Jahre hinweg betreut wurden und deren Blutzuckersteuerung sich ganz eindeutig

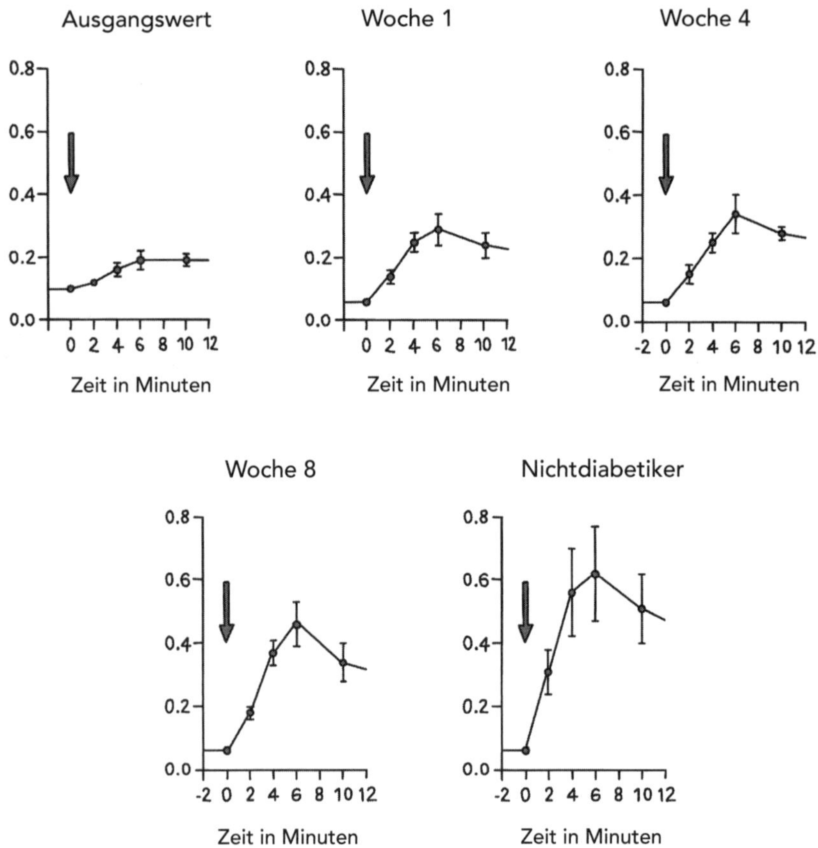

Abbildung 5.5: Die Insulin bildenden Zellen „erwachen"! Die ersten vier Kurven zeigen die Reaktion auf einen Anstieg des Blutzuckerspiegels während der achtwöchigen *Counterpoint*-Studie bei Typ-2-Diabetes. Die fünfte Kurve zeigt, was bei Nichtdiabetikern geschieht.

immer weiter verschlechtert hatte. 10 Jahre nach der Diagnose spritzte mindestens jeder Zweite Insulin. Ein Hauptkriterium war jedoch übersehen worden: Alle diese Beobachtungen machte man bei Menschen, die fortlaufend an Gewicht zunahmen oder bestenfalls stabiles Übergewicht hatten.

So sieht es in der Praxis aus. Nach der Diagnose nehmen die meisten Menschen im Laufe der Jahre immer weiter an Gewicht zu. Somit stimmte es, dass Typ-2-Diabetiker tendenziell immer mehr Schwierigkeiten bekamen – aber vielleicht musste das nicht zwangsläufig so sein.

Die meisten Fachleute waren davon überfordert, dass sie das Konzept einer unvermeidlichen Krankheitsverschlechterung über Bord werfen sollten. Auch wenn einige wenige den Durchbruch sofort akzeptierten, wurden unsere Erkenntnisse doch vehement abgelehnt, insbesondere von jenen, die die Einzelheiten eigenständiger Mechanismen erforschten, die unter Umständen zu Typ-2-Diabetes führten. Wissenschaftler verfügen über ein breites Wissensgefüge, aber eine neue Idee, die einen Balken wegnimmt, der ihr gesamtes System stützt, ist nicht gerade willkommen. Das ist wahrhaftig keine Eigenheit von Wissenschaftlern, in jedem anderen Lebensbereich spielt sich das gleiche ab. Versuchen Sie einmal, die Überzeugungen eines Menschen in Hinblick auf die Geografie (die Erde als Scheibe?), das Wetter, die Politik oder anderer Dinge zu verändern, indem Sie einfach neue Fakten vorbringen. Haben sich bestimmte Überzeugungen erst einmal etabliert, kommen ihnen Fakten tendenziell nicht in die Quere! Die Akzeptanz von Veränderung erfordert Hartnäckigkeit und weitere Forschungsarbeit.

Die *Counterpoint*-Studie in der Praxis – Erfahrungsberichte

Den zweifelnden Experten standen extrem begeisterte Typ-2-Diabetiker gegenüber, als die Zeitungen sowie Radio- und TV-Sender über die Ergebnisse von *Counterpoint* berichteten, denn sie wollten wirklich herausfinden, ob sie der Krankheit entkommen konnten oder nicht. Von 2011 an erreichten uns unzählige E-Mails von Menschen, die wissen wollten, wie sich ihr Diabetes rückgängig machen ließ. Um alle Fragen zu beantworten, richteten wir eine Website mit praktischen Informationen und Erklärungen ein, wie die Betroffenen ihren Gesundheitszustand verbessern konnten: *https://go.ncl.ac.uk/diabetes-reversal*

In einer zweiten Flut von E-Mails erreichten uns dann unglaubliche Berichte von Menschen, deren Blutzuckerspiegel sich normalisiert hatte – ganz ohne Diabetes-Medikamente. Junge und Alte, Männer und Frauen, Reiche und Arme, aus Indien, den USA, Südamerika, Europa oder anderen Ecken der Welt – es war eine große Vielfalt persönlicher Geschichten. All diese Erkenntnisse, zusammengetragen von Menschen, die tatsächlich Typ-2-Diabetes haben – oder hatten –, wurden analysiert und in einer weiteren wissenschaftlichen Arbeit veröffentlicht. Die Ärzte mussten es von den wahren Experten zu hören bekommen, nämlich all jenen, die an Typ-2-Diabetes erkrankt waren.

Und erfreulicherweise bestätigten die Daten der wahren Experten die Erkenntnisse der *Counterpoint*-Studie. Das durchschnittliche Gewicht, das Menschen abnahmen, die nur über die Basisformationen verfügten, deckte sich mit dem Gewichtsverlust aus der Studie: 15 Kilo. Zu Hause und am Arbeitsplatz, im Zuge ihres alltäglichen Lebens, hatten Menschen unsere Forschungsergebnisse reproduziert. Und es kristallisierte sich heraus, dass es einzig darauf ankam, abzunehmen – nicht auf eine bestimmte Diät, für die sie sich entschieden hatten, oder darauf, wie sie sie durchführten. Etwa die Hälfte der Gruppe hatte sich für Formula-Diätgetränke entschieden – wie auch in der *Counterpoint*-Studie – und die andere Hälfte hatte ihre Nahrungszufuhr einfach nur drastisch eingeschränkt. Viele der Betroffenen hatten sich individuell beraten lassen, was auch auf unserer Website empfohlen worden war, und hatten von ihren Ärzten oder Diabetesberaterinnen unmissverständlich empfohlen bekommen, keinesfalls zu schnell abzunehmen. Doch die Motivation, einen Schlussstrich unter den Diabetes ziehen zu können, und die Berichte aus den Nachrichten hatten sie einfach weitermachen lassen.

Die Erfahrungsberichte waren eindeutig. Zum einen hassten viele Typ-2-Diabetiker ihre Krankheit buchstäblich und waren bereit, alles zu tun, um ihr zu entkommen. Die meisten Ärzte und Diabetesberater hatten davon gar keine Ahnung. Zum anderen konnte sich die Glukosesteuerung bei entsprechender Motivation auch wieder normalisieren, wenn die Menschen einfache und klare Informationen erhielten, wie sie es angehen sollten.

Plötzlich erweiterte sich die Forschung über ihr ursprüngliches Ziel hinaus. Ich hatte mir vorgenommen, die Ursache von Typ-2-Diabetes zu entdecken und wollte herausfinden, welche Mechanismen daran beteiligt waren; vielleicht würde ich auch noch einen Weg für die weitere Behandlung aufzeigen können. Und damit wäre das dann erledigt. Doch das Hilfsmittel, das zur Überprüfung der Hypothese entwickelt wurde – eine kalorienarme Flüssigdiät –, schien für viele Menschen eine echte, alltagstaugliche Lösung zu sein, um ihren Diabetes zu überwinden.

„Probieren geht über Studieren" (wenngleich in diesem Fall besser nichts Leckeres probiert werden sollte), so sahen wir die Sache, und machten – ermutigt von den Ergebnissen – also weiter.

Die *Counterbalance*-Studie

Ist es möglich, dass es bei der langfristigen Rückbildung von Typ-2-Diabetes bleibt, auch wenn man wieder ganz normal isst? Das war die wichtigste Frage, die sich uns stellte. War der Körper in Lage, nach einem schnellen Gewichtsverlust im Gleichgewicht zu bleiben und den Blutzuckerspiegel normal zu steuern, wenn wieder „normal" gegessen wurde? Die ursprüngliche Counterpoint-Studie hatte gezeigt, dass wir tatsächlich einen Gegenpol zur Hemmung der Insulinausschüttung durch Triglyzeride gefunden hatten. Das Akronym hatte sich als richtig erwiesen, zumindest kurzfristig. Wir nannten die zweite große Studie *Counterbalance* („Gegengewicht"). Auch das ist ein Akronym und steht für *COUNTERing BetA cell failure by Long-term Action to Normalize Caloric intakE*, also dafür, dem Ausfall der Betazellen etwas entgegenzusetzen, und zwar durch langfristige Maßnahmen zur Normalisierung der Kalorienzufuhr. Ein wenig lang, aber der Name hielt, was er versprach!

Unter der Leitung von Dr. Sarah Steven verselbständigte sich auch diese Studie, wie zuvor schon die Schwesterstudie. In der *Counterbalance*-Studie wurde die rasche Gewichtsabnahme innerhalb von acht Wochen mithilfe der gleichen Diät wie bei der *Counterpoint*-Studie erreicht. Dann führten wir im Laufe von zwei Wochen schrittweise normale Nahrungsmittel ein. Von den wahren Experten, den Betroffenen, hatten wir bereits gelernt, dass es schwer war, sich nach der „Eine-Packung-pro-Mahlzeit"-Diät wieder umzustellen und selbst zu entscheiden, was man essen sollte.

Sarah gab individuell angepasste Ratschläge zur Essensmenge, erklärte, welche Nahrungsmittel gemieden werden sollten und bestellte jeden Probanden einmal im Monat ein. Im Laufe der folgenden sechs Monate hielten unsere Probanden ihr durchschnittliches Gewicht felsenfest. Danach waren alle, die sich von ihrem Diabetes nach der anfänglichen Gewichtsabnahme befreit hatten, Nichtdiabetiker – und sie blieben es. Wie bei der *Counterpoint*-Studie „erwachte" die Bauchspeicheldrüse nach dem Abnehmen wieder und begann erneut damit, ganz normal Insulin zu bilden, und zwar für die gesamte Studiendauer von neun Monaten. Um zu verstehen, wie es dazu kam, muss man wissen, dass die Leberfettwerte tatsächlich niedrig blieben – bei 2 Prozent –, und die Fettansammlung in der Bauchspeicheldrüse auf einen noch weniger gefährlichen Wert sank. Der Diabetes war weg und blieb weg.

Falko Sniehotta, Professor für Psychologie in Newcastle, und sein Team führten Untersuchungen durch, um herauszufinden, welche Hindernisse den Erfolg am meisten behinderten und welcher Rat am hilfreichsten war, um erfolgreich abzunehmen und das neue Gewicht auch zu halten. Diese Ergebnisse haben ebenfalls in die Informationen in Kapitel 7 und Kapitel 8 Eingang gefunden.

Spielte es eine Rolle, wie lange die Betroffenen schon an Typ-2-Diabetes erkrankt waren?

Ja! Je länger die Diagnose zurück lag, desto geringer war die Wahrscheinlichkeit, dass sich die Steuerung des Blutzuckerspiegels normalisieren ließ. Doch man sollte niemals nie sagen. Die *Counterbalance*-Studie ermittelte auch, wie hoch die Chancen für einen Rückgang des Diabetes waren. Das reichte von „nahezu ganz sicher", wenn die Gewichtsabnahme bald nach der Diagnosestellung erfolgte und fiel auf 50:50 in den ersten zehn Jahren danach ab; später wurden die Chancen immer geringer.

Solche Quoten zeigen an, wie wahrscheinlich es ist, dass Sie einen Treffer landen werden. Doch sie weisen eben lediglich auf eine durchschnittliche Wahrscheinlichkeit hin. Von Zeit zu Zeit macht auch der Außenseiter, dessen Chancen 100:1 stehen, locker das Rennen, soll heißen, er wird gesund. Die Ergebnisse bedeuteten also nicht, dass jemand, der schon sehr lange an Typ-2-Diabetes erkrankt ist, nicht auch davon profitieren könnte. Manche Betroffenen, die schon mehr als 20 Jahre mit Typ-2-Diabetes lebten, konnten die Krankheit erfolgreich überwinden und ihre Werte normalisieren. Bei zwei Patienten in Newcastle, die seit 24 Jahren Diabetiker waren, schlechte Blutzuckerwerte hatten und täglich zwei verschiedene Tabletten einnahmen, normalisierten sich nach einer Gewichtsabnahme von 15 Kilo die Werte ohne Tabletten wieder. Die wichtige Botschaft lautet: Es ist nie zu spät für einen Versuch, Diabetes rückgängig zu machen, auch wenn es keine Erfolgsgarantie gibt.

Die Ergebnisse der *Counterbalance*-Studie waren umso bemerkenswerter, als die Gruppe, die im Laufe der Studie ihren Diabetes überwinden konnte, gar nicht schlank geworden war. Der durchschnittliche BMI (Body-Mass-Index) betrug zu Beginn 33 und sank auf 29. Etwa die Hälfte der Gruppe war also formal immer noch übergewichtig – dennoch kam der Diabetes nicht zurück. Sie schleppten zwar mehr Fett mit sich herum, als sie tatsächlich brauchten, doch es war im ganzen Verlauf der neunmonatigen Studie sicher in ihrem Unterhautfettgewebe gespeichert und verteilte sich nicht wieder neu, um Leber und Bauchspeicheldrüse zu blockieren.

Das war sensationell! Hier tat sich eine ganz neue Welt zum Verständnis von Typ-2-Diabetes auf. Die *Counterbalance*-Studie bestätigte, dass diese Vorgehensweise als potenzielle Behandlungsmethode zur Umkehr von Typ-2-Diabetes eingesetzt werden konnte.

Die Pankreas-Studie

Einer der umstrittensten Aspekte der *Twin-Cycle*-Hypothese war die Prognose, dass die Betazellen deshalb so zu kämpfen hatten, weil zu viel Fett in den und um die Zellen vorhanden war. Mit der Ankündigung der

Counterpoint-Studienergebnisse wurde diese Diskussion wichtig. Manche Experten gaben – durchaus vernünftig – zu bedenken, dass die Erholung der Zellen eventuell nur indirekt mit der Gewichtsabnahme zusammenhing. Vielleicht war dieses „Erwachen" nur ein Zufall und tatsächlich auf etwas anderes zurückzuführen. Sank das Fettdepot in der Bauchspeicheldrüse nur durch die Gewichtsabnahme selbst? Vielleicht sank der Fettspiegel ja in allen Organen, wenn man abnahm. Gut, wenn dem so wäre, dann müsste das auch bei den Menschen so sein, die keinen Typ-2-Diabetes hatten. Das ließ sich überprüfen: War der Fettrückgang in der Bauchspeicheldrüse etwas, das speziell bei Diabetikern vorkam oder würde es auch bei Nichtdiabetikern der Fall sein?

Die einfachste Möglichkeit war, zu vergleichen, was nach einer Operation zur Magenverkleinerung geschah. Alle Betroffenen würden nach der Operation gleich viel abnehmen, ob sie nun Typ-2-Diabetiker waren oder nicht. Wir konnten also vergleichen, was in jeder Gruppe mit dem Pankreasfett geschah.

Durch eine Adipositas-Operation nimmt man sehr wirksam ab. Das ist nicht überraschend: Wenn der Magen plötzlich auf Daumengröße verkleinert wird, nimmt jeder ab. In Nordostengland (engl. North East of England, gelegentlich auch als Northumbria bezeichnet; Anm. d. Übers.) befindet sich eines der größten Zentren für Adipositas-Chirurgie mit hervorragenden Chirurgen. Peter Small und Sean Woodcock erwiesen sich bei der Planung einer gemeinschaftlichen Forschungsstudie als enorm hilfreich. Mit Geldern aus der *European Foundation for the Study of Diabetes*, der Europäischen Stiftung für Diabetesforschung, wurde die Pankreas-Studie in die Wege geleitet.

Die Probanden mit und ohne Diabetes hatten ein ähnliches Gewicht und Alter, der Anteil von Männern und Frauen war ausgeglichen. Peter und Sean vollbrachten ihr Wunder: Jeder Teilnehmer hatte eine Magenbypass-Operation, die minimal-invasiv, also mittels Teleskop und Sonden durchgeführt wurde (sogenannter laparoskopischer Eingriff), und nach acht Wochen hatten Diabetiker und Nichtdiabetiker etwa 13 Kilo abgenommen.

Die Studie bestätigte, dass die Fettmenge in der Bauchspeicheldrüse bei Typ-2-Diabetikern anormal hoch war, sich aber verringerte, als die Nahrungszufuhr plötzlich sank. Ganz anders bei den Nichtdiabetikern – bei ihnen reduzierte sie sich während der achtwöchigen Beobachtung nicht. Wir können also recht sicher sein, dass die Abnahme der Fettmenge in der Bauchspeicheldrüse mit dem Diabetes selbst in Zusammenhang steht und mit der Erholung der normalen Insulinausschüttung verbunden ist. Absolute Sicherheit gibt es in der Medizin selten.

Die Pankreas-Studie ermöglichte es uns auch, einen weiteren Gedankengang zu überprüfen. Wie an anderer Stelle bereits erwähnt, dachten manche Menschen, dass sich die Adipositas-Operation über die Hormongruppe der Inkretine „speziell" auf die Verbesserung der Blutzuckersteuerung auswirkt. Das erschien mir aus theoretischen Gründen unwahrscheinlich, doch nun hatten wir die Gelegenheit herauszufinden, ob ich richtig lag oder nicht. Die Diabetiker, die eine Adipositas-Operation vor sich hatten, wurden nach dem Zufallsprinzip in zwei Gruppen eingeteilt. Eine Hälfte von ihnen wurde vor der Operation und eine Woche danach untersucht. Die andere Hälfte erhielt zusätzlich eine Woche lang eine sehr kalorienarme Diät und wurde davor und danach untersucht (und erst dann operiert). Lag es nur an der plötzlichen Reduzierung der Nahrungszufuhr? Wirkte sich die Adipositas-Operation speziell über die Inkretine aus?

Sarah Steven entwickelte eine spezielle kleine Testmahlzeit, die Patienten nach einer Adipositas-Operation problemlos zu sich nehmen konnten. In der Gruppe der Operierten landete die kleine Testmahlzeit aufgrund des Magenbypass rasch im Dünndarm. Nach der Operation nahm der Inkretin-Spiegel erheblich zu, um das Siebenfache. Doch die Insulinreaktion nach der Mahlzeit war in beiden Gruppen gleich, egal, ob die Menschen operiert worden waren oder ob sie nur genauso kalorienarm ernährt wurden. Eine Wirkung der Adipositas-Operation gab es tatsächlich, sie hatte nur überhaupt nichts mit der plötzlichen Rückkehr zu einem normalen Blutzuckerspiegel zu tun. Dieser war lediglich das Ergebnis der drastisch verringerten Nahrungszufuhr. Eine in Amerika durchgeführte ähnliche Studie kam zu identischen Ergebnissen. Ob die

Nahrungszufuhr also freiwillig durch eine Diät oder durch eine Operation gesenkt wird, die Auswirkungen auf den Blutzuckerspiegel sind die gleichen. Wieder einmal konnte durch sorgfältige Untersuchungen ein eindeutiges Ergebnis hervorgebracht werden.

Die *DiRECT*-Studie

Unsere frühen Studien hatten optimale Voraussetzungen geschaffen und erklärt, was sich im Körper abspielte, doch während der *Counterbalance*-Studie wurde klar, dass das, was als Instrument zur Überprüfung der Hypothese (kalorienarme Diät) entwickelt worden war, eventuell auch in der Regelversorgung zweckdienlich wäre. Typ-2-Diabetiker mochten diese Art von Diät tatsächlich, auch wenn sie sie herausfordernd fanden. Die Frage war, würde das auch im Alltag funktionieren? Bisher war die Behandlung nur in Forschungszentren von Fachärzten an Patienten durchgeführt worden, die motiviert waren, sich der Studie anzuschließen. Normalerweise ist für Typ-2-Diabetes der Hausarzt zuständig. Wir mussten also herausfinden, ob die hausärztlichen Kollegen die Diabetiker bei der erheblichen Gewichtsabnahme unterstützen und sie dazu bringen konnten, das neue Gewicht zu halten.

Es gab auch noch andere große Fragen, die beantwortet werden wollten: Würde ein Diabetes nach der Remission mindestens zwei Jahre lang nicht mehr auftreten? Auch wenn wir viele Patienten kannten, die nach der Gewichtsabnahme sogar länger krankheitsfrei blieben, konnte nur eine formale Studie eine Antwort liefern, die auch andere Ärzte überzeugen würde. Und würde es in der Leber und in der Bauchspeicheldrüse bei den niedrigen Fettwerten bleiben, wenn diese Organe wieder normal funktionierten?

Mein Antrag auf Finanzierung einer solchen Studie wurde von *Diabetes UK* abgelehnt – doch er wurde auf konstruktive Weise abgelehnt. Denn bei derselben Versammlung war ein separater Antrag diskutiert wurden. Er kam von Prof. Mike Lean, einem international renommierten Experten für Adipositas und Ernährung. Damals untersuchte er eine kalorienarme

Flüssigdiät, auf die ein strukturiertes Programm zur Beibehaltung des neuen Gewichts bei Adipositas folgte. Maßgeblich war, dass diese Studie im Rahmen der Routine-Grundversorgung durchgeführt wurde. Einige Monate zuvor hatte er mich bereits gebeten, ihm dabei zu helfen, Typ-2-Diabetes in sein Studiendesign aufzunehmen, also waren unsere Namen schon miteinander verknüpft. Unser beider Antrag wurde abgelehnt – doch mit einem genialen Hintergedanken.

Der Bewilligungsausschuss bat Mike und mich, gemeinsam eine kombinierte, viel größere Einzelstudie durchzuführen. Mikes Fachwissen über Adipositas und die Verbindungen zur Grundversorgung könnten mit meiner Erfahrung, Typ-2-Diabetes erfolgreich zu behandeln, kombiniert werden. Fachgebietsübergreifend zusammenzuarbeiten, kann umwälzende Ergebnisse hervorbringen, und daher zögerten wir nicht, die Herausforderung anzunehmen.

Wir planten *DiRECT* (das Akronym für *Diabetes Remission Clinical Trial*, zu Deutsch etwa „Klinische Diabetes-Remissionsstudie") mit dem Ziel, ein klinisch wichtiges Ergebnis zu erzielen. Das bestand darin, einen von fünf Patienten innerhalb eines Jahres von seinem Diabetes und allen Tabletten zu befreien – und es wäre wichtig für jeden Einzelnen und wichtig für die Kosten im Gesundheitswesen. Bei der Planung der Studiengröße wurde von dieser Annahme ausgegangen. Mike hatte in der Grundversorgung mit einem fast identischen Ansatz wie ich gearbeitet (der unter dem Namen *Counterweight Plus* bekannt ist), aber mit vier Shakes und ohne Gemüse während der Abnehmphase, und wir beschlossen, diesen Ansatz zu übernehmen, um Abweichungen in der Studie zu minimieren.

Wir stellten tatsächlich fest, dass jeder zweite Betroffene aus der Abnehmgruppe nach einem Jahr keinen Diabetes mehr hatte und nicht länger Tabletten oder Spritzen brauchte. Nach zwei Jahren betrug der Anteil an Patienten in Remission immer noch mehr als ein Drittel – das war weitaus besser als wir geplant hatten, selbst beim Einjahresziel. Wer nach einem Jahr keinen Diabetes mehr hatte, blieb in überwiegender Mehrheit auch nach zwei Jahren diabetesfrei. Noch bemerkenswerter war, dass zwei von drei Menschen nicht mehr an Diabetes erkrankten, wenn sie zwei Jahre lang ihr Gewicht nach der Abnahme von mehr als 10 kg hielten.

Die Freude der Menschen zu sehen, die einen Schlussstrich unter ihre Krankheit ziehen konnten, war an sich schon ein Genuss für das gesamte *DiRECT*-Team. Auch die Einsparungen im Gesundheitswesen waren potenziell recht beeindruckend. Die meisten Kosten bei Diabetes werden im Grunde genommen durch die Behandlung der Krankheitskomplikationen verursacht, und in der *DiRECT*-Studie wurde beobachtet, dass es bei der Abnehmgruppe im Vergleich zu jenen Patienten, die nach den konventionellen offiziellen Richtlinien behandelt wurden, weniger Komplikationen gab. Hier müssen noch Beobachtungen über einen längeren Zeitraum erfolgen, damit man konkrete Informationen darüber erhält, in welcher exakten Größenordnung sich die Komplikationen verringern, aber die entsprechenden Anzeichen sind nicht zu übersehen.

Als Teil der Studie wurden detaillierte Stoffwechselstudien bei jenen Probanden durchgeführt, die in oder in der Nähe von Tyneside lebten. Sie ergaben, dass es bei allen Teilnehmern, die abgenommen hatten, zu einer Normalisierung der Fettwerte in der Leber sowie zur Abgabe von Fett aus der Leber an den restlichen Körper kam. Die Fettmenge in der Bauchspeicheldrüse ging ebenfalls zurück. Dieser Effekt wurde bei allen beobachtet, die Gewicht verloren hatten – auch bei jenen, die Diabetiker blieben. Das hatten wir nicht vorhergesehen. Zum ersten Mal sahen wir, dass das Kriterium, das endgültig darüber entschied, ob sich Typ-2-Diabetes rückgängig machen ließ, in den Betazellen selbst lag. Sich von dem Fett zu befreien, war also notwendig, aber nicht ausreichend. Es sah so aus, als wären die Betazellen bei den Betroffenen, die ihren Diabetes nicht überwinden konnten, durch das übermäßige Fett zu stark geschädigt worden. Wir hatten schon entdeckt, dass ein länger bestehender Typ-2-Diabetes mit einer viel geringeren Wahrscheinlichkeit vollkommen rückgängig gemacht werden konnte, und das erklärte, warum es bei manchen Menschen nicht klappte.

Es gab eine geringe Anzahl von Teilnehmern, die nach einem Jahr erkrankungsfrei waren, aber nach zwei Jahren das meiste ihres ursprünglich verlorenen Gewichts wieder zugenommen hatten. Sie rutschten leider wieder in den Diabetes zurück, obwohl sich das Team alle Mühe gab. Doch auch das bot eine großartige wissenschaftliche Chance, denn nun konnten wir beobachten, wie sich der Diabetes entwickelte. Das war zuvor noch niemandem gelungen. Und die Prognosen der *Twin-Cycle*-Hypothese (Zwillingszyklus-Hypothese) wurden bestätigt – als die Leber aufgrund fehlender Speicherkapazität immer mehr Fett abgab, erhöhte sich die Fettmenge in der Bauchspeicheldrüse und anschließend versagte die Insulinbildung in den Betazellen.

Von der Hypothese zum Handeln

Es hatte lange gedauert: Von 2006, als die Zwillingszyklus-Hypothese konzipiert wurde, bis 2011, als die Mechanismen nachgewiesen werden konnten, wodurch sich Diabetes zu normalen Blutzuckerwerten zurückentwickelte, bis zum Dezember 2017. Dann wurden die Ergebnisse des ersten Jahres der *DiRECT*-Studie angekündigt. Das Prinzip, dass Typ-2-Diabetes durch übermäßiges Fett in lebenswichtigen Organen verursacht wurde, gewann allmählich an Boden. Als aus dem Gesundheitswesen bestätigt wurde, dass diese Erkenntnisse auch zu einer erfolgreichen Behandlung von Diabetes-Patienten führten, beschleunigte das Spiel, Satz und Sieg. Im Juni 2018 änderte die American Diabetes Association (Amerikanische Diabetesgesesellschaft) ihre Leitlinien und erkannte offiziell an, dass es ein wünschenswertes Behandlungsziel sei, Typ-2-Diabetes rückgängig zu machen. Im selben Jahr kündigten die staatlichen Gesundheitssysteme NHS England und NHS Scotland (National Health Service) die finanzielle Förderung des auf einer Gewichtsabnahme beruhenden Ansatzes zur Erreichung dieses Ziels bei Typ-2-Diabetes an. Eine langsame, allmähliche Veränderung des Glaubenssystems hatte eine Veränderung der Politik herbeigeführt.

Nach dem ersten Bericht der *Counterpoint*-Studie (2011) hatten sich bereits die Stimmen gemehrt, die sich fragten, warum die Rückbildung von Typ-2-Diabetes nicht schon längst finanziell durch den NHS gefördert wurde. Es ist ganz natürlich, dass man sich diese Frage stellt, wenn man am eigenen Leib erlebt, wie sich Diabetes rückgängig machen lässt. Hätte die Einführung in die klinische Praxis schneller erfolgen sollen? Wahrscheinlich nicht. Es ist besonders wichtig, dass große Veränderungen medizinischer Konzepte vor der Freigabe in Frage gestellt und sorgfältig überprüft werden. Wissenschaftler und Ärzte müssen skeptisch sein, um sicherzustellen, dass die Medizin – das Gesundheitswesen – auf einer sorgfältig geprüften, soliden Grundlage voranschreitet.

Das ist der Beginn einer Geschichte, nicht ihr Ende. Es gibt noch viel zu entdecken, insbesondere, wie man das abgenommene Gewicht langfristig am besten hält. Die detaillierte Forschung hatte ergeben, dass Typ-2-Diabetes kein komplexes, heterogenes Leiden ist, sondern eine einfache Krankheit, die in einer heterogenen Gruppe von Menschen auftritt. Zumindest sind wir von der Hypothese – durch den wissenschaftlichen Nachweis – zu weiteren Studien vorangeschritten und schließlich zu praktischen Ratschlägen gelangt für all jene, die uns nachfolgen werden. Es gibt jetzt ein neues Verständnis von Typ-2-Diabetes.

Warum schaltet Fett Ihre Betazellen ab?

Kommen wir nun zur letzten, noch nicht beantworteten Frage in unserem Krimi über die „vermissten" Betazellen. Aus den Studien *Counterpoint*, *Counterbalance* und *DiRECT* hatten wir gelernt, dass die Beseitigung von Fett aus der Bauchspeicheldrüse es den Betazellen normalerweise ermöglichen würde, „aufzuwachen" und wieder auf normale Art und Weise Insulin zu bilden. Hinter uns lag schon ein langer Weg, aber unsere Arbeit mit „echten" Menschen konnte uns nicht genau zeigen, was in den Betazellen vor sich gehen könnte, damit es zu diesem Wunder kommt. Für die Aufklärung dieses Puzzles, das jahrzehntelang ungelöst geblieben war, sind wir Prof. Domenico Accili in New York und anderen Wissenschaftlern, einschließlich Dr. Anne Clark in Oxford und Prof. James Shaw in Newcastle, zu Dank verpflichtet. Ihre Forschungen haben die Mechanismen aufgedeckt, durch die das Fett die Betazellen so in Mitleidenschaft zieht, dass es zu Diabetes kommt.

Betazellen reagieren ausnehmend empfindlich auf die Versorgung mit Energie, da ihre spezielle Aufgabe darin besteht, Insulin zu bilden, wenn „Treibstoff" geliefert wird. Übermäßiges Fett verursacht Stress in den Betazellen mancher Menschen – und zwar bei all jenen, die anfällig für Typ-2-Diabetes sind. Infolge eines ununterbrochenen Angriffs durch Fett gehen die Betazellen buchstäblich „in Deckung", indem sie sich verbarrikadieren und in den Überlebensmodus umschalten. Das wird verstärkt, sobald sich Diabetes entwickelt und der Blutzuckerspiegel steigt, und um zu überleben, schalten die Betazellen die Gene ab, die zur Insulinbildung benötigt werden. Sie sind einfach nur noch da und konzentrieren sich auf ihr eigenes Überleben – freie Kapazitäten, um im besten Sinne des Körpers zu handeln, sind nicht vorhanden.

Da die Insulinbildung in vielen Betazellen abgeschaltet worden war, waren die Zellen nicht etwa verschwunden, sondern funktionierten einfach nicht mehr. Dieser Prozess, bei dem eine Zelle ihre spezialisierte Funktion verliert, wird als „Entdifferenzierung" bezeichnet, denn spezialisierte Zellen erwerben ihre spezielle Funktion durch „Differenzierung" der Ausgangszellen. Dieser Prozess wird in Abbildung 5.6 dargestellt.

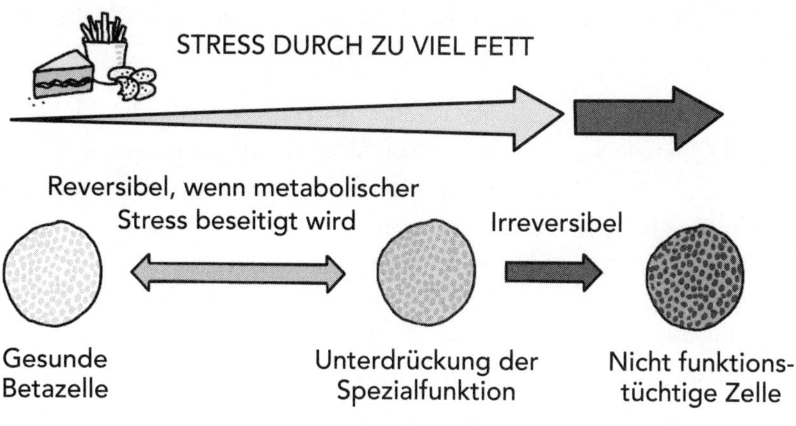

Abbildung 5.6: Übermäßiges Fett in den Insulin bildenden Zellen führt – bei anfälligen Menschen – allmählich dazu, dass sie die normale Insulinbildung einstellen. Liegt die Typ-2-Diabetes-Diagnose noch nicht allzu lange zurück, ist der Prozess reversibel, sind die Patienten aber schon lange krank, ist er irreversibel.

Im Jahr 2008 prognostizierte die *Twin-Cycle*-Hypothese, dass das Problem mit den Betazellen bei Typ-2-Diabetes ein reversibler Prozess sein sollte. Inzwischen wissen wir, warum der Abbau von übermäßigem Fett die Wiederaufnahme des Normalbetriebs ermöglicht – die Abschaltung der Gene für die Insulinbildung ist nämlich reversibel, wenn die Fettmenge in der Zelle verringert wird. Hält diese problematische Situation jedoch zu lange an, scheint das Instrumentarium für die Insulinbildung unwirksam zu werden.

Moment einmal, sagen Sie jetzt vielleicht: Wie stimmt denn all das mit der zu Beginn dieses Kapitels beschriebenen Beobachtung überein, dass ungefähr die Hälfte der Betazellen abgestorben zu sein schien? Die Antwort ist einfach: Wissenschaftler erkennen Betazellen unter dem Mikroskop, indem sie sie mit einem Marker anfärben, der den Insulingehalt anzeigt. Da die Insulinbildung in vielen von ihnen jedoch abgeschaltet worden war, waren sie unter dem Mikroskop auch nicht mehr zu sehen. Die Zellen waren noch am Leben, aber man könnte sagen, sie waren „in Deckung" gegangen. Sie waren nicht *verschwunden*, sondern nur aus dem Blickfeld *entschwunden*.

Nicht tot, sondern schlafend. Könnte sie sprechen, würde eine Betazelle bei Typ-2-Diabetes vielleicht Mark Twain zitieren: „Die Nachrichten über meinen Tod sind stark übertrieben!"

Die faszinierende Geschichte ist aber noch nicht zu Ende. Nicht alle Typ-2-Diabetiker können dem metabolischen Ansturm von übermäßigem Fett gleich gut widerstehen. Manche Menschen können auch noch nach mehr als 20 Jahren eines Lebens mit Typ-2-Diabetes wieder einen normalen, nichtdiabetischen Blutzuckerspiegel erreichen. Andere hingegen scheinen diese Fähigkeit relativ schnell zu verlieren. Mit anderen Worten, die Lebensdauer von Betazellen ist angesichts einer Fettattacke individuell unterschiedlich. Jene Patienten, die ihren Typ-2-Diabetes nach 24 Jahren noch rückgängig machen konnten, müssen über anfällige, aber außergewöhnlich strapazierfähige Betazellen verfügt haben. Es sieht ganz so aus, als gäbe es eine unterschiedliche genetische Ausstattung, die bestimmt, wie strapazierfähig die Betazellen sind. In den kommenden

Jahren werden wir zweifellos noch weitere Entwicklungen an dieser Front sehen.

Doch das Fazit für Typ-2-Diabetiker lautet – egal, wie lange sie schon krank sind: Gegenwärtig können sie ausschließlich durch eine erhebliche Gewichtsabnahme herausfinden, ob die Möglichkeit besteht, endlich Schluss mit ihrem Diabetes zu machen.

DAS WICHTIGSTE IN KÜRZE

- Die *Twin-Cycle*-Hypothese (Zwillingszyklus-Hypothese) verknüpfte die besten verfügbaren Nachweise in Bezug auf die Steuerung des Blutzuckerspiegels miteinander.
- Die Prognosen der Hypothese wurden in einer Reihe von Studien überprüft.
- Es stellte sich heraus, dass zu viel Glukose und Fett, die in der Leber gebildet werden, Typ-2-Diabetes auslösen.
- Das überschüssige Fett führt dazu, dass die Betazellen in der Bauchspeicheldrüse ihre spezielle Fähigkeit zur Insulinbildung verlieren.
- Schäden in Leber und Bauchspeicheldrüse können durch eine erhebliche Gewichtsabnahme korrigiert werden.
- Der vermutete „Mord" hat nie stattgefunden: Wenn Betazellen an der Insulinbildung gehindert werden, können sie unter dem Mikroskop zwar nicht mehr entdeckt werden, sind aber dennoch am Leben.

KAPITEL 6

Die persönliche Fettschwelle

Pressemitteilungen über Typ-2-Diabetes gehen häufig mit Bildern von sehr korpulenten Menschen einher und vermitteln den Eindruck, dass Typ-2-Diabetes durch Übergewicht verursacht wird. Selbst Ärzte konstatieren manchmal, dass die Typ-2-Epidemie durch „Fettleibigkeit bedingt“ ist. Das führt zu der weitverbreiteten Annahme, ein Typ-2-Diabetiker müsse dick sein und sei selbst schuld daran.

Doch die Wahrheit ist, dass die überwiegende Mehrheit der sehr schwergewichtigen Menschen gar nicht Typ-2-Diabetiker sind und nur die Hälfte aller Diabetes-Patienten einen BMI im adipösen Bereich hat.

Machen wir einen Realitätscheck.

Warum habe ich Typ-2-Diabetes?

René Laennec war der berühmte französische Arzt, der das Stethoskop erfand. Seinen Studenten pflegte er zu sagen: „Hören Sie Ihren Patienten zu. Von ihnen bekommen Sie die Diagnose.“ Er meinte damit nicht das Abhören des Herzens oder der Lunge mithilfe seiner neuen Erfindung. Er sprach von der wichtigsten Kompetenz eines Arztes – dem fachkundigen Zuhören. Lässt man den Patienten erzählen, *warum* er medizinischen Rat sucht, und hört man ihm genau zu, kann man unter Umständen schon dadurch verstehen, welche Art von Krankheit seine Symptome verursacht hat. Darauf beruhen klinische Diagnosen. Diese Botschaft ist heute noch immer relevant.

Als 2011 in den Zeitungen und im Fernsehen von den Ergebnissen unserer ersten Studie berichtet wurde, in der wir Typ-2-Diabetes rückgängig machen konnten, erreichte uns eine Flut von E-Mails von Diabetikern, die über ihre Krankheit berichteten, wie lange sie schon betroffen waren, zu welchen Komplikationen es gekommen und ob der Diabetes gut eingestellt war. Viele Menschen wollten einfach nur wissen, was sie dagegen tun konnten. Unter den Einsendern gab eine beachtliche Minderheit, die nicht übergewichtig war und trotzdem Typ-2-Diabetes entwickelt hatte. Vielen Ärzten ist dieses Phänomen sicher vertraut und sie sind es gewohnt, dass ihre Patienten fragen, warum das so ist: „Warum habe ich Typ-2-Diabetes, obwohl alle meine Freunde dicker sind als ich und nicht krank sind?"

Zunächst scheint das im Widerspruch zur *Twin-Cycle*-Hypothese (Zwillingszyklus-Hypothese) zu stehen, die in Kapitel 5 beschrieben wurde. Das beginnt bei dem Gedanken, dass man über einen langen Zeitraum mehr essen „muss", damit sich Diabetes entwickeln kann.

Ich hatte schon einige Jahre zuvor durch einen Patienten, der nicht übergewichtig, aber erkrankt war, einen frühen Eindruck davon bekommen, was eventuell bei Typ-2-Diabetes vor sich geht. Nennen wir den Patienten Mark. Mark war empört, dass er, der keine Adipositas – und noch nicht einmal Übergewicht – hatte, dennoch betroffen war. Nun wollte er von mir wissen, ob es irgendeine Möglichkeit gab, diese Krankheit wieder loszuwerden. Wir machten einige Blutuntersuchungen, die ergaben, dass seine Leber nicht ganz so gesund war, wie sie hätte sein sollen, und das weckte meine Aufmerksamkeit. All das geschah noch vor der Entwicklung der Zwillingszyklus-Hypothese, doch ich wusste bereits, dass bei Typ-2-Diabetes die Ergebnisse dieser speziellen Untersuchungen oft am oberen Ende des Normbereichs angesiedelt waren – oder sogar ein wenig darüber lagen. Ich wusste auch aus unseren Forschungen, dass Typ-2-Diabetes mit einem hohen Leberfettwert einherging und die Leber deshalb zu viel Glukose bildete.

Daher schlussfolgerte ich, dass der hohe Leberfettspiegel eventuell ein Problem verursachte und dieses wiederum zu Typ-2-Diabetes führte. Wenn das stimmte, dann hatten wir womöglich einen Schlachtplan. Warum sollte ich Mark nicht einfach vorschlagen, ordentlich abzunehmen – was die Möglichkeit bot, das Fett in der Leber loszuwerden und dadurch potenziell auch seine diabetischen Blutzuckerwerte zu verbessern? Diesen unkonventionellen Rat gab ich ihm ohne Erfolgsgarantie; das war nur ein möglicher Weg, um wieder gesund zu werden und erfüllte im besten Fall das entscheidende Kriterium, das vor so langer Zeit von Hippokrates festgeschrieben wurde: „Wenigstens nicht schaden". Und Mark wollte so sehr möglichst normale Blutzuckerwerte erreichen, dass er sich zu einem Versuch bereit erklärte.

Also nahm der gar nicht übergewichtige Mark ab. Sein BMI sank von 24 auf knapp unter 20. Und der Diabetes verschwand.

Interessanterweise normalisierte sich nicht nur der morgendliche Nüchternblutzuckerwert, zwei Stunden nach einem Glukose-Testgetränk normalisierte sich auch der Blutzuckerspiegel wieder. Es war ganz klar, dass neben den Veränderungen in der Leber noch andere Dinge vonstattengingen. Wahrscheinlich war es eine veränderte Funktion der Bauchspeicheldrüse – und das kam für uns überraschend.

War Mark übermäßig mager geworden? Überhaupt nicht – für seine Verhältnisse zumindest. Denn er hatte im Grunde genommen nur wieder das Gewicht erreicht, das er schon mit Anfang 20 auf die Waage gebracht hatte. Es schien also, dass er mit den Jahren mehr Fett angesammelt hatte, als er gefahrlos speichern konnte, und mit der Fettmenge in seiner Leber wurde er somit nicht fertig. Dadurch war es zu einer Situation gekommen, die seinen Körper überforderte. Sein Gewicht war für *seine* Verhältnisse zu hoch – auch wenn es im Vergleich dazu, was als „normal" für die meisten Menschen galt, unauffällig war. Die ganze Episode brachte mich dazu, darüber nachzudenken, was für jeden einzelnen Menschen „normal" war und inwiefern dies innerhalb der „normalen" Bandbreite der Gesamtbevölkerung eben nicht abgebildet wurde.

Spulen wir also schnell vor ins Jahr 2011, als die dramatischen Ergebnisse der *Counterpoint*-Studie veröffentlicht wurden. Wie bereits erwähnt, befand sich unter den E-Mails, die wir erhielten, eine beachtliche Anzahl von Typ-2-Diabetikern mit normalem BMI. Aufgrund der guten Wirkung bei Mark sowie der Ergebnisse der *Counterpoint*-Studie schien es vertretbar, die Information herauszugeben, dass eine Gewichtsabnahme unter solchen Umständen zu einer Rückbildung von Typ-2-Diabetes führen konnte. Bei der Beantwortung medizinischer Fragen per E-Mail kann ein Arzt nur allgemeine Informationen, aber keine individuellen medizinischen Ratschläge geben. Entscheidend ist, dass man dem behandelnden Arzt des Betreffenden nicht dazwischenfunkt. Also beschränkten wir uns darauf, diese Information weiterzugeben und den Menschen zu raten, sich mit ihrem Arzt oder Diabetesberater zu besprechen.

Vielleicht können Sie sich schon denken, was als Nächstes passierte. Wir bekamen nun E-Mails von all diesen „normalgewichtigen" Patienten, die uns berichteten, dass ihr Blutzuckerspiegel sich wieder normalisiert hätte. Viele hatten die Empfehlung befolgt und den Plan zur Gewichtsabnahme vorher mit ihrem Arzt oder Diabetesberater besprochen – und waren damit abgeblitzt. „Lassen Sie die Finger davon", wurde ihnen unmissverständlich gesagt, Abnehmen sei ungesund, da ihr BMI ohnehin schon im Normalbereich läge. Doch bei den meisten dieser Patienten war der Wunsch, die Krankheit zu überwinden, so stark, dass sie den gutgemeinten Rat einfach ignorierten. Einer dieser Betroffenen war Journalist und schrieb in der britischen Tageszeitung *The Guardian* über seine Erfahrung (vgl. Literaturverzeichnis, in englischer Sprache). Sein Artikel half einer beträchtlichen Menge von Menschen.

In vielen Gesellschaftsschichten sowie in der Medizin gibt es Grenzen dafür, was als „normal" gilt. Doch während meiner wissenschaftlichen Laufbahn habe ich immer wieder festgestellt, dass solche Grenzen zu restriktiv sein können. Es gibt hier keine Pauschallösung. Vielleicht müssen wir uns als Gesellschaft von den Fesseln der sogenannten *political correctness* befreien. Ein „normaler" BMI ist durch einen Wert unter 25 definiert. Aber schauen Sie sich doch auf der Straße um. Uns Menschen gibt es in allen Formen und Größen. Was ist mit all jenen, die äußerlich nicht pummelig aussehen, in Wirklichkeit aber innerlich zu viel Fett mit sich herumtragen? Schon vor Jahren, als ich Mark kennenlernte, war mir diese Vorstellung nicht neu – sie hatte viele Namen, darunter auch *TOFI – Thin Outside, Fat Inside*, also außen dünn, innen dick. Inzwischen wusste ich dank Mark und zahlreicher Betroffener, die sich schriftlich an uns gewandt hatten, dass wir einer Sache auf der Spur waren: Vielleicht waren Menschen, die kein Übergewicht hatten, aber zu Typ-2-Diabetikern wurden, in ihren Zwanzigern einfach schlanker gewesen, und ihre Gewichtszunahme verlief sozusagen „unsichtbar".

Also noch einmal von vorne: Wie konnten diese Konzepte in wenige Worte gefasst werden? Jeder Mensch ist ein Individuum. Das ist eine Tatsache. Wäre es vielleicht möglich, dass jeder Einzelne auch eine *individuelle* Toleranzgrenze im Hinblick auf den Fettaufbau im Körper hatte? Die Idee der persönlichen Fettschwelle war geboren.

Ein Blick auf die Bevölkerung

In den 1970er- und 1980er-Jahren wog die Bevölkerung des Vereinigten Königreichs erheblich weniger als heute. Tatsächlich enthüllen zuverlässige Informationen aus Erhebungen, die 1980 und 2012 vorgenommen wurden, dass das Durchschnittsgewicht bei Männern und Frauen im Laufe dieser drei Jahrzehnte um 10 kg stieg – ja, Sie haben richtig gelesen, 10 Kilo! Im Jahr 1980 betrug der BMI der Allgemeinbevölkerung im Durchschnitt 24. Können Sie sich erinnern, wie die Leute damals aussahen? Werfen Sie einen Blick auf das folgende Foto, auf dem eine Straßenszene von damals festgehalten ist, um Ihre Erinnerung aufzufrischen und, wenn Sie damals nicht im Vereinigten Königreich lebten oder nicht mehr wissen, wie die Situation in Ihrem Heimatland war, um sich ein Bild davon zu machen. Überlegen wir einmal, was in nur 32 Jahren geschehen ist.

Die Abbildung 6.2 auf S. 122 zeigt die BMI-Werte der erwachsenen Bevölkerung von England und Wales, wie sie 1980 aussahen. Jeder mit einem BMI über 30 bekam das Prädikat „fettleibig". Das traf damals auf ungefähr 1 von 14 Personen beziehungsweise auf 7 Prozent der Menschen zu.

Im Jahr 2012 wurde diese Erhebung wiederholt – siehe Abbildung 6.3. Der Anteil der Bevölkerung mit einem BMI über 30 war auf 1 von 4 Personen

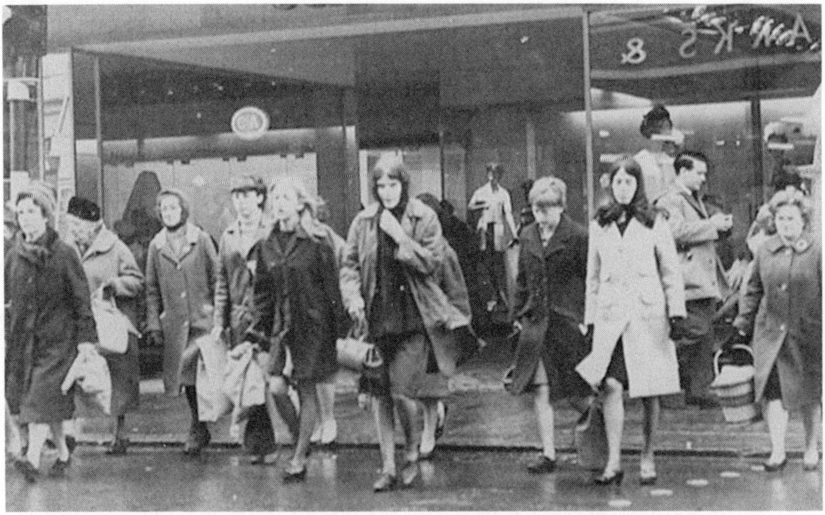

Abbildung 6.1: Menschen Ende der 1970er-Jahre auf einer Straße in Newcastle. Man bekam selten einen übergewichtigen Menschen zu Gesicht.

oder 25 Prozent hochgeschossen. Man stelle sich das vor, auf satte 25 Prozent!

Die Schlagzeile klingt schockierend: Zwischen 1980 und 2012 war die Zahl der Adipositasfälle unter der erwachsenen Bevölkerung von England und Wales von einem Verhältnis von 1:14 auf 1:4 angestiegen. Was stimmte bei diesen Menschen nicht? Um „sie" musste man sich kümmern, so wurde argumentiert. Auch auf die Gefahr hin, mich zu wiederholen, muss dennoch gesagt werden, dass die meisten Diskussionen über die zunehmende Inzidenz, also die Häufung von Adipositasfällen, am Thema vorbeigehen. Die Aufmerksamkeit richtet sich nur auf Patienten mit einem BMI von über 30. Natürlich haben wir es dabei gemäß der weithin akzeptierten und festgelegten Definition mit Fettleibigkeit zu tun. Aber schauen Sie sich die Kurven noch einmal an. Die Gewichtsveränderung ist nicht auf diejenigen Menschen beschränkt, die fettleibig wurden. Es geht nicht um „sie" auf der einen und „uns" auf der anderen Seite. Wir bringen inzwischen *alle* mehr Gewicht auf die Waage.

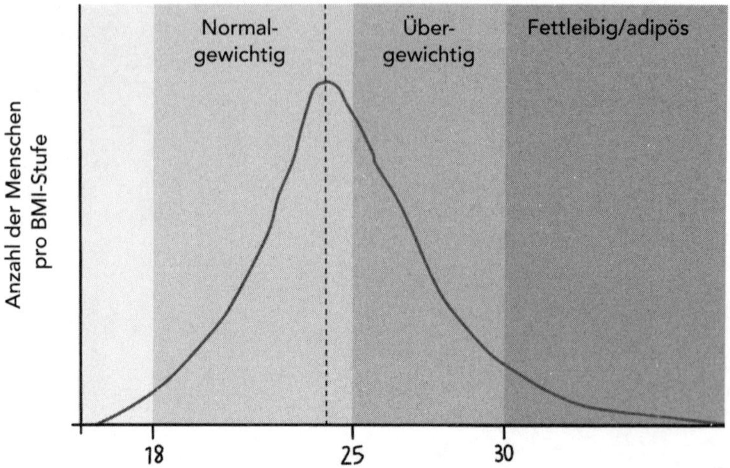

Abbildung 6.2: Wie viele Menschen gab es 1980 pro BMI-Stufe? Der häufigste BMI-Wert war 24 (gepunktete Linie). Sehr wenige Menschen hatten einen BMI von über 30 und würden als fettleibig oder adipös eingestuft werden.

- Menschen, die früher einen BMI von 35 hatten, liegen heute bei 38. Sie sind fettleibiger.
- Menschen, die früher einen BMI von 29 hatten, liegen heute bei 31 und sind „fettleibig".
- Menschen, die früher einen BMI von 24 hatten, liegen heute bei 27 und sind „übergewichtig".
- Bei schlanken Menschen ist der BMI von 19 auf 22 gestiegen, sie gelten immer noch als „normalgewichtig".

Diese Zusammenfassung ist hilfreich, um das größere Bild zu verstehen, spiegelt jedoch nur die durchschnittliche Gewichtszunahme wider. Natürlich haben manche Menschen mehr zugelegt als andere. Der Appetit ist weitgehend genetisch bestimmt und Ihr eigener gibt wieder, welches Los Sie bei der genetischen Lotterie gezogen haben. Wer mit einem sehr regen Appetit geboren wurde und somit großartig an das Überleben bei Nahrungsknappheit angepasst ist, nimmt in jeder Umgebung tendenziell

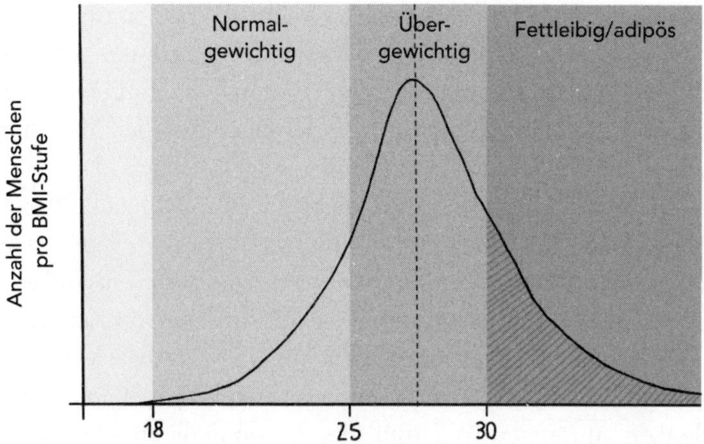

Abbildung 6.3: Im Jahr 2012 hatte die Fettleibigkeit (Adipositas) zugenommen (dunkel getönter Bereich). Doch das ist nicht die größte Veränderung. Der „Berg" hatte sich bewegt – denn fast jeder hatte zugenommen. Die Form der Kurve ähnelt der von 1980, doch der häufigste BMI-Wert lag bei 27 (gepunktete Linie).

am meisten zu. Der Appetit wird auch noch von anderen Dingen beeinflusst, doch wir sprechen hier über die Auswirkungen, die in Bevölkerungsgruppen beobachtet werden. Das Milieu (hauptsächlich die Verfügbarkeit von Nahrung) bestimmt das durchschnittliche Gewicht in jeder Bevölkerung. Doch ob ein Mensch schwer- oder leichtgewichtiger ist als ein anderer, für den Nahrung ebenso leicht verfügbar ist, hängt im Wesentlichen von den Genen ab.

Tatsache ist, dass sich die Umgebung, in der wir leben, verändert hat, und dass die Bevölkerungsgruppe sich infolgedessen ebenfalls verändert. Dies wurde in einem 2002 in *Lancet* erschienenen Artikel mit wenigen Worten deutlich dargestellt: „Die Adipositas-Epidemie ist auf normale Menschen zurückzuführen, die normale Dinge in einer nicht normalen Umgebung tun." Wer die Eigenverantwortung für die persönliche Gesundheit als maßgeblich ansieht, würde diese Sichtweise bestreiten und argumentieren, wir seien keine Sklaven unserer Umgebung und selbst schuld, wenn wir zu viel zunehmen. Diese Auffassung lässt jedoch außer Acht, dass das Streben nach bester Gesundheit für viele

Menschen kein tägliches Anliegen von höchster Priorität ist. Menschen, die in besonders glücklichen Umständen leben, können sich täglich konkret und gedanklich damit beschäftigen, wie sie ihr Gewicht halten können oder welchen Sport sie treiben. Doch bei der Mehrheit der Menschen kommt einfach das ganz normale Leben dazwischen – Krankheiten in der Familie, ein undichtes Dach, finanzielle Probleme, die Anforderung am Arbeitsplatz – und was wir essen, wann, wie und wie viel davon steht nicht primär im Zentrum der Aufmerksamkeit. Und das muss es auch nicht, um zu überleben: In unserer von Zeitknappheit geprägten modernen Welt ermöglicht uns die ständige Verfügbarkeit von Nahrung, dass wir uns mit Energie versorgen können, ohne darüber nachdenken zu müssen. Wir sind ständig von anderen Menschen umgeben, die gerade etwas zu sich nehmen, und niemand stört sich daran, wenn wir im Laufen auf der Straße essen. Ob es Ihnen gefällt oder nicht, unser Leben läuft größtenteils auf Autopilot.

Alle Lebewesen werden von ihrer Umgebung beeinflusst, Menschen sind da keine Ausnahme. Und es ist menschlich, Verlockungen nur schwer widerstehen zu können. Wenn die Umgebung einen unmittelbaren Genuss bietet, so ist der erfolgreiche Kampf dagegen allenfalls der Zeitvertreib einer Minderheit.

Die persönliche Fettschwelle – ein Hoch auf das Individuum

Die folgenden Grafiken veranschaulichen, dass der durchschnittliche BMI gestiegen ist – der ganze „Berg“ hat sich bewegt (vgl. Abbildungen 6.2 und 6.3). Doch auch wenn es schockierend ist, dass die Bevölkerung so viel schwergewichtiger geworden ist, handelt es sich dabei um Demografie (Bevölkerungswissenschaft), nicht um Medizin. Wir sind alle Individuen. Jeder Arzt hat bei einer Konsultation immer nur diesen einen Patienten vor sich sitzen. Also, stellen wir uns einmal einige dieser Individuen vor.

Bild A zeigt einzelne Menschen entsprechend ihrem BMI. Die Gesamtinformation ähnelt der Kurve in Abbildung 6.2, die die Verteilung der

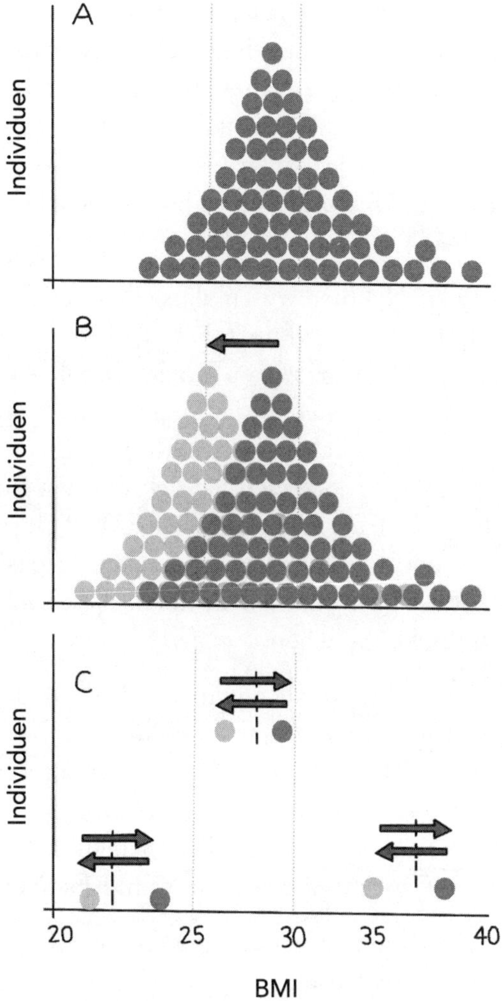

Abbildung 6.4: Jeder Punkt steht für einen Menschen und zeigt den entsprechenden BMI. Der „normale" BMI befindet sich zwischen den gepunkteten Linien. Der am häufigsten vorkommende BMI in dieser Gruppe von Typ-2-Diabetikern ist 28.
Wenn jede und jeder Einzelne 15 kg abnähme, dann würden wahrscheinlich alle zu Nichtdiabetikern werden. Dieselben Individuen werden hier in hellgrauen Punkten dargestellt. Es gibt eine große Verschiebung des BMI, am häufigsten kommt nun 25 vor.
Schauen wir uns nur drei Individuen an. Eine Person hat den Diabetes überwunden und ihr BMI liegt nun bei 34 – er ist jedoch noch immer weitaus höher als bei jener Person, deren Diabetes bei einem BMI von 24 eingesetzt hatte. Folgendes ist hier passiert: Jede Person hat ihre individuelle, ganz persönliche Fettschwelle überschritten.

Bevölkerung zeigt, doch anstelle einer glatten Linie, die etwas über die Gesamtbevölkerung aussagt, werden hier Individuen dargestellt. Jeder dunkelgraue Punkt steht für einen Typ-2-Diabetiker. Sie sehen, dass bei dieser Gruppe der BMI am häufigsten um 28 liegt. Anhand der Kurve können wir erkennen, was mit jedem Diabetiker im Laufe der Zeit passieren könnte. Was wäre zum Beispiel, wenn alle 15 kg abnehmen würden?

Das mittlere Bild zeigt dieselben Menschen, jedoch nach einem Gewichtsverlust von 15 kg. Nehmen wir an, dass alle ihren Diabetes rückgängig machen konnten. Jeder Punkt hat sich von dunkelgrau zu hellgrau verändert, um das anzuzeigen. Dadurch hat sich der „Berg" nach links verschoben. Jeder Mensch hat seinen BMI verändert. Würden wir einfach nur den üblichen glatten Kurvenverlauf anschauen, würden die Experten sagen: „Schauen Sie sich nur den Rückgang der Adipositas-Rate an – von 36 auf unter 7 Prozent." Der Schwerpunkt dieses Ansatzes liegt auf der festen Obergrenze für eine Adipositas – einem BMI von über 30. Tatsächlich hätte man durch diese Sichtweise aber den maßgeblichen Punkt übersehen.

Auf dem unteren Bild können wir sehen, was bei nur drei Personen passiert ist. Nennen wir sie – von rechts nach links – einfach Jack, Mary und Harry. Jack nahm 15 kg ab, sein BMI fiel von 38 auf 35 und er wurde zum Nichtdiabetiker. Mary nahm ebenfalls 15 kg ab, ihr BMI fiel von 29 auf 26 und sie wurde auch zur Nichtdiabetikerin. Harrys BMI sank von 24 auf 21 und auch er wurde zum Nichtdiabetiker.

Nun könnten wir die Demografie-Experten erneut befragen, was passiert sei. Sie würden sagen: „Nichts ist passiert. Schauen Sie sich einfach die Daten an. Jack ist immer noch fettleibig (BMI über 30). Mary hat ebenfalls noch Übergewicht (BMI zwischen 25 und 30). Und Harry hat immer noch Normalgewicht." Hieran erkennt man, wie feste Obergrenzen, die Menschen in „wasserdichte" Kategorien einteilen, in die Irre führen können. Die Botschaft ist: Wenn Sie einen Rat bezüglich Ihrer eigenen Gesundheit haben wollen, dann fragen Sie bloß keinen Demografen! Trotzdem leisten diese Menschen großartige Arbeit bei der Beschreibung von Bevölkerungsgruppen, und wenn eine ganze

Bevölkerung schwergewichtiger wird, wie es heute in vielen Ländern der Fall ist, dann steigt die Anzahl der Menschen, die an Typ-2-Diabetes erkranken.

Stellen wir uns nun vor, Jack, Mary und Harry nehmen das ganze Gewicht, das sie abgenommen hatten, wieder zu, und ihr BMI steigt um drei Punkte auf 38, 29 beziehungsweise 24. Ihre BMI-Werte sind immer noch sehr verschieden, doch alle haben ihre persönliche Toleranzschwelle für übermäßige Fettansammlungen überschritten. Die Kapazität für die sichere Speicherung im Unterhautfettgewebe variiert zwischen den einzelnen Menschen erheblich.

Manche Menschen haben ganz sicher eine ordentliche Menge Fettgewebe unter der Haut; diese scheint mit allem zurechtzukommen, was zusätzlich eingeschoben wird, und verfügt über eine unendliche Speicherkapazität. Das sind Glückspilze, könnte man aus der Sicht des Stoffwechsels sagen. Wenn natürlich immer mehr Fett eingelagert wird, mag das zwar aussehen, als sei es zu viel, aber es ist alles sicher „weggesperrt“. Wie wir gesehen haben, beginnt das Stoffwechselproblem erst in dem Moment, wenn überschüssiges Fett nicht mehr sicher gespeichert werden kann und anderswo gelagert werden muss.

Erkenntnisse aus einer klassischen Forschungsstudie

Eine Forschungsstudie zeichnet sich dadurch aus, dass sie das Wissen über Typ-2-Diabetes mehr beeinflusst hat als jede andere zuvor. Vor 25 Jahren veränderte sie auch die Art, wie Ärzte die Krankheit fortan behandelten, tiefgreifend. Die wichtigste Frage, die dabei gestellt wurde, lautete: Verhindert eine bessere Kontrolle des Blutzuckerspiegels die langfristigen Komplikationen bei Diabetes? Die *United Kingdom Prospective Diabetes Study*, meist mit *UKPDS* abgekürzt, eine Studie, die die Auswirkungen der verschiedenen Therapieformen bei Typ-2-Diabetes bewertete und verglich, nahm Probanden auf, die zwischen 1977 und 1991 neu diagnostiziert worden waren. Die wichtigsten Ergebnisse kristallisierten sich 1998 heraus.

Geistiger Vater der Studie war Dr. Robert Turner von der Oxford University. Er kämpfte gegen die allem Anschein nach gegen Null gehende Chance, die Untersuchung durch Fördergelder über die 20 Jahre andauernde Hauptstudie hindurch am Laufen zu halten. Er war ein unabhängiger Denker, ein ausgezeichneter Arzt und von beeindruckender Entschlossenheit. Vor allem aber konnte er eine loyale Gruppe von Ärzten, die über das ganze Vereinigte Königreich verstreut waren, dauerhaft gewinnen. Er war ein bemerkenswerter Mann und das musste er auch sein, um die Studie zu beginnen, durchzuführen und erfolgreich abzuschließen. Im Jahr 1975 schloss sich Dr. Turner und seinem Team ein weiterer aufgeschlossener medizinischer Wissenschaftler an, Dr. – inzwischen Professor – Rury Holman. Er war wesentlich an der Erstellung der Studie von der Konzeption bis zum Abschluss (1977-1997) beteiligt. Im Jahr 2012 erklärte er sich bereit, in Zusammenarbeit mit mir einige der alten *UKPDS*-Daten neu zu analysieren, um das Konzept der persönlichen Fettschwelle zu überprüfen: War es möglich, dass jeder Mensch eine bestimmte, individuelle Fettspeicherkapazität hatte, die für ihn sicher war, sich aber von jener Fettmenge unterschied, die ein anderer Mensch speichern konnten?

Zu der Zeit, als *UKPDS* konzipiert wurde, waren solche randomisierten Studien bei der Untersuchung von Krankheiten selten. Doch Robert Turner war ein Pionier, der neue Erkenntnisse etablieren wollte, die über jede Kritik erhaben waren. Es gab keine andere Studie, die an diese Untersuchung herankam. Insgesamt nahmen 5102 Diabetiker daran teil. Zwanzig Jahre später erbrachte sie absolut dramatische Ergebnisse. Es wurde festgestellt, dass eine bessere Steuerung des Blutzuckerspiegels zu einer äußerst erstrebenswerten Verringerung aller diabetischen Komplikationen führte – der Augen, der Nerven, der Nieren, der Füße, des Herzens und des Gehirns. Das waren großartige Neuigkeiten. Zu jener Zeit dachten viele Ärzte nämlich noch, zu diabetischen Komplikationen käme es immer, unabhängig davon, wie gut der Blutzuckerspiegel eingestellt war. Es dauerte sehr lange, bis diese überkommene Überzeugung abgelöst wurde, doch heutzutage gilt die Verbindung

UKPDS war die bei Weitem größte „randomisierte" Diabetes-Studie zu jener Zeit. Randomisiert bedeutet, dass die Probanden nach dem Zufallsprinzip einzelnen Gruppen zugeordnet wurden: Entweder zu der Gruppe, die intensiv behandelt wurde, oder zu einer Kontrollgruppe. Diese Konzeption ist wichtig, da sie das Risiko eines irreführenden Ergebnisses minimiert. Könnten Menschen wählen, welcher Gruppe sie angehören möchten, würde das mit hoher Wahrscheinlichkeit die Ergebnisse beeinflussen, und alle Unterschiede, die am Ende festgestellt würden, könnten nur das widerspiegeln. Jede Verzerrung würde bedeuten, dass die Ergebnisse möglicherweise nicht der Behandlung geschuldet sind, die die Gruppe erhalten hat, sondern etwas anderem Undefinierbarem – etwa der Motivation, der persönlichen Erfahrung bei früheren medizinischen Problemen oder unbewusste Überzeugungen bezüglich der Krankheit. Die Probanden der Kontrollgruppe bei *UKPDS* wurden wie üblich behandelt (Ernährungsumstellung, schließlich mit Tabletten und selten mit Insulin), doch die Teilnehmer der Intensivgruppe wurden mit Tabletten oder Insulin nach Bedarf behandelt, wobei das revolutionäre Ziel war, den Nüchternblutzuckerspiegel unter 6 mmol/l zu halten.

zwischen der Einstellung des Blutzuckerspiegels und dem Risiko langfristiger Komplikationen als allgemein akzeptiert.

Die Forschung wies auch nach, dass der Blutzuckerspiegel im Laufe der Jahre beständig anstieg, egal, ob die Probanden der Kontroll- oder der Intensivgruppe angehörten. Typ-2-Diabetes schien sich unaufhaltsam zu verschlimmern. Es hatte den Anschein, als müssten alle Patienten immer mehr Tabletten einnehmen und nach 10 Jahren hatte die Hälfte der Probanden mit dem Spritzen von Insulin begonnen. Dieser eindeutige Nachweis einer kontinuierlichen Verschlechterung wurde weltweit akzeptiert und bestätigte die einfache Beobachtung der meisten Diabetologen: Typ-2-Diabetes hatte man ein Leben lang und der Blutzuckerspiegel verschlechterte sich immer weiter. Infolgedessen verschmolz all das zu einer ziemlich pessimistischen Botschaft: Es wurde zur festen Überzeugung, dass Typ-2-Diabetes unausweichlich voranschritt und früher oder später eine Behandlung mit Insulin erfolgen musste; es ging bei allen Patienten bergab, egal, mit welcher Vehemenz ihnen Tabletten verschrieben wurden. Mit der Diagnose wurde ihnen bereits die Untergangsstimmung eröffnet, die sie erwartete. Trotzdem führte *UKPDS* zu einer weltweiten Revolution in Bezug auf das Wissen, wie Typ-2-Diabetes am besten behandelt zu werden schien.

Für die Ausführungen in diesem Kapitel ist die *UKPDS* jedoch in anderer Hinsicht von Bedeutung: Wie hoch war das Körpergewicht dieser Gruppe neu diagnostizierter Diabetiker? Der durchschnittliche BMI lag bei 28. Das ist nicht wirklich hoch. Er liegt im unteren Bereich von „Übergewicht", weit unterhalb der „Fettleibigkeit". Ungefähr ein Drittel dieser Patienten, die an ganz gewöhnlichem Typ-2-Diabetes erkrankten, hatte einen völlig normalen BMI – von unter 25.

Tatsächlich spiegelt die Verteilung der dunkelgrauen Punkte in Abbildung 6.4 genau den BMI der Menschen wider, die an der *UKPDS* teilnahmen.

Angesichts der Art und Weise, wie Typ-2-Diabetes heute dargestellt und darüber berichtet wird, mag es merkwürdig erscheinen, doch in den 1970er- und Anfang der 1980er-Jahre wurde akzeptiert, dass Fettleibigkeit nicht direkt etwas mit dessen Ursache zu tun hatte. Mehrere wohlbekannte Studien schienen das nachzuweisen. Als junger Arzt überprüfte ich selbst all die primären Nachweise und veröffentlichte eine Zusammenfassung mit der Schlussfolgerung, dass es keinen Zusammenhang gab! Wie war das möglich? Heute können wir sehen, dass die wenigen fettleibigen Menschen zur damaligen Zeit ein erhöhtes Typ-2-Diabetes-Risiko gehabt hätten, doch die Wirkung insgesamt war nicht feststellbar, weil es eben nur wenige fettleibige Menschen gab.

Wo war die Fettleibigkeit in der *UKPDS*? Gute Frage. Der Typ-2-Diabetes von damals unterschied sich nicht vom heutigen. Doch die einzelnen Menschen waren im Bevölkerungsdurchschnitt sehr unterschiedlich – sie wogen ganz einfach weniger.

Es ist folglich etwas widersinnig, dass der Großteil des heutigen konventionellen Wissens über Typ-2-Diabetes aus der relativ schlanken Teilnehmergruppe der *UKPDS* stammt. Das sind die Tücken von akzeptierten Überzeugungen: Weil Typ-2-Diabetes mit Übergewicht in Verbindung gebracht worden ist, schauen sogar die meisten Diabetologen heute auf die Studienergebnisse von damals und glauben, dass ihre Annahmen bestätigt wurden. Dabei übersehen sie jedoch, dass die Bevölkerungsgruppe, die in der *UKPDS* untersucht wurde, ganz anders aussah als jede durchschnittliche Gruppe heutiger Typ-2-Diabetiker. Damals war nur 1 von 14 fettleibig und jeder Dritte hatte, aus jetziger Sicht erstaunlich, einen „normalen" BMI.

Heute bezeichnen selbst Spezialisten Typ-2-Diabetes als „Fettleibigkeitskrankheit". Und trotzdem sind zum Zeitpunkt der Diagnosestellung nur 50 Prozent der Typ-2-Diabetiker „fettleibig" (das heißt, sie haben einen BMI von über 30). Die anderen 50 Prozent sind es jedoch nicht. Außerdem hat 1 von 10 Menschen bei der Diagnosestellung einen BMI im Normbereich (unter 25). Diese Zahlen gelten für Menschen weißer europäischer Ethnie. Bei Menschen südasiatischer oder fernöstlicher Ethnie liegt die Anzahl derer mit Typ-2-Diabetes, aber „normalem" BMI, viel höher.

Ein Wandel in der Bevölkerung

Denken Sie an die zuvor erwähnten Zahlen – im Durchschnitt wogen die Männer und Frauen im Jahr 1980 um die 10 kg weniger als heute und hatten einen durchschnittlichen BMI von 24. Blättern Sie noch einmal zur Seite 121 zurück und suchen Sie auf dem Foto, das zu dieser Zeit auf einer Straße in Newcastle gemacht wurde, „fettleibige" Menschen. Heute hat die Durchschnittsbevölkerung einen BMI von 27, und es wäre nicht schwierig, solche Menschen auf einem aktuellen Foto zu finden, da die Bevölkerung insgesamt heute ein höheres Gewicht hat.

Warum waren die *UKPDS*-Probanden mehrheitlich nicht fettleibig?

Wie wir bei jedem beliebigen BMI-Wert gesehen haben, können manche Menschen eine ganze Menge Fett im Unterhautfettgewebe, aber nicht viel in der Bauchhöhle speichern, während andere durchschnittliche Mengen unter der Haut, aber eine große Menge im Körperinneren gefahrlos mit sich herumtragen können. Der Einsatz der Magnetresonanztechnologie bei der Untersuchung, wie wir mit Nahrung umgehen, hat den großen Vorteil, dass die inneren Körperstrukturen erkennbar und zugänglich sind für die Bestimmung von Fett- und Glykogengehalt sowie anderer „Köstlichkeiten". Werfen Sie noch einmal einen Blick auf die Abbildungen 2.6 und 2.7, dort sehen Sie, wie unterschiedlich Menschen „von innen" aussehen können.

Das in der Bauchhöhle gespeicherte Fett ist nicht per se schlecht. Doch es ist ein Hinweis darauf, dass der normale, sichere Lagerort unter der Haut bereits voll ist, und das Fett sich nun eben dort anreichert, auch in den Organen. Wir wissen jetzt, dass genau dieses Fett die Probleme verursacht, und das war der erste Anhaltspunkt dafür, dass wir endlich verstanden, warum auch normalgewichtige oder leicht übergewichtige Menschen – und nicht nur fettleibige – an Typ-2-Diabetes erkranken können.

Erkenntnisse aus einem Missgeschick der Natur

Manchmal können Missgeschicke der Natur unserem wissenschaftlichen Verständnis zu einem großen Sprung verhelfen. In seltenen Fällen werden zum Beispiel Menschen ohne Unterhautfettgewebe geboren und überleben einzig dadurch, dass sie anderswo Fett speichern. Dieser Zustand ist als Lipodystrophie bekannt, und ein einzelnes fehlerhaftes Gen ist dafür verantwortlich. Solche Menschen sehen furchtbar dünn aus, doch ihre Leber ist voller Fett. Nach der Lektüre von Kapitel 4 und 5 wird es Sie nicht überraschen zu erfahren, dass sie oft an Typ-2-Diabetes leiden.

ZU SCHWER FÜR DEN EIGENEN KÖRPER

Samuel Johnson konnte sich gepflegt ausdrücken und beobachtete die Menschen scharf. Gegen Ende seines Lebens sagte er: „Wenn ein Mann zu fett ist, können alle deutlich erkennen, dass er mehr gegessen hat, als er hätte essen sollen."

Beachten Sie bitte, dass er nicht sagte, man hätte „zu viel gegessen". Sein Scharfsinn lag darin, durch Andeuten zu erkennen zu geben, dass unterschiedliche Menschen unterschiedliche Mengen an Nahrung brauchten. Nun können wir vielleicht auf das Wissen unserer wissenschaftlichen Vordenker zurückgreifen, unsere Erkenntnisse hinzufügen und mit einer prägnanten Formulierung über Typ-2-Diabetes resümieren:

Wenn ein Mensch an Typ-2-Diabetes erkrankt, ist er für seinen eigenen Körper zu schwer geworden.

Sieht man sich die heutige Bevölkerung genauer an, kann man unschwer feststellen, dass die Art der Fettverteilung im Körper sehr unterschiedlich ist. Manche Menschen haben einen dicken Bauch, andere dagegen sehr stämmige Beine und ein ausladendes Gesäß. Dank der Forschungen einer Gruppe von Wissenschaftlern an der Cambridge University wissen wir heute, dass die maximale Aufnahmefähigkeit unserer eigenen Fettschicht von vielen Genen bestimmt wird, von denen jedes Einfluss nimmt; dass es aber, abgesehen von seltenen Zuständen wie der Lipodystrophie, in der Allgemeinbevölkerung kein einzelnes „Fett"-Gen gibt, das festlegt, wie viel Fett ein Mensch im Unterhautfettgewebe speichern kann. Wie viel Sie dort gespeichert haben, hängt natürlich auch von Ihrer Nahrungszufuhr und der Energiemenge ab, die Sie – über einen langen Zeitraum – bei Ihren täglichen Aktivitäten verbrannt haben. Wir sind nicht sehr gut darin, zuverlässige zeitliche Voraussagen zu treffen, seien es geologische Zeiträume oder die langen

Phasen, in deren Verlauf verschwindend kleine Einflüsse zu einer starken Gewichtszunahme führen können.

Wurde durch den Zufallsgenerator, der Ihnen Ihre Gene zugeteilt hat, Ihr sicherer Speicherplatz für Fett stark begrenzt, dann sorgt schon eine leichte Gewichtszunahme dafür, dass das Fett sich anderswo sammeln muss. Und deshalb erkranken auch Menschen an Typ-2-Diabetes, ohne besonders schwergewichtig zu sein, wie wir durch die *Twin-Cycle*-Hypothese wissen.

Aus all dem kann ein außerordentlich wichtiges Faktum herausdestilliert werden: Erkrankt ein Mensch an Typ-2-Diabetes, ist er für seinen *eigenen* Körper zu schwer geworden.

Die Hypothese der persönlichen Fettschwelle überprüfen

Die Informationen der *UKPDS* erwiesen sich als sehr hilfreich, um das Konzept der persönlichen Fettschwelle zu unterstützen. Doch es war eine andere Studie – sie war gar nicht auf Typ-2-Diabetes ausgerichtet –, die eine weitere entscheidende Konkretisierung lieferte.

Die *Nurses' Health Study* ist die weltweit größte, am längsten laufende Studie zur Gesundheit von Frauen. Von einer Gruppe von Wissenschaftlern im US-amerikanischen Harvard 1976 ins Leben gerufen, wurde sie als Langzeitstudie zum Einfluss von Lebensstilfaktoren auf die Gesundheit von etwa einer halben Million junger Krankenschwestern durchgeführt – die, das sollte gesagt werden, nicht ausgewählt wurden, um die Risikofaktoren des Schwesternberufs zu studieren, sondern weil man annahm, dass Schwestern wahrscheinlich präzise Daten liefern konnten.

Durch die regelmäßige Verlaufskontrolle bei den Probandinnen und die wiederholte Beurteilung ihrer Gesundheit und der Lebensstilfaktoren, hat die Studie eine maßgebliche Rolle bei der Ausformung von Empfehlungen für das öffentliche Gesundheitswesen in der ganzen westlichen Welt gespielt. Mit ihrer Hilfe wurden zum Beispiel frühe

Zusammenhänge zwischen Zigarettenrauchen und Herzkrankheiten sowie Krebs und zwischen Fettleibigkeit in den Wechseljahren und Brustkrebs aufgedeckt, und sie gab Aufschluss über zahllose andere gesundheitliche Faktoren.

Mein Interesse galt der Gewichtszunahme oder eher der Fettschwelle, ab welcher eine Frau im Vergleich zu einer anderen eventuell Typ-2-Diabetes entwickelte. Und die Studie zeigte Folgendes: Jene Frauen, die über Jahrzehnte kaum von ihrem Gewicht in jungen Jahren abwichen – das heißt, einen BMI von unter 22 beibehielten – entwickelten mit größerer Wahrscheinlichkeit keinen Diabetes. Doch bei den Frauen, deren BMI – wenngleich nur geringfügig – von etwa 23 auf 25 gestiegen war, lag die Krankheitswahrscheinlichkeit viel höher. Und das war alles andere als eine geringe Risikoerhöhung. Die Frauen, deren Gewicht innerhalb des normalen BMI-Bereichs angestiegen war, hatten im Vergleich zu jenen, deren BMI unter 22 blieb, ein um das Vierfache erhöhtes Risiko, zu Typ-2-Diabetikerinnen zu werden.

Lassen Sie mich das verdeutlichen: Große Studien mit einer großen Bevölkerungsgruppe zeigen vielleicht ein erhöhtes Risiko von, sagen wir, 15 Prozent. Das führt oft zu Aufrufen zur Verhaltensänderung oder dazu, bestimmte Nahrungsmittel zu meiden. Das Risiko gilt als „statistisch relevant". Doch eigentlich entspricht ein um 15 Prozent erhöhtes Risiko nur einer ganz geringfügigen Veränderung Ihres eigenen tatsächlichen Risikos. Wenn Sie zum Beispiel mit einer Wahrscheinlichkeit von 1 : 10 in den nächsten zehn Jahren an Typ-2-Diabetes erkranken und sich das statistisch relevante Risiko um 15 Prozent erhöht, dann würde das Ihr individuelles Risiko auf 1,15 : 10 erhöhen. Wer mit Wettquoten vertraut ist, könnte sagen: „Sie sagen mir also, dass sich mein Risiko von etwa 1 : 10 auf etwa 1 : 10 ändert?" Auf individueller Ebene ist das nicht von Bedeutung. Andererseits würde eine Erhöhung um das Vierfache bedeuten, dass Ihr Typ-2-Diabetes-Risiko auf 4 : 10 steigen würde, und das wäre dann auch für Sie eine erhebliche Risikosteigerung.

Wenn also diese Frauen, die jung, gesund und schlank waren, nur ein wenig zunahmen, stieg Ihr Risiko für Typ-2-Diabetes beträchtlich. Nähmen sie noch mehr zu, würde das Risiko noch stärker steigen. Die Studie zeigt daher auf hervorragende Weise, wie niedrig bei manchen Menschen die Toleranzschwelle für übermäßiges Fett ist.

Wir wissen, wenn eine ganze Bevölkerung schwergewichtiger wird, wie es heute in vielen Ländern der Fall ist, dann wirkt sich das insgesamt in einer steigenden Anzahl von Typ-2-Diabetikern aus. Mehr Menschen haben dann ihre persönliche Fettschwelle überschritten. Eine Extrapolation der Bevölkerungsentwicklung gegenüber Einzelpersonen hat zu der weitverbreiteten Überzeugung geführt, dass das Gewicht eines Menschen eine gute Richtlinie dafür sein kann, ob sie eventuell betroffen sind oder nicht. Nachdem Sie an dieser Stelle des Kapitels angekommen sind, wissen Sie nun, dass auch Menschen mit „normalem" Gewicht an Typ-2-Diabetes erkranken können.

Vorsicht vor Bevölkerungsstatistiken! Die oft zitierten Zahlen zum Typ-2-Diabetes-Risiko, beispielsweise „wenn der BMI über 30 liegt", sind für Menschen, die von der Krankheit betroffen sind, nicht von Bedeutung. Wir werden in Kapitel 9 noch einmal auf die Risikofaktoren zurückkommen.

Die Empfänglichkeit für Typ-2-Diabetes

Die persönliche Fettschwelle erklärt, warum Menschen an Typ-2-Diabetes erkranken können, unabhängig davon, wie hoch ihr BMI ist. Doch wie sieht die andere Seite der Medaille aus? Was ist mit den sehr adipösen Menschen, die nicht von Typ-2-Diabetes betroffen sind?

In der Tat hat die überwiegende Mehrheit der sehr adipösen Menschen keinen Typ-2-Diabetes. Die Ergebnisse von drei großen USA-weiten Erhebungen ergaben, dass 72 Prozent der Menschen mit einem BMI von über 45 nicht an Diabetes erkrankt sind. Sehr adipöse Menschen tragen jedoch eindeutig überschüssiges Fett mit sich herum, und man weiß, dass sie zu einer Fettleber neigen. Unsere neueren Forschungen im

Magnetresonanzzentrum in Newcastle zeigen ganz eindeutig, dass das übermäßige Fett nicht bei jedem Menschen zu Typ-2-Diabetes führt. Es setzt lediglich den Mechanismus in Kraft, dass übermäßiges Fett von der Leber produziert und in den übrigen Körper geschickt wird und somit dafür gesorgt ist, dass diese potenziell toxische Substanz in der Bauchspeicheldrüse ankommt.

Doch es gibt einen wichtigen „Ja/Nein"-Schalter für Diabetes.

Jeder Mensch, der an Typ-2-Diabetes erkrankt, muss dafür empfänglich sein; das ist offensichtlich. Außerdem muss er Betazellen haben, die empfänglich für die negativen Auswirkungen von Fett sind. Aber nicht jeder Mensch hat diese Empfänglichkeit. Wir wissen seit Langem, dass die meisten mit Typ-2-Diabetes in Zusammenhang stehenden menschlichen Gene etwas mit der Bauchspeicheldrüse zu tun haben. Jetzt haben wir einen deutlichen Hinweis, dass zumindest manche dieser Gene bestimmen, ob Sie Diabetiker werden oder nicht, wenn sich dort zu viel Fett ablagert.

Ein Blick in die Betazellen

Anfang der 1990er-Jahre führte Roger Unger, einer der brillantesten Köpfe in der Diabetesforschung, eine Studie mit Ratten durch, die ergab, dass die Empfänglichkeit für Fett in den Betazellen auf ein einzelnes fehlerhaftes Gen hinauslief. Es lag an diesem Gen, ob das Tier bei Überfütterung Typ-2-Diabetes entwickelte oder nicht.

Unger und sein Team entnahmen jungen Ratten mit dem entsprechenden Gen die Betazellen rechtzeitig, bevor sie an Diabetes erkrankten, und brachten diese Zellen mehrere Tage lang mit Fett zusammen. Unger und sein Team fanden heraus, dass das Fett die Fähigkeit der Zelle zur Insulinbildung beeinträchtigte und zwar als Reaktion auf eine Glukoseerhöhung. Das war für sich genommen schon interessant.

Dann wiederholten die Wissenschaftler das Experiment mit Ratten, die in jeder Hinsicht ähnlich waren, aber ohne den Gendefekt, der zur

Empfänglichkeit für Diabetes führte. Die Betazellen dieser Ratten, die dem Fett ausgesetzt und untersucht wurden, bildeten Insulin ganz normal weiter. Das übermäßige Fett hatte keine Auswirkung, was belegte, dass es letztendlich an den Betazellen *selbst* lag, ob sie empfänglich für Diabetes waren.

Sämtliche Folgerungen aus Ungers Arbeit lagen fast 30 Jahre im Dornröschenschlaf. Da wir das Prinzip der persönlichen Fettschwelle beim Menschen heute kennen, können wir jetzt sehen, dass sein Geniestreich das Fundament zum Verständnis des Umstandes gelegt hatte, warum adipöse Menschen nicht automatisch an Typ-2-Diabetes erkrankten. Ein einzelner wichtiger Gendefekt in besonderen Ratten wies einen grundlegenden biologischen Mechanismus nach. Detaillierte genetische Studien bei Menschen haben ergeben, dass es kein einzelnes Gen für die Empfänglichkeit für Typ-2-Diabetes gibt. Es ist nahezu sicher, dass diese von einer Reihe von Genen bestimmt werden muss und jedes einzelne einen kleinen Beitrag dazu leistet. Genau wie die Geschichte vom Lipodystrophie-Gen, das den Weg wies, auf welcher genetischen Grundlage die sichere maximale Speicherkapazität des Unterhautfettgewebes bestimmt wird, trug diese Forschung zum Verständnis bei, wie verschiedene Kombinationen aus mehreren schwächeren Genen die Empfänglichkeit Ihrer Betazellen für eine Anhäufung von Fett festlegen.

Auf der Basis dieser Erkenntnisse können Wissenschaftler heute spezifische Fragen stellen. Welche menschlichen Gene tragen am meisten zu einer Empfänglichkeit für die toxische Wirkung von Fett bei? Wie beeinflussen sie sich gegenseitig? Gibt es separate Gene, die bestimmen, ob die Betazellen sich dennoch erholen können, selbst wenn sie jahrzehntelang durch Fett unterdrückt wurden?

Ihr vielseitiger Genpool bestimmt, in welchem Maß Betazellen Fett ausgesetzt werden müssen, damit sie aufhören, auf Glukose zu reagieren. Wenn Sie Diabetiker sind, haben Sie Betazellen, die empfänglich für einen fettbedingten Schaden sind. Doch die gute Nachricht lautet: Kein Fett, kein Schaden.

DAS WICHTIGSTE IN KÜRZE

- Typ-2-Diabetes wird nicht durch „Fettleibigkeit / Adipositas" verursacht.
- Jeder Mensch hat eine persönliche Fettschwelle, bei deren Überschreitung es eventuell zu Typ-2-Diabetes kommt.
- Das wird zunächst von einer Anzahl von Genen bestimmt, die diktieren, wie viel Fett – im Unterhautfettgewebe – sicher gespeichert werden kann.
- Ist die persönliche Fettschwelle überschritten, liefert die Leber das überschüssige Fett an alle Körpergewebe, einschließlich der Bauchspeicheldrüse.
- Selbst wenn Sie Ihre persönlichen Fettschwelle überschreiten, liegt der entscheidende „An/Aus"-Faktor für Typ-2-Diabetes in Ihren Betazellen: Diese können für die negativen Auswirkungen von übermäßigem Fett empfänglich sein – oder eben nicht.
- Aber auch dann, wenn Sie doppeltes Pech haben und Ihre Fettspeicherkapazität im Unterhautfettgewebe begrenzt ist und außerdem für Fett empfängliche Betazellen vorhanden sind, gilt: Kein übermäßiges Fett, kein Diabetes.

KAPITEL 7

Typ-2-Diabetes überwinden

Also, lassen Sie uns anfangen. Nachdem wir verstanden haben, wie der Körper funktioniert und warum es zu Diabetes kommt, können wir uns jetzt anschauen, wie wir ihn wieder loswerden. In diesem Kapitel erläutere ich die „1-2-3-Methode", die ursprünglich dafür konzipiert wurde, die Ursache für Typ-2-Diabetes zu ermitteln, sich aber auch im Alltag als erfolgreich erwies. Das ist ein einfaches Programm mit klar definierten Phasen – erstens, schnell abnehmen, mit einem eindeutigen Zielgewicht; zweitens, die normale Ernährung schrittweise wieder einführen; drittens, das erreichte Gewicht langfristig halten.

Eine Phase des schnellen Gewichtsverlustes, auf die eine schrittweise Rückkehr zur normalen Ernährung folgt, unterscheidet sich sehr von dem Standardratschlag der vergangenen Jahre, „langsam und über einen längeren Zeitraum" abzunehmen. Bei der 1-2-3-Methode wird berücksichtigt, dass Abnehmen eine individuelle Maßnahme ist – unabhängig davon, das Gewicht langfristig konstant zu halten –, und dass der rasche Gewichtsverlust zunächst einmal viele Vorzüge hat. Es gibt noch andere Methoden, um abzunehmen. Mehrere qualitativ hochwertige Studien haben jedoch ergeben, dass eine vorübergehende intensive Diät, die zu schneller Gewichtsreduktion führt, bei den meisten Menschen nicht nur wirkt, sondern sie auch außerordentlich motiviert.

So gehen Sie vor

1. Das Problem erkennen

   Wenn Sie an Typ-2-Diabetes erkrankt sind, sind Sie für Ihren Körper zu schwer geworden.

2. Das Zielgewicht aufschreiben

   Normalerweise nehmen Sie ungefähr 15 kg ab.

3. Akzeptieren, dass die Nahrungszufuhr für 2-3 Monate verringert werden muss

   Überlegen Sie, wann der passende Zeitpunkt dafür ist.

4. Mit Familie und Freunden darüber reden

   Eines der Erfolgsgeheimnisse ist Unterstützung.

5. Entscheiden

   Möchten Sie das wirklich tun?

6. Sich auf die Maßnahmen vorbereiten

   Räumen Sie die Vorratsschränke aus.

7. Umsetzung

   Fangen Sie an.

1. Das Problem erkennen

Seit Jahrhunderten glaubt man, Typ-2-Diabetes sei eine lebenslange Krankheit. Die Daten aus der berühmten *United Kingdom Prospective Diabetes Study* konnte das „nachweisen", stimmt's? In dieser Studie mussten die Teilnehmer von Jahr zu Jahr mehr Tabletten nehmen, doch ihr Blutzuckerspiegel verschlechterte sich weiter. Es ging zwangsläufig bergab, unabhängig davon, ob die Zuckerwerte anfangs möglichst niedrig oder nicht ganz so niedrig gehalten wurden. Nach zehn Jahren einer solch trostlosen Entwicklung spritzte mindestens die Hälfte der Probanden Insulin.

Warum also konnte diese Studie „nachweisen", dass Typ-2-Diabetes immer weiter voranschritt und unumkehrbar war? Die einfache Antwort ist, dass die Probanden dieser Studie nicht abnahmen. Ganz im Gegenteil – und so ist das auch im täglichen Leben: Obwohl den erst neu mit Typ-2-Diabetes diagnostizierten Betroffenen zu einer Gewichtsabnahme geraten wird, stellen diese fest, dass ihr Gewicht in den folgenden Jahren langsam immer weiter steigt. Dies mag all jene nicht überraschen, die routinemäßig Ratschläge zum Abnehmen erhalten. Oft geschieht das halbherzig, ohne die Überzeugung, dass es wirklich möglich ist, und auch ohne spezielle Anweisungen, wie man es angeht. Selbst die Richtlinien, die ein Ernährungsfachmann vorgibt, sind häufig frustrierend unwirksam. Dass die meisten Menschen nach ihrer Diagnose beständig zunehmen, überrascht auch die meisten Ärzte nicht, da sie wissen, dass einige der verschriebenen Medikamente eine Gewichtsabnahme tatsächlich erschweren.

Die *UKPDS*-Probanden schienen weiterhin mit großen Fettmengen in Leber und Bauchspeicheldrüse belastet gewesen zu sein. Die Tabletten konnten zwar den Blutzuckerspiegel verbessern, doch das war für den Krankheitsverlauf ohne Belang. Die Insulin bildenden Betazellen in der Bauchspeicheldrüse quittierten allmählich ihren Dienst und damit schwand auch alle Hoffnung auf einen zufriedenstellenden Blutzuckerspiegel.

Die Ergebnisse der Studie wurden nicht richtig verstanden, da die genaue Ursache von Typ-2-Diabetes noch immer unbekannt war. Jetzt, da wir sie kennen, kann man die tatsächliche Botschaft von *UKPDS* aus einem ganz neuen Blickwinkel betrachten: Bleibt das Körpergewicht unverändert hoch nach der Diagnosestellung, lässt sich Typ-2-Diabetes nicht rückgängig machen, sondern verschlimmert sich weiter. Wer jedoch massiv Gewicht verliert, für den gilt das Gegenteil.

Ihr Typ-2-Diabetes wurde von weniger als einem halben Gramm Fett in der Bauchspeicheldrüse verursacht. Diese winzige Menge an überschüssigem Fett in den Zellen verhindert die ordnungsgemäße Bildung und Freisetzung von Insulin. Solch überschüssiges Fett befindet sich nicht nur in den Zellen des Organs, sondern auch im ständig zuströmenden Blut, das die Fettbelastung weiter erhöht. Gibt es also eine schlaue Möglichkeit, um diese geringe Fettmenge, die sich einfach nur an der falschen Stelle befindet, wieder loszuwerden?

Leider nicht. Die Fettbelastung kann nur dadurch verringert werden, dass man die Gesamtmenge des im Körper angehäuften Fetts verringert – nicht nur um ein paar Kilogramm, sondern ganz erheblich. Wer das verstanden hat, für den ist die Möglichkeit, endlich Schluss mit Typ-2-Diabetes zu machen, zum Greifen nah. Sie müssen abnehmen und dürfen nicht mehr zunehmen.

2. Das Zielgewicht aufschreiben

Wie viel Fett auch immer Sie in Ihrem Körper haben mögen, wenn Sie an Typ-2-Diabetes erkranken, heißt das, dass es zu viel ist – zu viel für Ihre *persönliche* körperliche Konstitution. Vergleichen Sie Ihre Maße nicht mit denen anderer Menschen. Sie sind Sie. Ihre „Konstitution" ist anders als die Ihrer Mitmenschen. Der Abschnitt über die persönliche Fettschwelle in Kapitel 6 diente der Verdeutlichung, dass Ihnen Ihr Körper bei Typ-2-Diabetes einfach zu verstehen gibt, er habe zu viel Fett „an Bord".

Aber wie viel Fett ist zu viel?

Die Faustregel lautet, dass Sie den Fettüberschuss korrigieren können, wenn Sie Ihr Körpergewicht um 15 kg verringern. Es spielt dabei keine Rolle, ob Sie 80 oder 160 Kilogramm wiegen, da Sie durch den Verlust von 15 kg höchstwahrscheinlich unter Ihre persönliche Fettschwelle gelangen (werfen Sie einen Blick auf die Tabelle auf Seite 145). So viel Gewicht zu verlieren, mag wie eine unlösbare Aufgabe erscheinen, doch tatsächlich ist es einfacher als Sie vielleicht glauben. Die zur Überprüfung der *Twin-Cycle*-Hypothese entwickelte Methode – die Verringerung der Kalorienzufuhr auf etwa 700 Kalorien täglich – erwies sich für die Vorreiter, die allesamt freiwillig an der *Counterpoint*-Studie teilnahmen, als unkompliziert. Es war gewiss nicht einfach, aber bei Weitem nicht so schwierig wie die Probanden erwartet hatten. Hilfreich ist, dass der durchschnittliche Gewichtsverlust nach einer Woche schon ungefähr 3,5 kg beträgt – und das wirkt sich tiefgreifend darauf aus, wie es einem Menschen im Alltag geht. Versuchen Sie einmal, aus einem Sessel aufzustehen oder eine Treppe hinaufzugehen, wenn Sie dieses Gewicht zum Beispiel in Form eines Sacks voller Kartoffeln mit sich tragen – und dann machen Sie das noch einmal ohne die zusätzliche Last. Alle täglichen Aktivitäten fallen plötzlich sehr viel leichter, wenn auch Sie leichter sind. Es geht Ihnen schon bald so viel besser, dass das Ihre Motivation verstärkt.

Ja, in den ersten 36 Stunden werden Sie großen Hunger verspüren, aber danach kaum noch. Die Probleme drehen sich dann mehr darum, wie man das Alltagsleben mit einigen wichtigen Veränderungen in Einklang bringt. Vielleicht sollte man sich zu den Familienessenszeiten lieber nicht mit an den Tisch setzen oder andere gesellschaftliche Ereignisse, bei denen gegessen wird, meiden. Vielleicht sollte man berufliche Dinge nicht mit einem Geschäftsessen verbinden. Vielleicht sollte man sicherstellen, dass man gut vorbereitet unterwegs ist und am Ende nicht der Versuchung unterliegt, ad hoc irgendetwas zu essen zu kaufen. Im Vergleich zu dem ganzen trostlosen und oft unwirksamen Brimborium um das Abnehmen über ein halbes Jahr oder ein Jahr hinweg, ist die schnelle Abnahme einer erheblichen Menge an Gewicht tatsächlich sehr viel einfacher.

Wenn Sie also 80 kg wiegen, sinkt Ihr Blutzuckerspiegel durch eine Gewichtsabnahme von etwa 15 kg mit dem Zielgewicht von 65 kg wahrscheinlich wieder auf normale Werte – vorausgesetzt, die Diabetes-Diagnose liegt nicht schon zu lange zurück. Die einzige Möglichkeit, um herauszufinden, ob die Krankheit schon zu weit fortgeschritten ist, als dass sie wieder rückgängig gemacht werden könnte, ist abzunehmen und zu beobachten, was passiert. Wie bereits erwähnt, gibt es auch Patienten, die schon sehr lange von Diabetes betroffen sind und es dennoch erfolgreich geschafft haben.

Ganz wichtig ist, dass es nicht um die üblicherweise propagierte, diffuse Gewichtsabnehme geht, um nicht mehr in die Kategorie „Fettleibigkeit"

Ihr aktuelles Gewicht in Kilogramm:	Ihr mögliches Zielgewicht in Kilogramm:
150	135
145	130
140	125
135	120
130	115
125	110
120	105
115	100
110	95
105	90
100	85
95	80
90	75
85	70
80	65
75	64
70	60
65	55
60	51

Abbildung 7.1: Für alle Typ-2-Diabetiker, die die Krankheit rückgängig machen wollen, bietet diese Tabelle ungefähre Werte für das angestrebte Zielgewicht. Lassen Sie sich durch die Herausforderung nicht entmutigen.

zu fallen. Die „Fettleibigkeit“ an sich ist nicht das Problem. Wichtig ist, dass Sie *unter Ihre persönliche Fettschwelle* gelangen. Und 15 kg sind die magische Menge, die es zu verlieren gilt, ob Sie nun bei 160 kg oder bei 80 kg beginnen. Natürlich kann es weitere gesundheitliche Vorteile haben, wenn Sie noch mehr abnehmen, doch in diesem Buch geht es um Ihre Stoffwechselgesundheit, nicht darum, schlank zu werden.

Die 15-kg-Faustregel funktioniert bei den meisten Menschen sehr gut, kann aber zu hoch gegriffen sein, wenn Sie kein dicker Mensch sind. Sie können dennoch über Ihrer persönlichen Fettschwelle liegen, aber – im Vergleich zu anderen – trotzdem nicht schwergewichtig sein. Bei einem niedrigeren Ausgangsgewicht von, sagen wir, weniger als 80 kg, sollten Sie lieber überlegen, ob es 15 Prozent (statt 15 kg) Ihres Körpergewichts weniger sein müssen. So könnte sich die 60-Kilo-Dame vernünftigerweise eine Abnahme von 9 kg zum Ziel setzen.

Der erste Schritt ist, sich die folgende Tabelle anzuschauen und das Zielgewicht aufzuschreiben. Lassen Sie sich von scheinbaren Schwierigkeiten nicht abhalten – Hunderte von Menschen wie Sie haben schon ähnlich viel abgenommen. Es ist möglich! So wie Sie sich beispielsweise auf den Einzug in Ihr Traumhaus freuen, können Sie sich auch hierauf freuen. Scheiben Sie es auf. Dann ist es ein reales Ziel.

3. Akzeptieren, dass die Nahrungszufuhr für 2-3 Monate verringert werden muss

Wann beginnen Sie mit Ihrer Diät, mit der Sie die Krankheit endlich hinter sich lassen wollen? Sicherlich nicht sofort – denn Sie müssen vorausplanen. Vielleicht nach der Familienfeier nächste Woche? Das soll jetzt keine Aufforderung sein, Ihren Plan auf die lange Bank zu schieben – und dann noch einmal zu verschieben –, sondern Sie vielmehr dazu ermuntern, ruhig und gelassen nach vorne zu blicken, um den Weg des geringsten Widerstands gehen zu können. Wählen Sie die für Sie richtige Zeit.

Viele Menschen haben Mühe, zwei oder drei Monate zu finden, in denen es keine gesellschaftlichen Anlässe, Turbulenzen in der Arbeit, Feiertage usw. gibt. Also müssen Sie planen, wie Sie es schaffen können, auf Kurs zu bleiben. Wenn es eine Feier oder ein Ereignis gibt, dann könnten Sie sich dafür entscheiden, Ihr eigenes Essen oder einen Shake mitzunehmen. Vielleicht achten Sie auch darauf, nur Wasser oder kalorienfreie Getränke zu sich nehmen? Oder Sie gehen wieder, bevor das Essen serviert wird? Manche Patienten haben mir erzählt, dass sie oft ihre „Spezial"-Mahlzeiten schon zu sich nahmen, bevor sie zu einer Feier gingen, da diese tendenziell sehr sättigend sind. Dann wollten sie dort auch gar nichts mehr essen. Die Unterstützung aller Ihnen nahestehenden Menschen zu gewinnen, ist äußerst hilfreich.

Es gibt natürlich immer die Alternative, Ihre Diät für ein, sagen wir, „besonderes Wochenende" zu unterbrechen. Aber Sie sollten sich darüber im Klaren sein, dass dies die schwierigere Alternative ist, nicht zuletzt, weil auf diese kurzen Diät-„Ferien" wieder 36 Stunden des Hungerns folgen, während sich Ihr Körper erneut daran gewöhnt. Meiner Ansicht nach sollten Unterbrechungen die Ausnahme sein, die nur für ganz besondere Gelegenheiten reserviert ist. Andernfalls besteht das Risiko, dass sie zur Regel werden, dass sich das übermäßige Essen wieder einschleicht und Ihre Bemühungen behindert, dem Diabetes endlich zu entkommen. Das muss ganz allein Ihre Entscheidung sein. Doch denken Sie daran, dass es wichtig ist, zu lernen, wie man mit sozialen Anlässen umgeht, zu denen Essen und Trinken gehören; es ist eine wertvolle Fähigkeit, die Ihnen auch in Zukunft zugutekommen wird, um Ihr Gewicht zu halten.

4. Mit Familie und Freunden darüber reden

Diesen Punkt kann ich gar nicht genug betonen. Selbstverständlich ist es wichtig, die Unterstützung von Familie und Freunden zu haben, die bei all den auftauchenden, zum Leben gehörenden Schwierigkeiten helfen können. Doch es ist schon eine weitaus tiefergreifende Sache, über eine größere Gewichtsabnahme nachzudenken. Essen ist eine soziale Aktivität und bezieht meist die am nächsten stehenden und liebsten Menschen mit ein. Denken Sie doch einmal an ein Treffen mit einem Freund. Wie oft essen oder trinken Sie etwas zusammen, und das gehört bei einer solchen Gelegenheit ganz einfach dazu? Viele Familien essen regelmäßig gemeinsam. Daher wird sich alles, was Sie an Ihrem Speiseplan und der Essensmenge verändern, auf alle anderen Personen in Ihrem Umfeld auswirken. Wenn die ganze Familie bereit ist, gleichzeitig auch etwas zu verändern, kann das vielleicht die eine oder andere Schwierigkeit verringern. Ähnlich sieht es bei Freunden und Arbeitskollegen aus. Sie brauchen Verbündete!

Was halten Ihr Ehe- oder Lebenspartner, ihr bester Freund oder Ihre beste Freundin davon, dass Sie sich auf diese Herausforderung einlassen, um endlich Schluss mit Ihrem Diabetes zu machen? Werden sie glücklich oder weniger glücklich sein, wenn sie sehen, dass Sie weniger wiegen und sich zehn Jahre jünger fühlen? Steckt in all dem vielleicht sogar eine Botschaft für die Betreffenden? Was halten Partner und Freunde von der Information, selbst durchschnittlich zehn Kilo schwerer zu sein, als das in den 1980er-Jahren im gleichen Alter der Fall gewesen wäre? Aus all unseren Studien sind nur drei Probanden ausgeschieden, und in allen Fällen war der Grund dafür, dass die jeweiligen Partner nicht wollten, dass die Betroffenen mehr abnehmen. Da mag überraschend klingen, aber Wahrnehmungen verändern sich. Und die Philosophen sagen uns, dass unsere Wahrnehmung die einzige Realität sei – mit anderen Worten: Nicht jeder sieht Sie in gleicher Weise.

Ein Familienbeschluss, zwischen den Mahlzeiten am Tisch nichts zu essen, ist ein klarer erster Schritt. In unserer heutigen Überflussgesellschaft sind auch Zwischenmahlzeiten zur Regel geworden; wir werden auf Schritt und Tritt von Keksen, Kuchen und zuckerhaltigen Getränken in Versuchung geführt. Aber noch vor 50 Jahren wäre so etwas absurd erschienen. Wir sind heute oft gar nicht in der Lage, zwischen Langeweile und echtem Hunger zu unterscheiden. Der Spruch „Wenn der kleine Hunger kommt“ bedeutet eigentlich „Mir ist gerade ein bisschen langweilig“. Finden Sie den Unterschied heraus. Doch wenn unbedingt ständig etwas von der Hand in den Mund wandern muss, dann reicht vielleicht auch ein Glas Wasser.

Wenn im Schrank keine Kekse, Chips oder Süßigkeiten liegen, ist mit den Momenten der Versuchung viel leichter umzugehen. Heutzutage ist sehr viel die Rede von einer „adipogenen Umwelt“, in der wir leben – von unserer sitzenden Lebensweise, der Benutzung des Autos und von arbeitssparenden Maschinen sowie von leichtem Zugang zu Fast Food. Das adipogene Mikroumfeld des häuslichen Bereichs wird jedoch leicht übersehen. Doch dieses kann verändert werden, wenn eine Familie bereit dazu ist. Viele unserer freiwilligen Studienteilnehmer haben einen solchen Umbruch beschrieben.

Hüten Sie sich vor eventuellen Ausreden sich selbst und anderen gegenüber, zum Beispiel: „Ich muss ein paar Leckereien für die Kinder / Enkelkinder im Schrank haben.“ Erstens, erinnern Sie sich bitte daran, dass Typ-2-Diabetes familiär gehäuft auftritt, und dass alle Familienmitglieder die gleichen Gene haben, die dieses Risiko bestimmen. Wenn Sie also Ihre Kinder schon in jungen Jahren darauf konditionieren, regelmäßig Leckereien zu bekommen, tun Sie ihnen damit langfristig keinen Gefallen. Es wäre weitaus besser, ihnen aktiv dabei zu helfen, damit sie nicht eines Tages dieselben Anstrengungen unternehmen müssen, über die Sie gerade nachdenken, um wieder gesund zu werden. Zweitens, wenn Sie in Versuchung kommen, diese Leckereien zu essen, waren sie ohnehin nie wirklich für Ihre Kinder oder Enkel bestimmt. In dieser Hinsicht ehrlich zu sich selbst zu sein, ist am Anfang schwer, aber wichtig. Wenn Sie den Leckereien nicht widerstehen können, müssen die Sachen aus dem Haus.

5. Entscheiden

Wie treffen Sie eine Entscheidung? Manche Menschen wägen alle Fakten ab, denken eine Weile darüber nach und kommen erst dann zu einem Ergebnis. Andere Menschen – vielleicht die Mehrheit – fällen einen spontanen Entschluss, entweder sofort, nachdem sie das Für und Wider gehört haben, oder später, ausgelöst durch etwas anderes.

In der Psychologie nannte man es den „Zyklus des Wandels“. Der Gedanke dahinter war, dass jeder Mensch zuerst eine Phase der Sorglosigkeit durchläuft, in der er noch nicht an eine Entscheidung denkt, danach eine Phase der Bewusstwerdung, in der er die Vor- und Nachteile gegeneinander abwägt. Darauf folgen die „Vorbereitung", also die Absicht, eine Entscheidung zu treffen, und schließlich eine Phase der Handlung. Inzwischen hat man erkannt, dass die meisten Menschen diese theoretischen Stadien nicht durchlaufen, sondern eher in einem nicht vorhersehbaren Zeitraum zu einer raschen Entscheidung kommen. Diese wird eventuell durch Ereignisse oder Ideen herbeigeführt, die in keinem Zusammenhang zu stehen scheinen für Sie und die Sie auch nicht als den Auslöser erkennen, der Ihren Entscheidungsprozess voranbringt.

Stellen Sie sich vor, Sie wären nicht an Diabetes erkrankt, sondern von einer akut lebensbedrohlichen Krankheit betroffen, die nur durch eine Operation zu heilen wäre, und Ihr Arzt hätte Ihnen mitgeteilt, dass Sie dadurch drei Monate arbeitsunfähig wären und alle normalen Aktivitäten im Alltag einstellen müssten. Angesichts eines lebensbedrohlichen Zustands würden Sie nicht zögern, das zu akzeptieren. Das würde sich von selbst verstehen. Sie würden die Operation planen und überlegen, wie Sie Ihr Leben in dieser Zeit des Stillstands organisieren können.

Angesichts der Tatsache, dass Typ-2-Diabetes all das in Kapitel 1 beschriebene Elend verursacht und die Lebenszeit verkürzt, sollte man in diesem Fall genauso denken. Es handelt sich um eine schwerwiegende Krankheit, die Ihr Augenlicht, Ihre Füße und Ihr Herz bedroht, von der Verdopplung des Schlaganfallrisikos in jedem Alter ganz zu schweigen. Sie wirkt sich auch noch in anderer Weise aus. Ihnen wurde nun der „Krankheitsstempel" aufgedrückt. Sie werden jetzt unbedacht als „Diabetiker" bezeichnet, verbringen viel Zeit in Wartezimmern, Ihre Reisekrankenversicherung ist nun doppelt so teuer und Ihnen steht ein Leben mit Kontrollen und Medikamenten bevor.

Mit der 1-2-3-Methode können Sie all das weitaus problemloser organisieren als durch eine dreimonatige Arbeitsunterbrechung wegen einer Operation. Während Sie Ihre kalorienarme Diät machen, gehen Arbeits- und Alltagsleben einfach weiter. Sie machen sich vielleicht Sorgen, dass es Ihnen an der entsprechenden Energie fehlen könnte, um ihre normale Arbeit zu bewältigen, doch Sie brauchen keine Angst zu haben – die meisten Menschen berichten, dass sie sich während der Diät energiegeladener fühlen als sonst. Das mag im Widerspruch zu Ihren Erwartungen stehen, aber nach unserer Erfahrung mit den Probanden der *DiRECT*-Studie ging es den meisten besser als vorher, und die wenigen Teilnehmer, die sich ein bisschen müde fühlten (1 von 15), konnten trotzdem weiterarbeiten, da sie durch die potenzielle Belohnung motiviert blieben und das Gefühl hatten, dass sich ihre Bemühungen lohnten.

Ich könnte versuchen, Sie mit unzähligen guten Gründen davon zu überzeugen, dass es eine gute Idee ist, mit diesem Programm zu beginnen. Aber es ist natürlich eine Herausforderung und manchen Menschen ist vielleicht danach, lieber die Tabletten zu nehmen und sich in ihr Schicksal zu ergeben. Jeder muss selbst eine Entscheidung treffen. Doch nach meiner Erfahrung würden viele Betroffene wirklich gerne wieder gesund sein – und zwar so schnell wie möglich. Die Gesundheit gehört zu den Dingen, die man erst dann zu schätzen weiß, wenn man sie verloren hat.

Vergessen Sie diesen Punkt also nicht. Sprechen Sie mit Ihrer Ehepartnerin, ihrem Lebensgefährten, mit der Familie oder ihren Freundinnen und Freunden. Im Idealfall stärkt Ihnen jede und jeder den Rücken, wenn sie sich nicht sogar aktiv einbringen. Ihre Entscheidung hat auch Einfluss auf andere.

Aber was immer der Prozess für Sie bedeutet und wie umfassend die Diskussion sein mag, es muss eine Entscheidung fallen. Sie werden es wissen, wenn Sie sie getroffen haben. Und vorausgesetzt, Sie wurden über die Alternativen informiert, kann auch niemand sagen, dass Ihre Entscheidung „falsch“ oder „richtig“ ist – es ist schlicht und ergreifend *Ihre* Entscheidung.

Übereilen Sie diesen Schritt nicht. Seien Sie sich einfach nur sicher, dass Sie sich sicher sind.

6. Sich auf die Maßnahmen vorbereiten

Überprüfen Sie Ihre Schränke. Sind alle Kekse, Kuchen und Chips verschwunden? Sind Sie mit allem versorgt, was Sie brauchen: Mit den Flüssigmahlzeiten? Mit Zutaten für Salate und mit anderen nicht stärkehaltigen

Gemüsesorten? Steht immer ein Glas Wasser griffbereit? Wenn Sie außer Haus arbeiten, wäre ein Vorrat an Lunchpaket-Behältern eine gute Idee – wiederverwendbare Behälter für Salate, Thermosbecher für Suppen – damit Sie gewappnet sind. Eine gute Planung im Voraus ist unerlässlich, damit Sie nicht von Hungerattacken geplagt werden und am Ende möglicherweise einen Imbiss kaufen, der einen Haufen Kalorien enthält.

Sind Ihre Unterstützer bereit und auf Ihre Pläne eingestimmt?

Und noch eine merkwürdige Sache muss berücksichtigt werden. Sie haben womöglich auch Freunde, Verwandte oder Bekannte, die anscheinend nicht wollen, dass Sie abnehmen, und die vielleicht aktiv etwas betreiben, was man als Sabotage bezeichnen könnte: „Du isst doch auch kleines Stückchen Kuchen, oder?" Wenn Sie versuchen, Ihren Plan streng einzuhalten, kann es besonders schwer sein, mit solchen Querschüssen umzugehen. Daher ist es ratsam, sich schon vorher eine Reaktion darauf zu überlegen.

7. Umsetzung

Unsere gesamte Forschungsarbeit zum Thema Typ-2-Diabetes hing von einer Methode ab, mit der alle Probanden innerhalb eines definierten Zeitraums abnehmen konnten: eine Kombination aus kalorienarmen Suppen und Shakes, um die tägliche Zufuhr von etwa 800 Kalorien aufrechtzuerhalten. (In der *Counterpart*-Studie setzten wir unsere Probanden acht Wochen lang konstant auf etwa 700 kcal täglich, doch in der *DiRECT*-Studie waren es etwa 800 kcal für die Dauer von 12 Wochen.) Bei einer Forschungsstudie ist es wichtig, dass eine Veränderung auf eine einheitliche, reproduzierbare und für die meisten Menschen akzeptable Weise herbeigeführt wird. Aber Sie sind nicht „die meisten Menschen". Sie sind ein Individuum und vielleicht aus einer ganzen Reihe von Gründen nicht in der Lage, das Ziel – 15 Kilogramm weniger Gewicht – mit anderen Methoden zu erreichen. Vielleicht sagt Ihnen die Idee mit den kalorienarmen Getränken überhaupt nicht zu, und Sie würden lieber selbst kochen. Und das ist auch in Ordnung. Machen Sie, was immer bei Ihnen Wirkung zeigt.

Es ist notwendig, gleich von Anfang an die langfristige Gewichtskontrolle einzuplanen. Denn sobald Sie die 15 kg losgeworden sind und sich (und Ihre Unterstützer) ordentlich beglückwünscht haben, sollten Sie darauf vorbereitet sein, dass Sie von nun an weniger zu essen brauchen als vorher. In der Praxis sind das nur noch etwa drei Viertel der Menge, die Sie bisher zu sich genommen haben. Denken Sie daran, das markiert den Wendepunkt für Ihr weiteres Leben. Und die einzige Möglichkeit, Ihre neue gesunde, vergleichsweise schlanke Figur zu erhalten, besteht darin, weniger zu essen. Es ist wichtig, dass Sie sich das von Anfang an klar machen.

Die 1-2-3-Methode

Bei unseren frühen Studien in Newcastle, die dazu dienten, die Zwillingszyklus-Hypothese (*Twin-Cycle*-Hypothese) zu prüfen, mussten wir uns eine einfache, praktische und effektive Möglichkeit einfallen lassen, die es unseren Probanden ermöglichte, ihr Körpergewicht erheblich zu verändern. Zunächst konzipierte ich ein 8-Wochen-Programm mit kalorienarmen Shakes auf Pulverbasis, die auf bequeme Art eine vollwertige Ernährung boten und ein Minimum an Zubereitung erforderten. Eine „vollwertige Ernährung" bedeutet, dass alle notwendigen Proteine, Mineralstoffe und Mikronährstoffe enthalten sind. Zusätzliche Ballaststoffe lieferte eine tägliche Portion nicht stärkehaltiges Gemüse. Nach der ersten Studie erzählten uns die freiwilligen Forschungsteilnehmer jedoch von ihren Schwierigkeiten, als sie wieder normal zu essen begannen. Sie beschrieben, wie ratlos oder sogar überängstlich sie nach den acht Wochen waren, in denen sie für die Zubereitung einer Mahlzeit einfach nur die Geschmacksrichtung aussuchen mussten, die sie dann in Wasser einrührten. Infolgedessen entwickelten wir eine gezielte Methode, bei der schrittweise vorgegangen wurde: Zuerst wurde ein Shake durch eine normale Mahlzeit (meist das Abendessen) ersetzt, zwei Wochen später wurde dann der zweite Shake gegen ein normales Mittagessen ausgetauscht. Wenn die Betroffenen so weit waren, konnten sie auch wieder ein normales Frühstück zu sich nehmen. Es wurde außerdem genau erklärt, welche

Mengen nun verzehrt werden durften – meist etwa 75 % dessen, was üblicherweise vor dem Abnehmen gegessen wurde.

Wir wandten diese schrittweise Wiedereinführung einer normalen Ernährung in der *Counterbalance*-Studie an und stellten erfreut fest, dass die Teilnehmer dadurch die Umstellungsprobleme vermeiden und ihr Gewicht nach dem schnellen Abnehmen konstant halten konnten. Die kalorienarme Abnehmphase, auf die das neue schrittweise Wiedereinführungsprogramm folgte, wurde als „Newcastle-Diät" bekannt. Bei der *DiRECT*-Studie verfolgten wir eine ähnliche Strategie, die in Glasgow gesondert als „Counterweight-Plus" entwickelt worden war.

Nehmen Sie erstens ab und konzentrieren Sie sich ganz und gar darauf. Führen Sie zweitens schrittweise wieder normale Nahrung ein. Und halten Sie drittens das neue Gewicht langfristig konstant.

Es ist wichtig zu erkennen, dass es sich bei diesen Phasen um drei klar umrissene Vorgänge handelt. Sorgfältige Forschung hat ergeben, dass man am meisten abnimmt, wenn man den relativ kurzen, aber intensiven Zeitraum des Abnehmens ganz klar von der langfristigen Phase trennt, in der das neue Gewicht gehalten werden soll. Bedenken Sie dennoch: Die bisher besten Studien haben nur zwei Jahre gedauert, und eine erneute Gewichtszunahme muss lebenslang vermieden werden. Die dritte Phase, in der das Gewicht gehalten werden muss, ist am anspruchsvollsten. (Weitere Informationen in englischer Sprache unter: *https://go.ncl.ac.uk/diabetes-reversal*)

Normale Nahrungsmittel oder Formula-Diätshakes

Eine festgelegte Pulvermenge aus dem Beutel oder der Packung einer der vielen im Handel erhältlichen Formula-Diäten ist bei Weitem die einfachste Lösung. Bei einigen Marken kann man aus einer breiten Palette von Geschmacksrichtungen wählen und so der Eintönigkeit vorbeugen. Bei unserer „Newcastle-Diät" ermunterten wir die Probanden auch, bei den Mahlzeiten ein wenig nicht-stärkehaltiges Gemüse zu verzehren, zum Teil, damit es etwas zu kauen gab (was manche Teilnehmer sehr vermissten), aber hauptsächlich, weil durch das Gemüse eine Verstopfung

WAS SIE ESSEN KÖNNEN: EIN ÜBERBLICK

Schritt 1: In den acht Wochen, die für eine schnelle Gewichtsabnahme vorgesehen sind, liefert ein Formula-Diätgetränk schnell und einfach etwa 600 Kalorien pro Tag. Dazu kommt eine Portion nicht-stärkehaltiges Gemüse (etwa 100 Kalorien). Alkohol (und zusätzlicher Sport) werden gemieden.

Schritt 2: Um den Übergang zu normalem Essen zu erleichtern, wird der abendliche Shake für ungefähr zwei Wochen durch eine normale Mahlzeit (400-500 Kalorien) ersetzt. Anschließend wird in den nächsten beiden Wochen auch der Shake zur Mittagszeit durch eine normale Mahlzeit ersetzt (etwa 400 Kalorien). Nach diesen weiteren zwei Wochen werden alle Mahlzeiten normal eingenommen und keine Formula-Shakes mehr verwendet.

Schritt 3: Um das neue Gewicht langfristig halten zu können, wird Ihre Waage zur besten Freundin. Essen ist wieder eine normale gesellschaftliche Aktivität – aber immer mit einem wachsamen Auge bezüglich der Mengen. Dasselbe gilt für Alkohol.

vermieden wird. (Bei der *DiRECT*-Studie ließen wir das Gemüse zugunsten eines vierten Shakes weg, um die Unterschiede zwischen den Probanden in dieser Forschungsstudie gering zu halten; es wurden bei dieser Ernährungsform jedoch regelmäßig Abführmittel benötigt, um die Verstopfung zu regulieren.)

Wenn Ihnen die Vorstellung zuwider ist, über mehrere Wochen hinweg von Flüssignahrung – mit oder ohne Gemüse – zu leben, können Sie natürlich auch normale Nahrungsmittel zu sich nehmen. Die einzelnen Mahlzeiten dürfen nicht mehr als etwa 200 Kalorien enthalten, damit die tägliche Gesamtmenge von 800 Kalorien nicht überschritten wird. Das erfordert viel Planung und Vorbereitungszeit in der Küche, und viele Menschen finden es schwieriger und belastender, weil sie täglich neu entscheiden und auswählen müssen.

Möchten Sie die etwa 800 Kalorien aus „echten" Nahrungsmitteln beziehen, muss Ihre Kost sehr proteinreich sein (Fisch und Fleisch), um Ihren täglichen Proteinbedarf zu decken und länger satt zu sein. Viele nicht-stärkehaltige Nahrungsmittel sind wichtig, um den Magen zu füllen und für eine regelmäßige Darmtätigkeit zu sorgen. Es dauert dann vielleicht ein bisschen länger, bis Sie Ihr Zielgewicht erreicht haben – etwa drei bis vier Monate, im Gegensatz zu den zwei bis drei Monaten mit der Flüssignahrung.

Es besteht auch die Möglichkeit, dass die Vitaminversorgung teilweise zu kurz kommt, daher werden Diäten von etwa 800 Kalorien am besten durch ein Multivitaminpräparat ergänzt.

Es gibt unzählige Bücher, die sich mit kalorienarmem Essen befassen, und solche Ansätze können manchen Menschen sehr gut zupasskommen. Das ist keine Hexerei! Wenn es Ihnen gelingt, durch eine drastische Reduzierung der Menge, die Sie bei jeder Mahlzeit zu sich nehmen, schnell abzunehmen, dann ist das in Ordnung.

Schritt 1 in der Praxis

Entscheiden Sie sich als erstes für die Art der Diät. Wenn es eine Formula-Nahrung sein soll, suchen Sie sich eine Marke aus, deren Geschmacksrichtungen Ihnen zusagen. Für welchen Hersteller auch immer Sie sich entscheiden, die Produkte müssen als „vollwertige Ernährung", „Komplettnahrung" oder als „vollständig bilanzierte Diät" deklariert sein (anstatt nur als „Mahlzeitenersatz") – mit anderen Worten, sie müssen zusätzlich zu Protein, Zucker und Fett auch alle Vitamine, Mineralstoffe und Spurenelemente enthalten.

Es mag Sie überraschen, wie viel Zucker in manchen Produkten enthalten ist – aber das sollte Ihnen kein Kopfzerbrechen bereiten, denn das ist wenig im Vergleich dazu, was Ihre Leber täglich selbst an Glukose (also Zucker) bildet.

Der Proteingehalt ist hoch – ungefähr 25 Prozent – und liegt damit viel höher als die Menge, die Sie sonst bei einer Mahlzeit zu sich nehmen würden. Das Formula-Pulver sollte in Form von Portionspackungen für jeweils eine Mahlzeit angeboten werden (die keine Möglichkeit für – gewollte oder ungewollte – „Anpassungen“ der Dosierung bieten). Jede Portion enthält etwa 200 Kalorien; auf unserer Internetseite gibt es (in englischer Sprache) eine Liste mit geeigneten Produkten: *https://go.ncl.ac.uk/diabetes-reversal* (Vergleichbare Produkte gibt es auch bei uns zu kaufen; Anm. d. Übers.)

Flüssignahrungen sind, wie bereits erwähnt, für die meisten Menschen einfacher in der Handhabung. Sie kamen auch zum Einsatz in den Studien, in denen am meisten abgenommen wurde und es zu einer dauerhaften Remission von Typ-2-Diabetes kam.

Für eine ausreichende Ballaststoffzufuhr können Sie, ich möchte das nochmals erwähnen, einen der Shakes durch eine Mahlzeit mit nicht-stärkehaltigem Gemüse ersetzen (vgl. Rezepte); Sie haben aber auch die Möglichkeit, während dieser Zeit ein Abführmittel einzusetzen.

Wenn Sie sich für die Alternative mit „echten“ Nahrungsmitteln oder für eine Mischung aus beiden Konzepten entscheiden, sollten Sie mit den richtigen Zutaten und Rezepten gut vorbereitet sein, um bei der Stange bleiben zu können. Und sehen Sie es realistisch: Sie wollen ganz bestimmt nicht jeden Tag stundenlang mit der Zubereitung von kalorienarmen Gourmet-Gerichten beschäftigt sein; halten Sie ein paar schnelle, einfache Alternativen mit entsprechender Kalorienmenge griffbereit – zum Beispiel Hühnchen oder Fisch, jeweils gegrillt, dazu als Beilage viel nicht-stärkehaltiges Gemüse. Machen Sie das gegebenenfalls zu Ihrer Standard-Hauptmahlzeit.

Nehmen Sie in Phase 1 auch nicht an einem Sportprogramm teil. Es mag Sie überraschen, aber das kann das Abnehmen ernsthaft erschweren, insbesondere bei sehr übergewichtigen Menschen. Ich stieß nur zufällig auf dieses – wie mir scheint: am besten gehütete – Geheimnis der Abnehmbranche, weil die Probanden unserer Studien es beim Thema Sport erwähnten: Sie beschrieben es als „kompensatorisches Essen“ (teils bewusst und teils unbewusst). Bleiben Sie also in Phase 1 bei Ihren normalen Aktivitäten.

- Schreiben Sie auf, *warum* Sie dieses Abnehmprogramm machen. Es kann tatsächlich hilfreich sein, das später noch einmal zu lesen, wenn Sie Mühe mit dem Spagat zwischen Alltag und dem Halten Ihres neuen Gewichts haben.
- Während einer Formula-Diät mit Shakes haben Sie jede Menge freie Zeit zur Verfügung, da Sie keine aufwändigen Mahlzeiten zubereiten müssen und vielleicht nicht einmal zu den Essenszeiten mit der Familie am Tisch sitzen. Planen Sie also schon im Voraus, was Sie mit dieser zusätzlichen Zeit anfangen wollen. Machen Sie eine Liste mit möglichen Aktivitäten.
- Überlegen Sie genau, was Sie stattdessen tun können, wenn Sie in Versuchung geraten, etwas zu essen, was im Moment „verboten" ist. Die Aufstellung einer eigenen Ablenkungsliste kann hilfreich sein – etwa Arbeiten rund um das Haus, eine zusätzliche Gassirunde als Überraschung für den Hund, ein großes Glas Wasser trinken, das Planen künftiger Urlaube.
- Auch für die Zeiten, wenn Sie außer Haus sind, müssen Sie die Versorgung mit Ihren speziellen Mahlzeiten planen. Am einfachsten ist das, wenn das Pulver Ihrer Wahl eher zum Einrühren in Wasser als in Milch gedacht ist, doch durch Vorausplanung lässt sich beides bewerkstelligen.
- In der Abnehmphase dürfen Sie keinen Alkohol trinken. Alkohol enthält viele Kalorien – betrachten Sie ihn als flüssiges Fett. Das wäre alles andere als hilfreich. Lassen Sie es also einfach bleiben.
- Sie dürfen auch weiterhin Tee und Kaffee mit ein wenig Magermilch trinken, wenn Sie das möchten (aber nicht mehr als insgesamt 50 ml Milch täglich).
- Besprechen Sie Ihre Pläne mit Ihrer Ärztin oder Ihrem Arzt oder in der Diabetesberatung.

Und so haben sich unsere Studienteilnehmer über ihre Erfahrungen mit Formula-Shakes geäußert:

» *Ich war so überrascht, wie wenig ich im Vergleich zu vorher aß. Ich hätte wirklich gedacht, ich wäre vom Aufwachen bis zum Schlafengehen immerzu hungrig, aber das war ich nicht." (Frau, 42 Jahre; normale Blutzuckerwerte seit einem Jahr)*

» *Am Anfang war es ziemlich hart, aber im Laufe der Wochen wurde es einfacher, und als ich dann langsam fitter wurde, weiter laufen konnte und nun mühelos aufstehen, mich hinsetzen und im Garten herumbuddeln kann, ist es großartig. Ich fühle mich großartig." (Mann, 44 Jahre; zweieinhalb Jahre nach der Diagnose).*

Obwohl die Mehrheit der Teilnehmer so dachte, fanden nicht alle dieses Programm praktikabel.

» *All diese Gerüche, wenn Menschen um einen herum essen ... Ich war in der Stadt, überall Bäckereien, es war lächerlich, ich konnte mich nicht konzentrieren ... Zu Hause hätte ich das ausgehalten. Ich hätte in der Woche abgenommen und wäre immer noch dabei, aber ich konnte es nicht durchhalten. (Mann, 52 Jahre; ein Jahr nach der Diagnose).*

Der nächste Erfahrungsbericht gibt einen Einblick, was in den letzten zwei bis drei Jahrzehnten in unseren Haupteinkaufsstraßen und anderswo passiert ist. Dieser Teilnehmer war nicht der einzige, der sich über das allgegenwärtige Essensangebot in unserer heutigen Gesellschaft äußerte:

» *Man kann dem Essen einfach nicht aus dem Weg gehen. Schlagen Sie die Zeitung auf, und da sehen Sie Jamie Oliver, der etwas Pfiffiges mit einer Lammkeule macht. Stellen Sie den Fernseher an, und da steht Mary Berry und backt Kuchen. Gehen Sie ins Fußballstadion, und Sie sind dort von Hamburger-Reklame und Verkaufsständen umgeben, wo es etwas zu essen gibt. Ich konnte beim Abendessen nicht mit der Familie am Tisch sitzen. Ich musste die Zeit durch Kinobesuche ausfüllen und mir irgendeinen Film anschauen. Ein armer, trauriger alter Knacker, der ganz alleine im Kino sitzt. Aber es hat funktioniert!" (Mann, 57 Jahre; zwei Jahre nach der Studie noch immer in Remission).*

Schritt 2 in der Praxis

Der Übergang von der Abnehmphase zur normalen Ernährung muss sorgfältig geplant werden. Das wurde uns nach der *Counterpoint*-Studie klar, die nur dazu gedacht war, die Zwillingszyklus-Hypothese zu prüfen. Wir hatten uns hauptsächlich darauf konzentriert, wie man in kurzer Zeit stark abnehmen konnte, ohne dass wir die Herausforderung einer Rückkehr zu normaler Ernährung ausreichend durchdacht hatten. Unsere Probanden beschrieben, wie ratlos sie sich alle fühlten, als Sie wieder in der Küche standen, um sich selbst eine Mahlzeit zuzubereiten. Was sollten sie essen? Wie viel sollten sie essen? Durften sie Alkohol trinken?

Doch wir lernten dabei auch, dass genau hierin für die Betroffenen eine Chance bestand: Die acht Wochen, in denen sie für jede Mahlzeit einfach nur ein wenig Pulver angerührt hatten, machten sie zu einer Art „unbeschriebenem Blatt“, auf das man neue Essgewohnheiten schreiben konnte.

Genauso wie es einen klaren Schwerpunkt während der anfänglichen Abnehmphase gibt, muss es also auch einen strukturierten Plan für die Phase der schrittweisen Rückkehr zu normalen Mahlzeiten geben.

- Beginnen Sie mit dem Abendessen, wenn Sie wieder dazu übergehen, normale (aber vergleichsweise kleinere) Mahlzeiten anstelle eines Shakes zu sich zu nehmen. Zu allen anderen Mahlzeiten des Tages nehmen Sie weiterhin die Shakes zu sich.
- Auch hier ist ein wenig Vorausplanung sinnvoll: Eine „normale" Mahlzeit sollte immer noch relativ kohlenhydratarm sein und viel Gemüse enthalten. Meiden Sie süße oder stärkehaltige Nahrungsmittel.
- Nach zwei Wochen können Sie auch den mittäglichen Shake durch eine normale Mahlzeit ersetzen; achten Sie auch hier wieder auf die kleinere Portionsgröße.
- Nach vier Wochen sollten Sie wieder bei einem relativ normalen Essverhalten angelangt sein, das Sie lebenslang beibehalten – ohne erneut zuzunehmen. Wenn Sie möchten, dürfen Sie auch

Alkohol trinken. In dieser Phase ist es normal, dass Ihr Gewicht um etwa ein Kilogramm steigt, weil die Glykogenspeicher erneut aufgebaut werden und, wie Sie ja schon wissen, mit dem Glykogen auch Wasser gespeichert wird.

Durch die schrittweise Wiedereinführung der Nahrungsmittel fanden unsere Probanden weniger mühsam und langfristig nachhaltiger zu einem normalen Essverhalten zurück. Sie berichteten, dass die gelenkte Methode, mit einer kalorienarmen Mahlzeit pro Tag zu beginnen, sehr hilfreich war. Ebenso wurde es begrüßt, dass sie eindeutige Informationen erhalten hatten, in welchen Mengen sie welches Nahrungsmittel essen sollten. Weitere Informationen über Nahrungsmittel für diese Phase finden sich bei den Rezepten am Ende des Buches.

Schritt 3 in der Praxis

Wenn Sie in dieser Phase angekommen sind, dürfen Sie sehr stolz auf sich sein. Sie haben stark abgenommen und hoffentlich eine Rückbildung Ihres Typ-2-Diabetes erreicht. Es geht Ihnen ganz erheblich besser, körperlich wie auch seelisch: Sie sind energiegeladener, zuversichtlicher und motivierter. Willkommen in Ihrem neuen Leben! Vielleicht sollte man es besser als das „neue normale" Leben bezeichnen. Denn es lohnt sich, alles daran zu setzen, damit Ihre neu gewonnene Gesundheit erhalten bleibt. Sie können zwar das gemeinsame Essen mit der Familie und Freunden wieder genießen und sich auch einmal eine besondere Leckerei oder eine gelegentliche Feier gönnen, doch wenn Sie Ihr Gewicht halten wollen, dürfen Sie nicht mehr in Ihr altes Fahrwasser und Ihre Gewohnheiten zurückfallen.

Wenn Sie sich an diese Faustregeln halten, wird es Ihnen gutgehen:

- Als grobe Richtlinie sollten Sie nur noch drei Viertel dessen zu sich nehmen, was Sie früher gegessen haben.
- Notieren Sie jede Woche Ihr Gewicht. Das ist sehr wichtig. Ihre Waage sagt Ihnen schonungslos, wo Sie stehen. Von einem Tag auf den anderen kann Ihr Gewicht natürlich schwanken, aber wenn

Sie sehen, dass die Zahlen von Woche zu Woche steigen, essen Sie – oder vielleicht trinken Sie auch – zu viel. Finden Sie heraus, wie Sie die verzehrte Nahrungsmittelmenge oder Ihren Alkoholkonsum am besten senken können. Werden Sie von Tag zu Tag aktiver. Bewegung soll zu einer Alltagsroutine in Ihrem Leben werden; sie ist nichts, was einer Entscheidung bedarf. Gewöhnen Sie sich an, häufiger zu Fuß zu gehen. Lassen Sie das Auto stehen. Nehmen Sie immer die Treppe (statt den Fahrstuhl). Gibt es bestimmte Tätigkeiten, die Sie dazu anspornen würden, noch aktiver zu sein? Gehen Sie tanzen, wenn das Ihr Ding ist, oder spielen Sie wieder Federball. Gibt es einen Fußballverein mit Freizeitmannschaften in Ihrer Gegend? Denken Sie daran, der beste Sport ist der, der Ihnen Spaß macht.

- Handeln Sie sofort, wenn Ihr Gewicht 3 kg über dem Zielgewicht liegt. Die Botschaft ist unmissverständlich: Sie nehmen entweder für einige Wochen Formula-Shakes zu sich oder Sie verringern Ihre tägliche Essensmenge drastisch. Überlegen Sie, ob es am Alkoholkonsum liegt. Was auch immer Sie tun, opfern Sie nicht all die schwere Arbeit, die Sie auf sich genommen haben, um wieder gesund zu werden. Denken Sie zurück daran, *warum* Sie sich für das Abnehmen entschieden haben. Bei der *DiRECT*-Studie waren solche Rettungspläne bei jedem zweiten Teilnehmer notwendig. Es ist kein Scheitern, wenn Sie wieder zunehmen – in jedem Leben gibt es Höhen und Tiefen. Aber Sie müssen kein Opfer sein. Sorgen Sie dafür, dass es nur ein vorübergehender kleiner Rückschlag ist.

- Hüten Sie sich vor Aktivitäten, zu denen Snacks gehören, etwa beim Fernsehen. Naschen Sie nicht, knabbern Sie nicht – trinken sie Wasser. Sonst müssen Sie sich wohl auf Ihre Hände setzen. Im Idealfall haben sich einige Ihrer Gewohnheiten durch die intensive Zeit der Diät bereits verändert. Es ist sicherlich am besten, jeden Zeitvertreib zu vermeiden, bei dem die Hände sich die ganze Zeit unbewusst zwischen einer Schachtel oder Tüte und dem Mund hin und her bewegen.

- Seien Sie stolz auf das wöchentlich notierte Gewicht, sodass Sie sagen können: „Ich wiege genauso viel wie mit … (25?) Jahren und das schon seit einem Jahr." Und aus den letzten Wörtern werden schließlich „seit 5 Jahren", „seit 10 Jahren", „seit 20 Jahren".
- Und, das darf auf keinen Fall vergessen werden, sorgen Sie dafür, dass das Leben Spaß macht. Ja, die Gesamtkalorien müssen auf die individuelle Menge beschränkt werden, die es Ihnen ermöglicht, Ihr Gewicht konstant zu halten, doch das sollte nicht zur täglichen Belastung werden. Es ist nicht der einmalige Ausrutscher, der das Ganze scheitern lässt, sondern die tägliche unbemerkte Zufuhr von Kalorien, auf die es ankommt.

Feiern Sie, aber gleichen Sie es auch wieder aus. Sie können nun an den Wegmarken des Lebens wieder teilnehmen – Jahrestage, Geburtstage, familiäre Anlässe – und Sie müssen das sogar! Aber Sie müssen auch akzeptieren, dass in der folgenden Woche weniger essen angesagt ist. Wie können Sie das bewerkstelligen? Vielleicht entscheiden Sie sich dafür, dass Sie eine Woche lang täglich von einer Mahlzeit nur die Hälfte essen, oder – wenn Intervallfasten etwas für Sie ist – dass Sie an einem Tag nur sehr wenig zu sich nehmen. Sie brauchen einen klar umrissenen Plan, der sofort umgesetzt werden kann, damit Sie nicht ins Straucheln geraten.

All das ist leichter gesagt als getan, und Sie werden um schwierige Augenblicke nicht herumkommen. Die Herausforderungen, denen sich unsere Studienteilnehmer stellen mussten, als es darum ging, das Gewicht zu halten, wurden während der psychologischen Forschung gesammelt, die Bestandteil der *Counterbalance*-Studie war. Sie spiegeln echte Erfahrungen wie die Folgende wider:

„Ich war fix und fertig, ging an den Schreibtisch, und da lagen dann Pralinen, genau vor uns [mir]. Die Versuchung, eine zu nehmen, war so groß, aber ich bin weggegangen, obwohl ich sagen muss, dass ich den Deckel dreimal von der Schachtel abgenommen habe. Aber ich habe mich jedes Mal dann doch wieder umgedreht, weil ich dachte, nein – das hätte sich so angefühlt, als wäre ich schwach geworden, und das wollte ich nicht." (Frau, 35 Jahre; eineinhalb Jahre nach der Diagnose)

Warum könnten frühere Abnehmversuche gescheitert sein?

In der *Counterbalance*- und der *DiRECT*-Studie interviewte ein Psychologen-Team unter der Leitung von Prof. Falko Sniehotta die Probanden, um herauszufinden, was dazu beigetragen hatte, dass sie ihr Gewicht konstant hielten, aber auch, welches die größten Hindernisse waren, wenn es scheiterte. Viele Probanden hatten schon versucht abzunehmen und das Gewicht auch zu halten, bevor sie sich der Studie anschlossen, jedoch ohne Erfolg. Einer der Hauptgründe dafür war, dass sie langsam abnahmen; bei dem Versuch, sich über einen langen Zeitraum an ein Programm zu halten, hatte sich Langeweile breitgemacht. Oder die sozialen Gewohnheiten rund um das Essen ließen sich nur schwer verändern. Manche Menschen hatten bei vorhergehenden Diäten quälenden Hunger erlebt und das Ausmaß der Nahrungseinschränkung, das für einen weiteren Gewichtsverlust notwendig war, unverhohlen abgelehnt. Im Gegensatz dazu befürworteten die meisten Probanden im Allgemeinen die 1-2-3-Methode, weil der Zeitraum überschaubar war und es ihnen während der kalorienarmen Phase so gut ging. Sie sagten auch, dass die kontinuierliche Unterstützung durch den Hausarzt und die Diabetes- oder Ernährungsberaterin hilfreich war, wenn es darum ging, bei einem leichten Anstieg des Gewichts sofort zu handeln.

Die Nachbeobachtung, die für die *DiRECT*-Studie noch immer läuft, zeigt uns, dass eine erneute Gewichtszunahme eine Herausforderung bleibt. Darauf gibt es keine einfachen Antworten. Unser allgemeiner Rat ist das Beste, was wir Ihnen derzeit bieten können: Bleiben Sie dran!

Warum soll man schnell abnehmen?

Die Reduzierung der Nahrungsaufnahme auf etwa 800 Kalorien täglich für einen Zeitraum von zwei Monaten hat mehrere Vorteile. Sobald Sie sich darauf eingestellt haben, ist es sehr unwahrscheinlich, dass Sie großen Hunger haben. Möglicherweise ist das ein Überlebensmechanismus, der sich während der Jahrtausende unserer Zeit als Jäger und Sammler entwickelt hat. Eine erfolgreiche Jagd wäre schwierig gewesen, wenn man an nichts anderes als seinen Bärenhunger hätte denken können. Ein zweiter wichtiger Vorteil ist, dass Sie sich innerhalb kurzer Zeit so viel wohler zu fühlen beginnen, dass Sie auch weitermachen möchten. Sie stellen fest, dass Sie sich viel leichter bewegen und besser schlafen können. Und Sie spüren langsam, wie viel mehr Energie Sie haben.

In der ersten Woche einer Diät mit 700 bis 800 Kalorien nimmt man durchschnittlich 3,5 kg ab. Während der gesamten acht Wochen sind es etwas mehr als 15 kg. Das klingt vielleicht ziemlich bedenklich: Ist es gesund, das Essen so stark einzuschränken? Ein plötzlicher Gewichtsverlust gilt meist als Hinweis auf eine ernsthafte Krankheit. Doch die harten Fakten besagen, dass es für jeden Menschen, der in seinem Erwachsenenleben zugenommen hat oder schon immer übergewichtig war, von enormem gesundheitlichem Vorteil ist, dieses zusätzliche Gewicht zu verlieren und dann langfristig weniger zu essen. In unserer Gesellschaft, die auch in Bezug auf die Ernährung eine Überflussgesellschaft ist, besteht die Gefahr normalerweise nicht darin, dass Sie fasten, sondern darin, dass Sie essen.

Wie bereits besprochen, hat die Entscheidung, die Nahrung für die Zeit des Abnehmens komplett durch einen Shake ersetzen, einige zusätzliche Vorteile. Erstens ist es die einfachste Möglichkeit, um bei jeder Mahlzeit eine große Menge Protein zu sich zu nehmen, und das hält den Hunger in Schach. Zweitens bereiten die Essensauswahl und die Essensmenge keine Schwierigkeiten. Die Befreiung von der Belastung, sich jedes Mal vor einer Mahlzeit neu entscheiden zu müssen, macht das Abnehmen wirklich einfacher.

Sie müssen nicht schnell abnehmen, um Ihrem Diabetes zu entkommen, doch für die meisten Betroffenen ist das der einfachste Weg, um die erforderliche Anzahl von Kilos abzunehmen. Die 1-2-3-Methode funktioniert im Großen und Ganzen deswegen, weil die für jedes Stadium definierten Ziele für jeden Menschen im Bereich des Machbaren liegen, und die schnellen Erfolge steigern die Motivation, es auch zu schaffen.

Strategien für die Verhaltenssteuerung

Vieles dessen, was wir täglich tun, geschieht unbewusst. Unsere Handlungen werden in hohem Maße von Gewohnheiten und sozialer Anpassung bestimmt, und der Versuch lohnt sich, einzelne Einflüsse zu identifizieren, die eventuell veränderbar sind. In Newcastle haben Prof. Sniehotta und sein Team einige potenziell sinnvolle Strategien gefunden, die bedenkenswert sind:

- *Vermeidung:* Finden Sie heraus, welche Situationen, in denen gemeinsam gegessen wird, Sie unter großen Druck setzen; vermeiden Sie diese Anlässe.
- *Ablenkung:* Stellen Sie Ihre eigene Liste mit Dingen zusammen, die Sie zu erledigen haben. Flickarbeiten, Reparaturarbeiten, Telefonate – all die Dinge, die einem im entscheidenden Moment vielleicht nicht gleich einfallen, die man aber auf einer Liste für den Fall der Fälle bereithalten kann. Sie könnten beispielsweise auch an den Abgeordneten oder die Abgeordnete Ihres Wahlkreises wegen eines Themas von besonderem, allgemeinem oder eventuell persönlichem Interesse schreiben.
- *Wasser trinken:* Leitungswasser ist günstig. Sie sollten immer einen großen Krug im Kühlschrank haben. Ein halber Liter Wasser füllt den Magen und beschäftigt Sie in Momenten der Versuchung. Trinken Sie zur Abwechslung auch Wasser mit Kohlensäure. Wasser mit Geschmack, aber ohne Kalorien, ist auch eine Alternative, die man im Kühlschrank haben sollte.
- *Sortieren Sie aus:* Entfernen Sie die „falschen" Nahrungsmittel aus Ihrem Wohnbereich. Im Idealfall sind Ihre Schränke eine von Keksen, Kuchen und Schokolade „befreite" Zone.
- *Erinnern Sie sich an Ihre Ziele:* Schreiben Sie auf, warum Sie den Diabetes ursprünglich überwinden wollten. Das können einfach ein paar Worte auf der ersten Seite Ihres Tagebuchs oder auf Ihrem Smartphone sein. Lesen Sie es hin und wieder. Die Gründe, warum Sie sich für dieses Programm entschieden haben, verschwimmen und verblassen tendenziell mit der Zeit:

1. Ich möchte nicht so leiden wie mein Vater. 2. Ich möchte diese Tabletten absetzen, die mir solche Magenbeschwerden bereiten. 3. Ich möchte mir keine Sorgen über mein Augenlicht, meine Füße oder mein Herz machen müssen. 4. Ich fühle mich generell nicht gesund. Ihre Gründe gelten auch Jahre später noch – sofern Sie sich daran erinnern können.

- *Sprechen Sie offen darüber:* Ihrer Familie ist schon längst klar, warum sie Ihnen keine Kekse zum Kaffee anbieten sollte. Hoffentlich können Sie auch mit Kollegen und Freunden ganz offen darüber sprechen, dass es Ihr Ziel ist, gesund zu bleiben, indem Sie die ständige Belastung durch Nahrungsmittel gering halten. Es stimmt, nicht jeder ist dafür so anfällig wie Sie es bei sich selbst festgestellt haben. Ihre Erklärungen sollte Ihr Umfeld nicht als Standpauke verstehen – aber es ist für jeden Menschen von Nutzen, zu wissen, dass das Körpergewicht im Laufe des Erwachsenenlebens nicht zunehmen sollte.

Häufig gestellte Fragen

Ist es wichtig, wie schnell man abnimmt?

Es ist nur insofern wichtig, dass die meisten Menschen das schnelle Abnehmen leichter finden, wenn es darum geht, 15 kg loszuwerden. Wenn Leber und Bauchspeicheldrüse vom Fett befreit sind, spielt es keine Rolle, ob Sie dafür zwei Monate oder ein Jahr gebraucht haben. Die einfache Biologie von Typ-2-Diabetes spricht für sich: Beseitigen Sie überschüssiges Fett aus der Bauchspeicheldrüse und die Insulinbildung setzt wieder ein (sofern die Betazellen noch nicht zu lange geschädigt wurden).

Bei mir wurde Prädiabetes diagnostiziert. Was soll ich tun?

Beginnen Sie mit der 1-2-3-Methode. Wenn Sie ungefähr 10 kg abnehmen (oder 10 Prozent Ihres Körpergewichts, falls Sie weniger als 80 kg wiegen), werden Sie mit an Sicherheit grenzender Wahrscheinlichkeit den Prädiabetes überwunden und die Grundlage geschaffen haben, um langfristig gesund zu bleiben.

Kann ich eine Milchdiät machen?

Im Idealfall entscheiden Sie sich für eine Formula-Diät, die eine vollwertige Ernährung bietet. Wenn es jedoch einen Grund gibt, warum das nicht machbar ist, dann können Sie auch eine Milchdiät machen (zwei Liter Halbfettmilch täglich). Das ist sowohl günstig als auch umsetzbar. Wichtig ist, dass Sie in diesem Fall täglich ein Multivitaminpräparat einnehmen und ein wenig nicht-stärkehaltiges Gemüse essen – wegen der Ballaststoffe und um etwas zu kauen zu haben.

Kann ich während Schritt 1 wirklich keinen Alkohol trinken?

Nein, denn Alkohol ist tatsächlich flüssiges Fett, wie in Kapitel 2 besprochen. Alkoholische Getränke enthalten weitaus mehr Kalorien als allgemein angenommen wird. Für die meisten Menschen ist es einfacher, im ersten Schritt alle alkoholhaltigen Getränke zu meiden. Allerdings bestand einer unserer erfolgreichsten Probanden in der Forschungsstudie darauf, jeden Freitagabend ein Glas Rotwein zu trinken. Er trank es sehr langsam und es blieb auch bei nur einem Glas. Die Bewährungsprobe besteht darin, ob Sie ausreichend abnehmen. Sofern Sie also in der ersten Woche etwa 3,5 kg abnehmen und danach in jeder weiteren Woche etwa 1,5 kg, ist ein Glas Wein in der Woche vielleicht in Ordnung. Bier wäre problematischer, da es sehr viele Kalorien hat (ein halber Liter enthält etwa 200 kcal).

Warum ist mir kalt?

Manche Menschen frieren beim Abnehmen die ganze Zeit. Irrig ist die Vorstellung, das liege daran, dass die isolierende Fettschicht unter der Haut dünner wird – eine höchst unwahrscheinliche Erklärung, da das Kältegefühl tendenziell bald nach Beginn des Abnehmens auftritt. Mit viel größerer Wahrscheinlichkeit wird es dadurch verursacht, dass der Körper weniger Wärme erzeugt, wenn man ihm Kalorien entzieht. Sie können sich nur warm einpacken und akzeptieren, dass das die bessere Alternative zu Übergewicht und übermäßigem Schwitzen ist.

Wird mein dünner werdendes Haar nachwachsen?

Das ist ungewöhnlich, aber die Antwort lautet Ja – vorausgesetzt, es liegt an der plötzlichen Veränderung der Ernährung. Manche Menschen stellen nach dem Abnehmen tatsächlich Haarausfall fest. Unter besonderen Umständen (wie Prüfungen, Schwangerschaft, familiäre Erkrankungen) wird der Wachstumszyklus der Haarfollikel tendenziell synchronisiert; das bedeutet, dass statt der 70 Haare, die normalerweise täglich nach Ende ihres Wachstumszyklus ausfallen, für kurze Zeit jeden Tag mehrere hundert ausfallen. Machen Sie sich deswegen keine Sorgen – sie wachsen im Laufe weniger Monate wieder nach.

Wie kann ich gegen die Verstopfung tun?

Manche Menschen leiden während der Diät unter Verstopfung, obwohl sie jeden Tag einen großen Teller Salat, Sellerie, Paprikaschoten und Tomaten zu sich nehmen. Was kann man tun? Am einfachsten ist es, seinen Arzt um ein Rezept für ein Abführmittel zu bitten.

Kann es durch den Gewichtsverlust zu Gallensteinen kommen?

Eine kalorienarme Diät verkleinert Gallensteine im Allgemeinen, das bedeutet, es besteht ein geringes Risiko, dass sie sich in den Gallengang zwängen (über den die Verdauungssäfte in den Darm gelangen) und Schmerzen verursachen. Bei Typ-2-Diabetikern kommen Gallensteine sehr häufig vor – aktuell bei etwa jedem fünften Patienten. In unserer *DiRECT*-Studie hatte nur ein Proband von den 149 Teilnehmern, die sich einer Gewichtsabnahme unterzogen, während der Studie Probleme mit der Gallenblase. Das unterscheidet sich nicht sehr von der Anzahl der Menschen, die man in einer Gruppe von Typ-2-Diabetikern im Rahmen einer medizinischen Standardbehandlung erwarten würde. Es gibt zwar ein geringes Risiko für eine Gallenkolik, da die Gallensteine kleiner werden, doch das Risiko einer künftigen schmerzhaften Gallenkolik ist trotzdem größer, wenn man sein Gewicht nicht verringert.

Kann ich beeinflussen, wo das Fett verschwindet?

Manchmal scheint es so, als schmelze das Fett nur so dahin, allerdings an den falschen Stellen. Leider haben wir keine Möglichkeit, das zu beeinflussen. Es ist tatsächlich erstaunlich, dass wir selbst jetzt, da wir so viel Detailwissen über den menschlichen Körper besitzen, keine Ahnung haben, warum das Fett im Körper an den immer gleichen Stellen gespeichert wird. Wodurch wird das gesteuert? Welche Faktoren sorgen dafür, dass es sich nicht irgendwo anders ansammelt? Außer der offensichtlichen Auswirkung der Geschlechtshormone auf die Verteilung bestimmter Fettpolster nach einem typisch weiblichen oder männlichen Muster, haben wir tatsächlich keinen blassen Schimmer.

Wie kann ich vermeiden, dass ich nach dem Abnehmen „mickrig" aussehe?

Angesichts des Anspruchs in unserer modernen Kultur, schlank und fit zu sein, mag diese Frage seltsam klingen. Doch sie wird interessanterweise oft von Menschen gestellt, die eine Führungsposition innehaben. In manchen Kulturen ist das von größerer Bedeutung als in anderen. Vielleicht ändern sich die Sichtweisen im Vereinigten Königreich gerade, wo in vergangenen Zeiten die meisten Firmenchefs, Bürgermeister und Führungskräfte stattliche, imposante Menschen waren. Auch anderswo in der Welt könnte der Ausdruck „gewichtig sein" auf viele Menschen „ganz oben" angewendet werden. Die beste Möglichkeit, um zu vermeiden, dass man trotz der Gewichtsabnahme weniger „beeindruckend" aussieht, ist ein Krafttraining für Nacken und Schultern. Und Selbstbewusstsein. Sie brauchen kein zusätzliches Gewicht, um gewichtig zu sein.

DAS WICHTIGSTE IN KÜRZE

- Das Problem erkennen: Wenn Sie an Typ-2-Diabetes leiden, sind Sie für Ihren Körper zu schwer geworden.
- Das Zielgewicht aufschreiben: Normalerweise nehmen Sie ungefähr 15 Kilo ab.
- Akzeptieren, dass die Nahrungszufuhr für zwei bis drei Monate verringert werden muss: Überlegen Sie, wann der passende Zeitpunkt dafür ist.
- Mit Familie und Freunden darüber reden: Unterstützung ist eines der Erfolgsgeheimnisse.
- Entscheiden: Möchten Sie das wirklich tun?
- Sich auf die Maßnahme vorbereiten: Räumen Sie die Schränke aus.
- Los geht's: Tun Sie es.

KAPITEL 8

Das Leben genießen und Diabetes vermeiden

Das einfache Fazit ist: Vermeiden Sie es, wieder zuzunehmen.

Nachdem Sie unter so großen Mühen abgenommen haben, fühlen Sie sich besser als seit Jahren und sind bereit, mit neuer Vitalität und Zuversicht am Leben teilnehmen. Und das sollten Sie auch. Aber machen Sie es sich nicht zu gemütlich! Die Zeit nach dem schnellen Gewichtsverlust, in der Sie beginnen, sich allmählich wieder normal zu ernähren, kann auch ihre Tücken haben. Sie werden all Ihre Entschlossenheit brauchen, um an Ihren Zielen festzuhalten und gesund zu bleiben. Kleben Sie kleine Post-it-Zettel an den Kühlschrank und nehmen Sie Ihren Freunden und der Familie das Versprechen ab, Sie anzuspornen.

Denken Sie daran, dass Sie nicht zu den Essensmengen zurückkehren können, die Sie vor der Diät als normal betrachtet haben. Es ist entscheidend, dass Sie Ihre Kalorienzufuhr unter Kontrolle halten, und ebenso wichtig ist die regelmäßige körperliche Aktivität. Sie sollten sich auch bewusst sein, dass das Gleichgewicht zwischen der Aufnahme von Energie über die Nahrung und der Energie, die durch körperliche Aktivität verbrannt wird, sehr empfindlich ist: Ein paar zusätzliche Bissen können die Auswirkungen von einer halben Stunde Training in kürzester Zeit zunichtemachen.

In diesem Kapitel geht es um einige Strategien, um Ihnen bei der Planung Ihrer eigenen Methode zu helfen und die Fallstricke zu vermeiden,

DIE GOLDENEN REGELN

1. Essen Sie nur zu den Essenszeiten. Essen Sie niemals zwischendurch.
2. Wenn Sie essen, dann tun Sie nichts anderes nebenbei. Wenn Sie beim Lesen, Arbeiten oder Fernsehen essen, nehmen Sie viel mehr zu sich und Sie essen auch nicht wirklich mit Genuss.
3. Handelsübliche Fertiggerichte sind tendenziell relativ wenig sättigend und enthalten oft Zuckerzusätze. Meiden Sie sie. Es gibt viele Mahlzeiten mit frischen Zutaten, die leicht und schnell zuzubereiten sind. Vorbereitete Mahlzeiten können in der Mikrowelle oder auf dem Herd schnell erwärmt werden.
4. Meiden Sie gesüßte Getränke jeder Art.
5. Feiern Sie, aber gleichen Sie das auch wieder aus. Genießen Sie diese besonderen Gelegenheiten. Das Leben muss gelebt werden. Doch in der Folgewoche ist es unerlässlich, dass Sie beim Essen wieder erheblich kürzer treten.

die zu einer erneuten Gewichtszunahme führen und den Gesundheitszustand verschlechtern würden.

Was geschieht nach dem Gewichtsverlust genau?

In Kapitel 2 habe ich bereits angemerkt, dass große Tiere mehr Kalorien brauchen als kleine. Wenn Sie abgenommen haben, erhalten Sie einen schlankeren, kleineren Körper am Leben und brauchen daher weniger Nahrung. Das wird manchmal wissenschaftlich verbrämt, man spricht dann von einem gesunkenen Grundumsatz. Doch das schafft eine Aura des Mystischen, das eigentliche Problem ist nämlich ein sehr menschliches – das der Gewohnheit. Unser Leben verläuft überwiegend auf Autopilot; es wäre aufreibend, wenn wir in jedem Moment des Tages neue

Entscheidungen treffen müssten, also halten wir uns an die schon deutlich ausgetretenen Pfade. Denken Sie nur an Ihr Essverhalten: Wann essen Sie? Und mit wem? Wie viel häufen Sie normalerweise auf Ihren Teller? Wie oft kaufen Sie Fertiggerichte, statt mit frischen Zutaten zu kochen? Es ist unumgänglich, dass Sie sich Ihre Ernährungsgewohnheiten bewusst machen, wenn Sie dabei sind, wirksame, gezielte Veränderungen vorzunehmen.

Sehen wir uns zuerst die Erfahrungen von Menschen an, die es geschafft und sich von Typ-2-Diabetes befreit haben. Es stimmt, dass in allen Gruppen das Durchschnittsgewicht im Laufe der Zeit tendenziell wieder langsam ansteigt. Doch, wie es so oft der Fall ist, ist der Durchschnittswert kein Spiegel dessen, was eigentlich vor sich geht. Wir können mehrere Muster hinter dem allem Anschein nach ständig steigenden Gewicht feststellen.

Das häufigste Muster ist ein halbwegs stabiles Gewicht – eines, das mit einer eindeutigen Veränderung der Essgewohnheiten einhergeht und ein ständiges Bemühen erfordert, wo jedoch alles in Ordnung zu sein scheint … bis sich etwas im Leben ereignet. Das könnte eine Krankheit in der Familie oder Probleme im Beruf oder alles Mögliche andere sein. Das Leben verläuft nicht immer reibungslos. Natürlich beschäftigt solch ein Ereignis jeden Menschen und es muss bewältigt werden. Es beherrscht die täglichen Gedanken – und in der Zwischenzeit verblassen die guten neuen Gewohnheiten und rücken ein wenig in den Hintergrund. Sie bleiben zwar wichtig, werden aber verdrängt von all dem, was das ruhig verlaufende Leben bedroht. Infolgedessen steigt das Gewicht ziemlich rasch an.

Natürlich passieren diese Dinge im wahren Leben bei verschiedenen Menschen zu verschiedenen Zeiten – auch wenn die Statistik, in der das Gewicht jedes Menschen über einen längeren Zeitraum nur gemittelt wird, das nicht widerspiegelt. So hat es den Anschein, als würde die Gewichtskurve stetig steigen. Daraus lässt sich eine wichtige Botschaft entnehmen: Sie müssen auf den Umgang mit einem harten Schlag vorbereitet sein, wenn Ihnen das Leben einen solchen versetzt. Sich bewusst zu sein, dass Stress ein Essproblem mit sich bringen kann, ist schon einmal ein guter Anfang, aber Sie sollten auch einen Rettungsplan parat haben. Wenn einem das Wasser schon bis zum Hals steht, ist es zu spät, um über die Beschaffung eines Rettungsrings nachzudenken. Das ist eine der sehr deutlichen Lehren, die wir aus der *DiRECT*-Studie gezogen haben – und Rettungspläne sollten daher im Voraus aufgestellt werden. Wer mehr als 4 kg zunahm, dem schlugen wir erneut Formula-Shakes vor, damit die zusätzlichen Kilos so schnell wie möglich wieder schmelzen konnten. Kalorienarme Shakes sind eine einfache und erfolgreiche Alternative, doch es gibt noch weitere wirksame Möglichkeiten, um die Kalorienzufuhr drastisch zu reduzieren.

In unseren Studien musste letztlich etwa jeder Zweite einmal auf die kalorienarme Flüssignahrung zurückgreifen, manche Probanden mussten das zwei- oder dreimal tun. Bezeichnenderweise unterschied sich das Gewicht, das insgesamt abgenommen wurde, bei all jenen, die ihre Kilos ganz gemütlich stabil hielten, nach zwei Jahren gar nicht so sehr vom Gewicht derer, denen das Leben in mancher Hinsicht weniger gut mitgespielt hatte und die gelegentlich einen Rettungsring brauchten. Wir haben keine Wahl und müssen einfach einsehen, dass kein Mensch von den Hochs und Tiefs des Lebens verschont bleibt und viele Betroffene infolge des entstehenden Stresses wahrscheinlich wieder zunehmen würden.

Ein zweites Muster, das sich hinter einer erneuten Gewichtszunahme verbergen kann, ist – wie man schon erwarten könnte – der schleichende Gewichtsanstieg über Wochen und Monate. Das bedeutet, dass über den Kalorienbedarf hinaus etwas konsumiert wird. Um Licht in dieses Dunkel zu bringen, muss man mit kühlem Kopf bewerten, was genau geschieht. Manchmal ist es ein dauerhaftes Problem, etwa Stress im Beruf, das einen so dauerhaft davon ablenkt, auf ein konstantes Gewichts zu achten. Nach dem Motto „Gefahr erkannt, Gefahr gebannt" kann es also hilfreich sein, das zuzugeben. Manchmal hat es mit den Ernährungsgewohnheiten zu tun, dem Essen zwischen den Mahlzeiten oder der etwas laxeren Handhabung der Portionsgrößen. Manche Betroffenen sind vielleicht wieder in die alte Gewohnheit zurückgefallen, sich den Teller übermäßig voll zu laden. Hier müssen Sie unter allen Umständen den Hebel ansetzen. Der Genuss von Bier, Wein und Spirituosen sollte eventuell auf die Wochenenden beschränkt oder teilweise durch kalorienfreie Getränke ersetzt werden. Leitungswasser ist erfreulich günstig – doch das Problem liegt oft darin, dass man in Gesellschaft immer wieder dem sozialen Druck ausgesetzt ist, eine Runde ausgeben und auch bei den Runden der anderen mittrinken zu müssen.

Als weiteres Muster für eine erneute Gewichtszunahme lassen sich sogenannte „All-inclusive"-Ferienangebote ausmachen, beispielsweise Urlaub auf einem Kreuzfahrtschiff. Wenn man im Voraus bezahlt hat und Essen in unbegrenzten Mengen zur Verfügung steht, so ist das ein todsicheres Rezept, um wieder zuzunehmen. Manche Menschen nehmen in kurzer Zeit sogar gewaltig zu. Wie das vor sich geht, ist einfach zu verstehen: Sie haben Ihre Alltagsroutine eine Weile hinter sich gelassen und befinden sich in einer großartigen Aussteiger-Blase. Doch auch der schönste Urlaub geht einmal zu Ende und dann schnappt die Typ-2-Diabetes-Falle wieder zu. Man muss akzeptieren, dass man zugenommen hat, und dringend etwas dagegen tun. Man kommt also nicht umhin, zu einer ernsthaften, gezielten Gewichtsabnahme zurückzukehren, die auf einige Wochen angelegt sein sollte.

Auch Steroide führen zu einer Gewichtszunahme. Wir sprechen hier nicht von „anabolen Steroiden", die gelegentlich Schlagzeilen machen, wenn sie von Athleten zur Leistungssteigerung missbraucht werden. Wir sprechen über die lebensnotwendigen Steroide, die von Ihrem Körper selbst gebildet werden. In hoher Dosierung können diese Steroidhormone als hochwirksame Arzneimittel bei schweren Krankheiten eingesetzt werden – und sie regen unmittelbar den Appetit an. Für diese unerwünschte Wirkung gibt es keine einfache Lösung. Lassen Sie sich medizinisch oder ernährungsphysiologisch beraten, wie Sie hochkalorische Nahrungsmittel meiden können, und bitten Sie um Unterstützung bei der Suche nach Alternativen oder versuchen Sie es mit einer kalorienarmen Formula-Diät, da diese Produkte tendenziell für ein Sättigungsgefühl sorgen. Zum Glück müssen nur wenige Menschen monatelang hochdosierte Steroidpräparate einnehmen, und sobald sich dieser Sturm gelegt hat, bringt Sie eine Gewichtsabnahme über einen bestimmten Zeitraum wieder auf Kurs.

Und dann gibt es noch die Menschen, die eine erneute Gewichtszunahme ziemlich problemlos vermeiden können. Das sind oft jene, die sich schon früher nicht viele Gedanken über ihr Gewicht gemacht haben. Sie haben einfach gegessen, wie es in ihrer Familie und ihrem sozialen Umfeld üblich war, und wenn sie im Laufe der Jahre zugenommen hatten, dann geschah das langsam und schrittweise und hatte nichts mit emotionalen und psychischen Höhen und Tiefen zu tun. Sind die Betroffenen sich über die Folgen im Klaren, kann diese glückliche Minderheit ihre Verzehrmenge ohne offensichtliche Schwierigkeiten einschränken. Diese Menschen werden dieses Kapitel wahrscheinlich überspringen.

Sie nehmen Nahrungsmittel zu sich, keine Diät

Essen ist eine soziale Aktivität. Viele Menschen essen wie ihre nahen Familienangehörigen. Für welches Essverhalten Sie sich also entscheiden, es muss zu dem passen, was sich sonst am Tisch abspielt.

Es ist schon viel darüber geforscht worden, ob es hilfreich ist, die Menge von Kohlenhydraten, Fett oder Protein zu verändern. Dazu gibt es sehr viele verschiedene Meinungen; Enthusiasten für jede spezielle Art, die „viel von diesem“ oder „wenig von jenem“ empfehlen, sind unschwer zu finden. In gewissem Sinne haben sie alle Recht – jede wie auch immer geartete Ernährungsweise mag sich für manche Menschen sehr gut eignen. Gibt es also überhaupt eine beste Methode?

Die Grundlagen der Ernährung sind noch ebenso gültig wie sie es waren, als sie vor mehr als einhundert Jahren zum ersten Mal erarbeitet wurden:

- Der Körper braucht Energie, aber nicht zu viel, und diese kann in Form von Fett, Kohlenhydraten oder Protein geliefert werden.
- Protein und manche Fette sind unverzichtbar, jedoch alles nur in Maßen.

- Wir brauchen auch Vitamine und Mineralstoffe. Wenn Sie sich vernünftig und abwechslungsreich ernähren, ist ein echter Vitaminmangel relativ unwahrscheinlich. Tatsächlich betrifft in der Praxis der einzige häufige Mineralstoffmangel die Versorgung mit Eisen.
- Der Darm arbeitet am besten, wenn er mit ausreichend Ballaststoffen versorgt wird.

Die Grundlagen sind also tatsächlich einfach. Doch wir unterscheiden uns alle zu einem gewissen Grad hinsichtlich unserer genetischen Ausstattung und unserer erlernten Verhaltensweisen. Wie oft haben Sie ein Hungergefühl und was tun Sie dagegen? Gibt es einige Nahrungsmittel, auf die Sie Ihrer Meinung nach nicht verzichten könnten?

Es gibt keine Standardlösung

Der gängigen Vorstellung, dass es *die* eine „gesunde Ernährungsweise" gibt, sollte mit großer Skepsis begegnet werden. Ein einziges Essverhalten, das für jeden Menschen am besten ist, ist unwahrscheinlich. Wir alle unterscheiden uns deutlich darin, welche Nahrungsmittel wir bevorzugen und welche kulturellen Gewohnheiten wir haben. Was ist eine gesunde Ernährungsweise? Ist es wirklich der zum Ideal erklärte Teller, voll beladen mit glänzendem Gemüse, der oft in Zeitschriften abgebildet ist?

Dann halten Sie sich doch einmal vor Augen, dass Ihr Körper nur wenig von der Nahrung zu sehen bekommt, die Sie essen. Sie wird in ihre Bestandteile aufgespalten, und dann macht sich Ihre Leber darüber her. Und wie wir wissen, ist es Ihre Leber, die schlussendlich darüber entscheidet, wie viel von welchem Fett wo landet und was mit der Glukose geschieht. Sie entscheidet zuvorderst, welche Proteine wieder zusammengesetzt werden müssen. Und doch gibt es eine Ausnahme hiervon, und das ist die Essensmenge, sie gibt den Ton an: Die Redensart „Du bist, was Du isst" ist falsch – es muss heißen: „Du bist, wie viel Du isst".

Wenn Ihr Gewicht seit der Mitte Ihrer Zwanziger mehr als nur geringfügig angestiegen ist, dann haben Sie sich nicht ganz gesund ernährt.

Das übermäßige Fett in Ihrem Körper ist ein größeres Gesundheitsrisiko als die Art der Nahrungsmittel, die Sie zu sich nehmen. Das übermäßige Fett in Ihren Organen ist bedrohlich, wohingegen das Risiko, das durch ein wie auch immer geartetes Essverhalten entsteht, weitgehend von der Kalorienbilanz abhängt. Fast alle Langzeitstudien über Ernährung und Gesundheit wurden in Bevölkerungsgruppen durchgeführt, die beständig an Gewicht zunahmen. Das ist ein Faktor von entscheidender Bedeutung, den viele Menschen übersehen, die ihre Meinung über die Art einer gesunden Ernährung äußern.

Es gibt zahlreiche allgemeine Empfehlungen, die Ihnen unter Umständen helfen können, Ihre Gesamtkalorienzufuhr zu begrenzen. Probieren Sie sie einfach aus. Nur Sie können beurteilen, was bei Ihnen funktioniert.

Low-carb-Ernährung, die kohlenhydratarme Alternative?

Etwa 50 Prozent der durchschnittlichen britischen Ernährung besteht aus Kohlenhydraten. Wenn man bedenkt, dass es im übrigen Europa nur 43 bis 45 Prozent sind, sollte einem das zu denken geben. Immerhin ist Großbritannien „der dicke Mann Europas“. Diese Statistik ist bei Weitem kein Nachweis, es handelt sich nur um die logische Fortführung eines Gedankens, doch die Erfahrung vieler Menschen legt nahe, dass eine reduzierte Kohlenhydratzufuhr helfen kann, das Gewicht unter Kontrolle zu halten.

Merkwürdigerweise legen die harten Fakten aus den Forschungsstudien nahe, dass die Auswirkungen einer kohlenhydratarmen Ernährung relativ bescheiden sind. In den ersten Monaten findet sich zwar ein geringer Vorteil beim Gewicht und beim Blutzuckerspiegel, doch aus den nur wenigen längerfristigen Studien ist nach einem Jahr oder zwei Jahren kein Nutzen mehr ersichtlich. Wie kann das sein? Wahrscheinlich liegt es daran, dass die Grundannahme, es gäbe nur die eine Art zu essen, die für jeden Menschen am besten ist, einfach nicht stimmt.

In den meisten Studien wird es in der Regel so gehandhabt, dass die Hälfte der Probanden der Low-carb-Gruppe und die andere Hälfte zum Beispiel einer Low-fat-Gruppe, die sich fettarm ernähren soll, zugeordnet werden. Doch in der Low-carb-Gruppe schlägt sich wahrscheinlich nur ein Teil der Probanden gut. Der andere Teil mag diese Art der Ernährung entweder nicht oder aber sie ist schlicht ungeeignet und die Teilnehmer kommen weniger gut damit zurecht, was nicht überraschend ist. Dasselbe gilt auch für die Low-fat-Gruppe – für manche Menschen ist diese Ernährung gut geeignet und sie mögen sie. Sie kommen gut damit zurecht, andere dagegen nicht. Daher ist bei beiden Ernährungsweisen kein klarer Vorteil ersichtlich. Das ist eine fatale Schwachstelle in der Konzeption dieser allgemeinen, großen Studien. Die Methode kann also nicht dabei helfen, herauszufinden, welches Essverhalten bei Ihnen oder einem anderen Menschen am wirksamsten ist, um das Gewicht zu halten.

Und dann gibt es noch ein anderes Problem: Was genau ist mit „kohlenhydratarm" beziehungsweise „Low carb" überhaupt gemeint? Wie wenige Kohlenhydrate dürfen es sein, damit die Ernährung als „arm" daran gilt?

Eine auffallende Gewichtsabnahme kann durch die drastische Verringerung der Kohlenhydratzufuhr – auf 20 bis 50 g täglich – erzielt werden. Das bedeutet den Verzicht auf Brot, Kartoffeln, Nudeln, Reis oder andere hauptsächlich kohlenhydrathaltige Nahrungsmittel. Sicherlich hat sich solch eine Ernährung auf manche Bevölkerungsgruppen, etwa die der Inuit im nördlichen Kanada, wunderbar ausgewirkt. Ein gesundes Leben ist zweifellos mit einer kohlenhydratarmen Ernährung vereinbar. Schließlich hat sich die Landwirtschaft erst vor ungefähr 10 000 Jahren entwickelt und während der davor liegenden 200 000 Jahre unserer Evolution als Art standen unseren Vorfahren einfach keine kohlenhydratreichen Nahrungsmittel zur Verfügung.

Für die meisten Menschen würde „kohlenhydratarm" 50 bis 130 g Kohlenhydrate täglich bedeuten. Damit dürften Sie täglich ein wenig stärkehaltiges Gemüse (eine kleine Kartoffel, einige Karotten, eine Avocado), Obst und vielleicht eine Scheibe Brot essen. Das hat den Vorteil, dass es halbwegs durchführbar ist, wenn Sie gemeinsam mit anderen Menschen essen. Sie essen einfach sehr wenig Kartoffeln oder Reis oder gar nichts davon und gewöhnen sich an, auch außer Haus den Großteil von Kartoffeln, Reis oder Nudeln gar nicht erst anzurühren. Das kann für Menschen schwierig sein, die dazu erzogen wurden, immer „aufzuessen" – was eine ziemlich tief verwurzelte Vorstellung aus der Vergangenheit ist.

Für manche Menschen mag der eingeschränkte Verzehr von Kohlenhydraten bei nur einer Mahlzeit geeignet sein. Vielleicht können Sie sich an ein kohlenhydratfreies Abendessen gewöhnen? Oder Sie verzichten einfach auf Brot und andere Teigwaren beim Mittagessen?

Natürlich müssen Sie dann auch auf Fertiggerichte verzichten, denen oft Zucker zugesetzt ist. Und was Fruchtsäfte und Smoothies betrifft – tut mir leid! Sie alle enthalten konzentrierte Kohlenhydrate als Zucker, auch all jene, die mit dem Hinweis „ohne Zuckerzusatz" versehen sind. Zucker ist Zucker, ob er nun aus dem Obst oder aus der Fabrik kommt.

Das Frühstückmüsli ist leider ebenfalls gestrichen. Warum darf es nicht ein Ei vor dem Weg zur Arbeit sein? Das Tabu, zu viele Eier zu essen, wird in Kapitel 9 noch als Mythos entlarvt. Und was das Mittagessen betrifft: Das muss nicht immer ein belegtes Brötchen sein – an einer Scheibe Käse, einem Apfel und ein paar Nüssen hat man nicht schwer zu tragen.

Mediterrane Ernährung?

Die „mediterrane" Ernährung hat erheblich Furore gemacht. Diese Art zu essen wird in Vergleichsstudien oft als überlegen erachtet, vorausgesetzt, sie enthält nicht zu viele Kohlenhydrate. Sie basiert auf Gemüse, Olivenöl und Fleisch oder Käse. Zu dieser Ernährung gibt es Unmengen von Kochbüchern. Doch für die Durchführung ist ein wenig mehr Planung erforderlich, mit dem Reduzieren oder Weglassen einiger Nahrungsmittel ist es nicht getan. Und die Menschen, mit denen Sie regelmäßig essen, müssen die Mittelmeerküche auch mögen, sonst gestaltet sich das Problem des Zubereitens „spezieller Nahrungsmittel" für Sie wieder komplizierter. Wer beruflich sehr eingespannt ist, muss auf einfache Weise Energie tanken können.

Intervallfasten?

Die sehr lesenswerten Bücher von Michael Mosley haben die „5 : 2“-Diät bekannt gemacht – eine Form, bei der man an fünf Tagen in der Woche normal (aber nicht übermäßig) isst und nur sehr wenig an den anderen beiden Tagen. Um das Gewicht nach dem Abnehmen stabil zu halten, schlägt er dann vor, langfristig eine 6 : 1-Methode beizubehalten, bei der, zum Beispiel, jeder Dienstag ein Fastentag wäre, an dem Sie nur sehr wenig essen. Manche Menschen finden das zwar nicht leicht beizubehalten, doch für andere – zum Beispiel für Paare, die die Methode gemeinsam praktizieren – erweist sie sich als sehr gut geeignet.

Eine andere Variante des Intervallfastens ist, täglich eine Mahlzeit auszulassen. Für Menschen, die nicht gerne frühstücken und denen es nichts ausmacht, erst mittags etwas zu essen, ist dieser Ansatz ideal. Die Behauptung, dass das Frühstück die wichtigste Mahlzeit des Tages sei, stimmt überhaupt nicht (vgl. Kapitel 9). Andere lassen dafür gern das Mittagessen aus.

Eine weitere Variante ist das „zeitlich festgelegte Fasten“, bei dem Sie Ihr tägliches Kalorienpensum innerhalb eines bestimmten Zeitfensters zu sich nehmen. Sie könnten beispielsweise für sich festlegen, dass Sie vor 12 Uhr mittags nichts essen, dann eine Kleinigkeit am Nachmittag und ein frühes Abendessen – und dann nichts mehr nach 20 Uhr. Das wäre ein „Fasten“-Zeitfenster von 16 Stunden. Doch Sie können das auch ändern, wie es für Sie passt: Nichts essen vor 14 Uhr? Nichts essen nach 18 Uhr? Aktuell gibt es zwar nur wenige wissenschaftliche Nachweise dafür, dass sich das Gewicht durch Intervallfasten langfristig halten lässt, doch wenn diese Vorgehensweise für Sie, Ihre Familie und Ihre Freunde passt, dann machen Sie es. Ihre Waage wird Ihnen sagen, ob es funktioniert.

Fettarme Ernährung?

Oberflächlich betrachtet klingt eine fettarme Ernährung recht einleuchtend. Fette sind die Nahrungsmittel mit den meisten Kalorien. Im Allgemeinen ist es bestimmt eine gute Idee, übermäßiges Fett zu meiden. Fett ist jedoch für manche Nahrungsmittel ein Geschmacksträger und macht sie gut essbar; wenn Sie also zu viel Fett weglassen, ist Ihr Essen am Ende eine recht trockene Angelegenheit. Die umfangreichen Studien, in denen verschiedene Ernährungsweisen miteinander verglichen wurden, haben ergeben, dass die fettarme Methode sich so gut (oder eben so schlecht) wie jede andere eignet, um das Gewicht nach dem Abnehmen zu halten (am bereits beschriebenen Problem mit dem Studienkonzept ändert das nichts). Machen Sie aber einen Bogen um industriell hergestellte „fettarme" Nahrungsmittel, die Zuckerzusätze zur Verbesserung des Geschmacks enthalten. Sie sind eventuell hochkalorisch und sättigen nicht sehr lange.

Es gibt nur eine Möglichkeit, um herauszufinden, ob ein spezielles Essverhalten für Sie geeignet ist. Ausprobieren und abwarten! Wenn eine kohlenhydratarme Ernährung genau richtig für Sie ist, dann ist das großartig. Wenn das Intervallfasten funktioniert – auch großartig! Finden Sie einfach heraus, was wirklich zu Ihnen passt, damit Sie langfristig gesund und zufrieden sind.

Der Schlüssel zum Erfolg ist, einen Weg zu finden, wie Sie essen können, was Ihnen schmeckt, und gleichzeitig Ihr Gewicht langfristig konstant bleibt.

Ein Wort zum Thema Alkohol

Alkohol bedarf besonderer Aufmerksamkeit, da er sehr kalorienreich ist. Ein Gramm davon enthält fast so viele Kalorien wie ein Gramm Fett. Um genau zu sein, sind es sieben Kalorien pro einem Gramm Alkohol, die gleiche Menge Fett enthält neun Kalorien. Ich würde allerdings bestimmt nicht zu einer völligen Alkoholabstinenz raten. Für viele Menschen ist er eine Quelle großen Genusses und kann so in eine Lebensweise eingebaut werden, dass dabei auch das Gewicht konstant bleibt.

Es geht wie immer um die Menge. Ein Glas Wein, das man sich zu Hause einschenkt, mag 140 Kalorien enthalten. Das klingt nicht nach viel – es entspricht etwa eineinhalb Scheiben Brot. Doch auch drei Gläser rinnen mitunter einfach durch die Kehle und bescheren satte 420 Kalorien; das ist sehr viel, wenn das regelmäßig vorkommt. Ähnlich ist es beim Bier, ein halber Liter enthält 200 Kalorien. Trinken Sie an einem Abend fünf Flaschen von je einem halben Liter, steigt ihre Kalorienzufuhr an diesem Tag um 1000 Kalorien. Kein Wunder, dass der zunehmende Taillenumfang bei Männern oft als „Bierbauch" bezeichnet wird.

Die Kernaussage zum Thema Alkohol ist, ihn in Maßen zu genießen – solange Sie ehrlich zu sich selbst sind in punkto Menge und Sie Ihren Konsum innerhalb eines wöchentlichen Kalorienrahmens halten können, der Ihr Gewicht konstant hält.

Probleme buchstäblich umgehen

Die einfache und eindeutigste Erkenntnis aller wissenschaftlichen Studien darüber, wie man einer erneuten Gewichtszunahme vorbeugen kann, ist diese: Das beste Langzeitergebnis erhält man, wenn man übermäßiges Essen und Trinken meidet und dies kombiniert mit einer kontinuierlichen Zunahme von körperlicher Aktivität – jeden Tag. Die Vorzüge regelmäßiger, ausgedehnter sportlicher Betätigung wurden in Kapitel 2 bereits erwähnt. Für Menschen, die an jeder Art von Bewegung Spaß haben (Tanzen, Aerobic, Tischtennis, Laufen), ist das wunderbar – aber nur dann, wenn sie sich nicht „deshalb" zusätzlich etwas zu essen gönnen. Ignorieren Sie die Verkaufsautomaten, die es in vielen Fitnessstudios gibt und die zur maximalen Versuchung so positioniert sind, dass Sie beim Hinausgehen daran vorbeigehen müssen.

Wie können Sie ein vernünftiges Maß an körperlicher Aktivität sicherstellen, und zwar jeden Tag? Beziehen Sie sie in den Weg ein, den Sie sowieso zurücklegen müssen. Menschen, die zum Beispiel in London leben, machen im Vergleich zu jeder anderen Stadt im Vereinigten Königreich im Durchschnitt die meisten Schritte, weil sie in der Regel gar nicht in der Nähe ihrer Arbeitsstelle parken können. Es mag mehrere Gründe dafür geben, warum die Londoner durchschnittlich den niedrigsten BMI des Landes haben, doch einer davon ist, dass sie häufiger zu Fuß gehen.

Aber wir alle können mehr zu Fuß gehen, das lässt sich in unser Leben einbauen. Es gibt absolut überall Ziele, die fußläufig erreichbar sind – wenn Sie die Zeit dafür haben. In der Praxis kann jedoch für längere Strecken das Radfahren eine gute Option sein – und auch alles andere, was dafür sorgt, dass Sie nicht im Auto oder im Bus sitzen. Wer regelmäßig mit dem Rad fährt, lebt nachweislich länger und gesünder, vorausgesetzt, die Strecke zur Arbeit kann gefahrlos zurückgelegt werden.

Womit ist Ihre Vorratskammer gefüllt?

Häufig ist von unserer „adipogenen Umgebung" die Rede. Es wird angenommen, dass sich das auf die schädliche Kombination von jederzeit verfügbaren, industriell hergestellten hochkalorischen Nahrungsmitteln und unserer zunehmend sitzenden Lebensweise bezieht. Die Aufmerksamkeit richtet sich bisher jedoch weniger auf die adipogene Mikroumgebung zu Hause. Werfen wir also einen Blick hinter verschlossene Türen.

Sie verbringen wahrscheinlich mehr Stunden im Wachzustand zu Hause als irgendwo anders. Wenn Sie berufstätig sind, haben Sie vielleicht eine vierzigstündige Arbeitswoche, aber morgens, abends, an den Wochenenden und an einigen Urlaubstagen sind Sie zu Hause. Wenn Sie keiner Vollzeitbeschäftigung nachgehen, verbringen Sie wahrscheinlich noch mehr Zeit zu Hause. Was passiert, wenn Sie Hunger haben oder Ihnen ein wenig langweilig ist? Viele Menschen stöbern herum und suchen nach etwas, das sie sich in den Mund schieben können.

Warum tun wir das? Im Laufe der 200 000 Jahre menschlicher Entwicklung (und während der 3,6 Millionen Jahre der Säugetierentwicklung davor) wurde die Nahrungssuche zu unserer obersten Priorität. In der fernen Vergangenheit sorgten häufige Zeiträume von Nahrungsknappheit aufgrund von Naturkatastrophen oder sozialen Unruhen dafür, dass man sich versorgte, so lange es noch etwas zu essen gab. Wer das am besten konnte, überlebte auch die nächste Missernte oder eine erfolglose Jagd. Bedenklich ist, dass unterernährte Menschen weniger fruchtbar sind, wie wir in Kapitel 2 gesehen haben – werfen Sie einmal einen Blick auf die Fruchtbarkeitssymbole einer beliebigen Zivilisation und Sie werden die für die Fortpflanzung notwendigen Fettspeicher deutlich erkennen. Seit vielen Generationen ist es eine sehr gute Sache, wenn man ausreichend ernährt ist. Unterernährte Menschen geben ihre Gene tendenziell nicht weiter. Der Fortbestand der Art ist absolut notwendig. Vielen Dank an unsere Vorfahren also!

Doch die stattlichen Exemplare, die ganz besonders erfolgreiche Nahrungsbeschaffer sind, trifft es in den letzten 60 Jahren unvorbereitet hart. In der für den *Homo sapiens* sehr kurzen Zeitspanne ist es durch das in weiten Teilen der Welt vorhandene Nahrungsangebot sogar den Ärmsten möglich geworden, sich mit ungesunden Mengen von Essbarem zu versorgen. Die volle Wirkung dessen entfaltet sich für die Allgemeinbevölkerung (anders als für die wenigen Reichen) weiterhin, und das sind keine guten Nachrichten. Wir erleben gerade ein gigantisches Experiment in Bezug auf den Zustand der Menschen. Es scheint, als würden die vormals fruchtbarsten Eliten in unserer gegenwärtigen Umgebung benachteiligt.

Infolge der Evolution haben wir ausgeklügelte Mechanismen entwickelt, um das Essverhalten zu fördern. Von neuronalen Mechanismen im Gehirn und klugen Hormonen, die auf das Gehirn einwirken, werden wir dazu ermuntert, Nahrung zu finden und zu verzehren, um die Überlebenschancen zu erhöhen.

Doch wir haben noch immer keinen Mechanismus entwickelt, um die übermäßige Anhäufung von Energie aus diesen Nahrungsmitteln zu verhindern. Wir können immer noch Hunger haben, auch wenn der Körper schon unter dem Einfluss von übermäßigem Fett stöhnt – und das ist ein Problem. Wenn Sie im Großen und Ganzen zu den Menschen gehören, die nach dem 21. Lebensjahr nicht weiter an Gewicht zugenommen haben, sollten Sie stolz auf Ihre Gene sein – aber dennoch für Ihr weiteres Wohlergehen auf Ihre Umgebung und Ihre Essgewohnheiten achten.

Lassen Sie uns einen Blick in Ihre Schränke werfen. Im Idealfall befinden sich dort keine Kekse. Und auch keine Chips oder ähnliche Knabbereien. Und auch keine Kuchen oder Süßigkeiten. Warum also sollten Sie sich zwischen den Mahlzeiten freiwillig Kalorien in den Mund schieben, wenn Sie doch aus den vorherigen Kapiteln wissen, dass Ihr Körper dazu konzipiert ist, ziemlich lange ziemlich gut ohne Nahrung auszukommen. Zwischen dem Mittag- und dem Abendessen liegen schließlich nur ein paar Stunden.

Und wie sieht es in Ihrem Kühlschrank aus? Es lohnt sich, immer wieder darauf hinzuweisen, dass ein Krug Leitungswasser bereitstehen sollte (damit Sie, wenn Sie sich ganz arg hungrig fühlen, einen halben Liter kaltes, erfrischendes Wasser trinken können). Für besondere Gelegenheiten oder einfach zur Abwechslung befinden sich dort auch ein paar Flaschen Sprudel. In Ihrem Kühlschrank gibt es keinen Fruchtsaft und auch keine Smoothies aus Früchten. Diese gefährlichen Kalorienbomben enthalten viel zu viel Zucker, rinnen im Nu die Kehle hinunter und stillen den Hunger doch nicht. In unserem derzeitigen Umfeld ist – entgegen der Behauptungen von verführerischen Werbeanzeigen – an Fruchtsäften oder Smoothies überhaupt nichts gesund.

Lucia, die zu unserem psychologischen Team gehört, dachte sich ein griffiges Wortspiel aus. Sie arbeitete bei der *Counterweight*- und der *DiRECT*-Studie mit und untersuchte, wie die Probanden in der Zeit nach der Gewichtsabnahme zurechtkamen, wenn sie wieder normal zu essen begannen. Sie stellte fest, dass diese Phase für die meisten Teilnehmer schwierig war und sie aus dem Gleichgewicht brachte. Von einigen Nahrungsmitteln mehr zu kaufen und andere zu meiden, bedeutete eine Herausforderung für das Verhalten. Lucia erkannte, dass es nötig war, eine neue „Esserobe" aufzubauen und zog damit eine Parallele zu der Art, wie wir Kleidung kaufen und uns mit der Zeit eine „Garderobe" zulegen. Es lohnt sich, das im Kopf zu behalten. Sortieren Sie Ihre „Esserobe" – keine schnellen Knabbereien, die Sie in Versuchung führen, keine zuckerhaltigen Getränke, keine industriell hergestellten Fertiggerichte, nur gutes, ehrliches „Futter", aus dem echte Mahlzeiten zubereitet werden.

Eine helfende Hand

Wie John Donne schon vor langer Zeit feststellte, ist niemand eine Insel. (1572-1631, englischer Schriftsteller und Dichter; Anm. d. Übers.). Wir leben in einem sozialen Netzwerk, das insgesamt ein Thema für sich ist. Richtig ins Blickfeld gerät es zu einer Zeit, wenn die Welt sich gegen einen zu richten scheint oder wenn etwas Schlimmes passiert. Dann ist die Unterstützung der nächsten und liebsten Menschen oder des engsten Umfelds wahrscheinlich wirklich wichtig. Wenn es hart auf hart kommt, ist solch eine moralische Unterstützung beim Umgang mit Problemen, die das Leben aufwirft, von unschätzbarem Wert. Unvorhersehbare Ereignisse können Ihre Vorstellung davon, wie sich Ihr Tag gestalten sollte, durcheinander wirbeln. Dann kommt es zu einer echten Nagelprobe Ihrer besten Absichten, und diese können schwerem Stress vielleicht nicht standhalten. Es ist nicht leicht, ein angeschlagenes Ego wieder aufzusammeln und mit den besten Absichten noch einmal von vorne anzufangen.

Unter diesen Umständen ist die Unterstützung von Dritten sehr hilfreich. Psychologen sprechen hier von einer „Außenstelle“ und diese kann unser Verhalten potenziell beeinflussen. Wer kann Ihnen helfen? Es könnte Ihre Ehefrau, Ihr Lebenspartner, Ihre Therapeutin, Ihr Arzt, Ihre Muse, Ihr Friseur sein – die Liste möglicher infrage kommender Menschen ist endlos.

Bei unserer ersten Studie zu Typ-2-Diabetes war ich überrascht, dass ich nicht vorhersagen konnte, wer außerordentlich gut und wer weniger gut abschneiden würde. Nach meiner vierzigjährigen Tätigkeit als Arzt hatte ich meine Menschenkenntnis für ausreichend gehalten. Es ist nützlich, wenn man schon im Voraus sagen kann, wie hoch die Wahrscheinlichkeit ist, dass jemand einen Ratschlag ausdauernd befolgen wird. Aber das funktionierte bei diesen Studien einfach nicht. Doch dann fiel der Groschen: Es lag nicht an den einzelnen Probanden selbst. Sie brachten oft jemanden mit, der während der zeitaufwändigen Voruntersuchungen bei ihnen saß, und ich konnte mit beiden sprechen.

Die Erkenntnis dämmerte mir schon bald: Der Indikator für den Erfolg waren in erheblichem Maße die „signifikanten anderen“ oder, einfacher ausgedrückt, die Bezugspersonen. Wir beobachteten auch einen „Kumpel“-Effekt, die unterstützende Kontrolle und Absicherung durch einen direkten Begleiter. Die Partner, Verwandten oder Freunde der Probanden teilten überraschend oft mit, dass auch sie abgenommen hätten. Das war ein eindeutiges Zeichen dafür, dass die Schränke keinen Kuchen, keine Kekse und keine Knabbereien mehr enthielten und sich die Essgewohnheiten im ganzen Haus verändert hatten. Manche Teilnehmer waren so eifrig dabei (außerhalb der offiziellen Forschungsstudien) und stellten sogar Selbsthilfegruppen auf die Beine, um diese unterstützende Wirkung zu nutzen.

Gegen den Stress im Leben können wir nichts tun. Aber wir können sicherstellen, dass uns solche Probleme nicht aus der Bahn werfen.

Wir sind Geschöpfe unserer Umgebung

Wie konnte es dazu kommen, dass die Fettleibigkeitszahlen in den letzten Jahrzehnten so sprunghaft angestiegen sind? Oft kommt es zu Schuldzuweisungen und es wird von Faulheit und Gier gemurmelt. Natürlich können sich Fettleibigkeitsgene nicht innerhalb von einer oder zwei Generationen stärker durchgesetzt haben. Doch heute sind alle Menschen schwergewichtiger als sie es gewesen wären, wenn sie 1980 gelebt hätten (wie in Kapitel 6 erwähnt). Dazu gehören meist auch diejenigen, die mit dem Finger auf andere zeigen. Die gegenwärtigen Rahmenbedingungen, die eine übermäßige Ansammlung von Fett begünstigen, sind ein sehr großes Problem für die Gesellschaft insgesamt. Und das Durchschnittsgewicht von Kindern und jungen Menschen wird wahrscheinlich weiter steigen, wenn daran nichts geändert wird. Unsere Probanden schilderten die Prüfungen und Schmerzen eines Lebens in unserer zwanghaft mit Essen beschäftigen Welt oft sehr bewegend: wie schwierig es ist, der Werbung, den Unterhaltungen über Kochrezepte oder den Ladentheken voller Muffins und Kuchen zu entkommen. Das ist ein riesiges Thema und es würde den Rahmen dieses Buches sprengen, doch einige Kernpunkte lassen sich zusammenfassen.

Wie wäre es, wenn die Gesetzgebung ausgeweitet würde, um eine Versorgung mit ungesunden Lebensmitteln zu reglementieren? Wann immer das vorgeschlagen wird, werden wohlmeinende – und weniger wohlmeinende – Stimmen laut. Das Mantra von der „individuellen Verantwortung“

ist in diesem Zusammenhang oft zu hören. Wir alle müssten die Freiheit haben, selbst zu entscheiden, darauf beharren die lautesten Stimmen. Doch als die Todeszahlen bei Verkehrsunfällen drastisch sanken, nachdem das Anlegen von Sicherheitsgurten und das Tragen von Motorradhelmen zur Pflicht wurden, war aus dieser Ecke nichts zu hören. Ebenso verbesserte sich die allgemeine Gesundheit erheblich, als das Rauchen in geschlossenen öffentlichen Räumen verboten wurde. Und zwar weitaus mehr, als durch Appelle an jeden Einzelnen hätte erreicht werden können.

Wie steht es also mit den Nahrungsmitteln? Wenn wir Gesetze gegen das Rauchen von giftigen Zigaretten an bestimmten Orten erlassen können, könnten wir doch sicherlich auch gesetzlich gegen Nahrungsmittel vorgehen, die so hochkalorisch sind, dass sie schädlich wirken? Die Regulierung von Nahrungsmitteln ist angesichts der Tatsache, dass sie in Maßen lebensnotwendig sind, komplizierter. Trotzdem sollte eine Gesellschaft stark interessiert daran sein, dass das ihr zur Verfügung stehende Nahrungsmittelangebot ihre Gesundheit nicht verschlechtert. Im Vereinigten Königreich gibt der NHS, der staatliche Gesundheitsdienst, geschätzte 6,1 Milliarden Pfund für die Behandlung von Fettleibigkeit aus (die Zahlen stammen aus den Jahren 2014/2015), und der größte Teil der 10 Milliarden Pfund, die für Diabetes insgesamt ausgegeben werden, entfällt auf die Behandlung von Typ-2-Diabetes. Doch alles in allem liegen die durch Fettleibigkeit verursachten Kosten für die Wirtschaft weitaus höher als die genannten Zahlen, wenn man die verlorenen Arbeitstage und andere direkte Kosten berücksichtigt. Es scheint, als würden wir Briten jedes Jahr mehr für die Behandlung von Fettleibigkeit und Diabetes ausgeben als für Polizei, Feuerwehr und Justizsystem zusammen. Das ist furchtbar. Doch die Steuerzahler müssen das wissen, insbesondere, weil immer mehr Menschen immer übergewichtiger werden.

Die Auswirkung der Fettleibigkeit von uns Menschen auf die Umwelt verdient ebenfalls eine größere Beachtung. Wenn beispielsweise eine Bevölkerung von einer Milliarde Menschen ihren durchschnittlichen BMI in der gleichen Geschwindigkeit verändert – soll heißen: erhöht – wie das im Vereinigten Königreich zwischen 1970 und 2010 der Fall war, würden Schätzungen zufolge die zusätzlichen Nahrungsmittelproduktions- und

Transportkosten für diese schwergewichtigeren Menschen die Kohlendioxidemissionen um 19 Prozent oder 1,4 Gigatonnen pro Jahr erhöhen. Das ist kein Klacks, da der globale Dioxidausstoß etwa 42 Gigatonnen beträgt.

Die Gesellschaften dieser Welt stehen vor immensen Herausforderungen. Den wichtigsten internationalen Nahrungsmittelgiganten geht es oft ausschließlich darum, ihre Profite zu schützen. Sie stecken Unsummen in die Verbreitung von Fehlinformationen und liegen den Politikern in den Ohren, genau wie es die Tabakkonzerne taten, bevor die Gesetzgebung einen Riegel vorschieben konnte.

Oft geschieht das über eindrucksvoll klingende „Institute“ oder „Forschungsgruppen“, die in den Medien als „einflussreiche Denkfabriken“ eingeführt werden ... Vielleicht eines der am besten dokumentierten Beispiele für die Umtriebe eines Großkonzerns ist die Kampagne, die ein großer Hersteller von zuckerhaltigen Getränken führte, um seine Umsätze in China, einem erheblichen Absatzmarkt, zu schützen. Durch das Errichten einer „Forschungs- und Beratergruppe“ und ihre Etablierung in einer staatlichen Behörde mithilfe von politischen Verbindungen, konnte der Konzern eine öffentliche Gesundheitskampagne gegen Fettleibigkeit unterlaufen. Das wurde möglich, indem der Konzern dafür sorgte, dass die Werbekampagne gegen Übergewicht lediglich auf die Förderung von sportlicher Betätigung beschränkt wurde, aber kein Wort über Nahrungsmittel oder hochkalorische Getränke fiel. Dieser vom Hersteller publizierte gesundheitliche „Rat“ trug den Stempel der Regierungsbehörde. Die Umsätze waren geschützt – und die Fälle von Fettleibigkeit stiegen weiter an. Die ganze Geschichte, die von Dr. Trisha Greenhalgh gewissenhaft dokumentiert wurde, ist eine faszinierende Lektüre (vgl. Literaturhinweise).

Doch was ist daran falsch? In den westlichen Demokratien erwarten wir von den Konzernen, dass sie Güter produzieren und Dienstleistungen erbringen, um Profit für ihre Aktionäre zu erwirtschaften. Kluge Marketingstrategien sind gerechtfertigt, um diese Ziele zu erreichen. Das Problem liegt nicht im Handel, sondern in der mangelnden Regulierung. Eine Regulierung würde immer noch Chancengleichheit für den Wettbewerb bieten. Eine deutliche Kennzeichnung des Kaloriengehalts von Produkten, die Begrenzung von Fastfood-Verkaufsstellen in der Nähe von Schulen, eine Kalorienreduzierung von Knabbereien und die Einschränkung von Schnäppchen in Mega-Größe oder in Form von „Zwei-zum-Preis-von-einem“ sind nur ein paar Möglichkeiten, wie man neue Chancengleichheit für kommerzielle Interessen im freien Wettbewerb schaffen könnte. Gegenwärtig sind nur wenige Politiker bereit, sich ihrer Verantwortung zu stellen. Erst vor wenigen Jahren schaffte ein Gesundheitsminister im Vereinigten Königreich die Food Standards Agency, das Institut für Lebensmittelstandards, mit seinen unabhängigen Experten ab und ersetzte sie durch ein Gremium, das sich hauptsächlich aus Repräsentanten der Nahrungsmittelindustrie rekrutierte. Zum Glück konnte inzwischen so mancher Schaden wieder behoben werden, doch wir können uns nur wundern, was hinter dieser Entscheidung steckte.

Der erste Schritt in Richtung der Neuausrichtung unseres ungünstigen Umfelds wird darin bestehen, zu erkennen, dass es zweckwidrig ist, wenn politische Parteien Spenden von großen Nahrungsmittelkonzernen annehmen. Die vor Kurzem im Vereinigten Königreich eingeführte Zuckersteuer auf Limonaden ist zumindest ein winziger Schritt in die richtige Richtung.

So wirkt sich der Langzeiterfolg auf Ihre Bauchspeicheldrüse aus

Die Entdeckung, dass die Bauchspeicheldrüse bei Typ-2-Diabetikern zu klein ist, war uns, wie bereits angemerkt, ein Rätsel. War sie von Geburt an klein oder war die geringe Größe dem Diabetes geschuldet? Wir fanden einen deutlichen Hinweis auf die Antwort darin, was über die Bauchspeicheldrüse bereits weithin bekannt war durch eine andere Art von Diabetes, nämlich Typ-1-Diabetes, auch juveniler Diabetes genannt. Dieser wird dadurch verursacht, dass die Insulin bildenden Zellen tatsächlich absterben und ein nahezu vollständiger Insulinmangel besteht. Man weiß seit Langem, dass die Bauchspeicheldrüse während der Entwicklung von Typ-1-Diabetes schrumpft. Es wurde angenommen, dass das durch den Mangel an zunehmenden Insulinsteigerungen verursacht wurde, die sich auf die Größe (und den Erhalt der Größe) aller Gewebe auswirken.

„5 AM TAG" FÜR GESETZGEBER

Fünf einfache Schritte, um die Menge der Nahrungsaufnahme in der Bevölkerung zu senken. Weitere sind möglich, doch das wäre zumindest ein guter Anfang.

1. Weniger Fast-Food-Geschäfte in der Nähe von Schulen.
2. Regulierung des Zucker- und Fettzusatzes in verarbeiteten Lebensmitteln und Fertiggerichten.
3. Eindeutige, sichtbare und leicht verständliche Kennzeichnung des Kaloriengehalts bei einfachen Verbrauchsgütern (z. B. Fast Food, Fertiggerichte, Restaurantessen, Gebäck in Cafés, Bierdosen).
4. Regulierung von Mega-Größen und Fertigmahlzeiten zum Schnäppchenpreis.
5. Beibehaltung der Zuckersteuer auf mit Zucker gesüßten Getränken.

Insulin ist ein so kluges Hormon, dass es nicht nur kontrolliert, wie der Körper mit Glukose umgeht, sondern in hohen Konzentrationen auch als „Wachstumshormon“ fungiert. Bei normaler Gesundheit schaltet Insulin während der Anflutung großer Mengen nach einer Mahlzeit wirksam um, damit das Wachstum aufrechterhalten werden kann. Wir denken zwar meist nur an den Insulinspiegel im Blut, doch die Menge im Gewebe der Bauchspeicheldrüse, die jede Inselzelle umgibt, muss auch sehr viel größer sein. Möglicherweise ist es also diese Menge, die für den Größenerhalt des Organs sorgt. Kommt es nach den Mahlzeiten zu keiner Anflutung, könnte das die Ursache für die eventuelle Schrumpfung der Bauchspeicheldrüse sein.

Kann die Bauchspeicheldrüse zu alter Größe zurückkehren, wenn es über einen gewissen Zeitraum zu Insulinanflutungen kommt? In unserer *Counterbalance*-Studie gab es im Laufe der sechsmonatigen Beobachtungszeit nahezu keine Veränderung bei der Organgröße. Doch in der

DiRECT-Studie konnten wir Daten bis zu 12 Monaten analysieren (die zur Zeit der Entstehung dieses Buches vorlagen) und wir konnten eine bescheidene Vergrößerung des Volumens der Bauchspeicheldrüse feststellen. Es ist also noch nicht alles verloren, wenn Sie Typ-2-Diabetes – und eine kleine Bauchspeicheldrüse – haben. Achten Sie darauf, dass Sie langfristig nicht wieder zunehmen, dann kann dieses lebenswichtige Organ wahrscheinlich wieder größer werden.

DAS WICHTIGSTE IN KÜRZE

- Wenn es Ihnen gelungen ist, Typ-2-Diabetes rückgängig zu machen, werden Sie auch nicht erneut erkranken, wenn Sie Ihr Gewicht konstant halten.
- Finden Sie unbedingt einen Weg, wie Sie auch dann glücklich und zufrieden leben können, wenn Sie nur etwa drei Viertel Ihrer früheren Portionsmenge essen.
- Gehen Sie möglichst oft zu Fuß oder binden Sie eine andere Aktivität in Ihren Alltag ein.
- Unterschiedliche Menschen haben unterschiedlich passende Essverhalten – es gibt keine Standardlösung.
- Eine leicht reduzierte Zufuhr von Kohlenhydraten ist für viele Menschen am einfachsten umzusetzen; andere kommen mit einer mediterranen Ernährung (die zusätzlich kohlenhydratarm ist) besser zurecht und/oder damit, dass sie das Frühstück auslassen oder Intervallfasten machen.
- Alkohol ist flüssiges Fett – das zu berücksichtigen, ist wichtig für die Kontrolle der Kalorienzufuhr.
- Die Fettleibigkeitsepidemie ist von unserem Umfeld geprägt; sie ist nicht einer plötzlichen allgemeinen Gier oder Faulheit geschuldet.
- Eine staatliche Regulierung des Nahrungsmittelmarktes wird erforderlich sein, um die Epidemie wirksam zu beeinflussen.

KAPITEL 9

Lassen Sie sich nicht täuschen

Woher wissen Sie, ob etwas stimmt? Können Sie sicher sein, dass die Informationen in diesem Buch wahr sind?

Gesundheitsthemen werden überall abgehandelt – in Zeitungen und Zeitschriften, im Radio und im Fernsehen, im Internet und in den sozialen Medien. Tipps und Ratschläge zu Nahrungsmitteln und „gesunder Ernährung“ kommen besonders häufig vor. Und sie reichen von „höchstwahrscheinlich wahr“ bis „mit ziemlicher Sicherheit unsinnig“. Gehen Sie nicht davon aus, dass diese Informationen stimmen müssen; alles sollte kritisch hinterfragt werden. Es folgen einige Ideen und Grundregeln, die Ihnen dabei helfen können, belastbare Informationen von irreführenden Beobachtungen oder haltlosen Meinungen zu unterscheiden.

Trugschluss

Von den 1970er-Jahren bis in die 1990er-Jahre hinein ergaben große Studien, dass Frauen nach der Menopause durch eine Hormonersatztherapie (HET) ihr Herzerkrankungsrisiko um 35 bis 50 Prozent senken konnten. Die HET lindert ganz eindeutig Wechseljahresbeschwerden, doch die Entscheidung, ob zu einer solchen Therapie geraten werden sollte oder nicht, wurde stark beeinflusst von dem wahrscheinlichen Nutzen für das Herz, insbesondere bei Diabetikerinnen. In den 1990er-Jahren waren HET-Wirkstoffe die am häufigsten verschriebene Arzneimittelklasse in den USA. Doch all das beruhte auf Querschnittstudien mit Gruppen von Frauen, die sich einer HET unterzogen und deren Ergebnisse man mit jenen von Frauen verglich, die keine HET machten.

Wie bereits besprochen, ist eine Interventionsstudie die einzige Möglichkeit, um sicherzugehen, dass eine Behandlung auch den beabsichtigten Nutzen hat. Im Jahr 1998 wurde über die erste randomisierte HET-Studie zur Prävention von Herzerkrankungen berichtet. Es stellte sich kein Nutzen heraus – dafür jedoch eine leichte Andeutung eines erhöhten Risikos bei HET-Anwenderinnen. Diese Ergebnisse konnten auch bestätigt werden. Warum also waren die ursprünglichen großen Studien in einem solchen Ausmaß irreführend? Dafür gab es wahrscheinlich mehrere Gründe. Einer davon war, dass Frauen, die sich für die HET entschieden, tendenziell gesünder und wohlhabender waren und sich anders verhielten, was ihr Herzerkrankungsrisiko verringerte. Doch der wesentliche Aspekt ist, großangelegte Studien, die Vorkommnisse in verschiedenen Gruppen zahlenmäßig erfassen, werden durch unerkannte Assoziationen verkompliziert, die zu einer falschen Schlussfolgerung führen können.

Ein anderes klassisches Beispiel war die Vorstellung, dass sich eine ballaststoffreiche Ernährung wesentlich auf den Schutz vor Darmkrebs auswirken würde. Dieser Gedanke kam auch in den 1970er-Jahren auf, weil man beobachtete, dass sich afrikanische Völker bemerkenswert ballaststoffreich ernährten, einen traditionellen Lebensstil pflegten und sehr geringe Darmkrebszahlen aufwiesen. Die Überzeugung, dass es einen wichtigen kausalen Zusammenhang zwischen ballaststoffarmen Ernährungsweisen und einem erhöhten Darmkrebsrisiko gebe, hielt sich geraume Zeit und taucht immer wieder einmal auf. Die geringen Darmkrebserkrankungen, die man bei den Beobachtungen in Afrika anfänglich feststellte, waren jedoch hauptsächlich der Tatsache geschuldet, dass wenige Menschen ein höheres Alter erreichten, in dem die Auftretenshäufigkeit von Darmkrebs steil ansteigt. Der Verzehr von ballaststoffreichen Nahrungsmitteln wie Gemüse ist sicher eine gute Sache, um den Darm bei Laune zu halten, doch das sollte man von den damit einhergehenden Mythen trennen.

Achten Sie also, wenn Sie Zeitung lesen oder fernsehen – es sind tatsächlich tendenziell die Medien, die diese falschen Ursache-Wirkung-Geschichten verbreiten und weniger die Wissenschaftler, die Daten sammeln – auf Trugschlüsse durch Assoziation (im Englischen mit dem Akronym *fyb* für *fallacy by association* abgekürzt).

Wie lassen sich diese am besten erkennen? Es gibt mehrere Hinweise: Nehmen Sie sich in Acht vor sehr groß angelegten Studien. Wenn eine Studie Hunderte oder Tausende von Probanden umfasst, handelt es sich vielleicht lediglich um eine Untersuchung, bei der nur „die Köpfe gezählt" werden. Diese können sehr wichtig sein, wenn man Krankheitsmuster identifizieren will, doch damit kann man einfach nicht „beweisen", dass eine Krankheit durch einen bestimmten Faktor verursacht wurde. Einen vernünftigen Nachweis erhält man nur, wenn man eine Idee überprüft. Wenn Sie herausfinden wollen, ob der Verzehr eines bestimmten Nahrungsmittels eher zum Auftreten einer Krankheit führt, dann muss bei einer Gruppe von Menschen eine entsprechende Umstellung vorgenommen und deren Auswirkung erfasst werden. Mit anderen Worten, man braucht dazu eine Interventionsstudie. Um zu verhindern, dass andere zufällige Assoziationen die Ergebnisse verzerren, ist es notwendig, die freiwilligen Probanden nach dem Zufallsprinzip in zwei in jeder Hinsicht möglichst ähnliche Gruppen (z. B. hinsichtlich Alter, Gesundheitszustand, Geschlecht usw.) zu unterteilen, bevor man sie unterschiedlich behandelt. Dann bekommt die eine Gruppe das Nahrungsmittel, das getestet werden soll, und die andere, eine „Kontrollgruppe", bekommt es nicht. Die Anzahl an Menschen, die dann von der Krankheit betroffen sind, die man erforscht, wird anschließend in beiden Gruppen bestimmt. Diese Forschungsstudien unter realen Bedingungen sind schwer durchzuführen, sehr teuer und zeitaufwändig. Doch nur sie können die Frage eindeutig beantworten.

Ein vollständiges Beispiel für ein solches Vorgehen ist die Studie meines Kollegen Prof. Michael Roden, unter anderem Vorstandssprecher und Wissenschaftlicher Geschäftsführer des Deutschen Diabetes-Zentrums (DDZ). Er organisierte eine große Populationsstudie, die ergab, dass Menschen, die viel rotes Fleisch aßen, häufiger insulinresistent waren als solche, die das nicht taten. Diese Studie ergab auch, dass ein hoher Konsum koffeinhaltiger Getränke und nicht ausreichender Mengen ballaststoffhaltiger Nahrungsmittel ebenfalls mit einer Insulinresistenz in Zusammenhang standen. Fast immer kommen epidemiologische Studien hier zu einem Ende, und in der Folge werden bestimmte Überzeugungen daraus abgeleitet. Schlagzeilen folgen und die Lifestyle-Seiten von Zeitungen und Zeitschriften sorgen für die Weiterverbreitung. Nimmt die Insulinresistenz also wirklich zu, wenn Menschen viel rotes Fleisch essen, eine Menge Kaffee trinken und ballaststoffarme Nahrungsmittel zu sich nehmen?

Michael ist ein Vollblut-Wissenschaftler, also führte er eine weitere Studie durch, die am Ende für Klarheit sorgte. Dafür wurden neue Probanden nach dem Zufallsprinzip in zwei Gruppen aufgeteilt und sichergestellt, dass sie ähnliche Voraussetzungen hatten. Eine Gruppe musste viel rotes Fleisch essen, große Mengen Kaffee trinken und ballaststoffhaltige Nahrungsmittel meiden. Die andere Gruppe sollte genau das Gegenteil tun. Wichtig war, dass bei jedem Probanden Urintests durchgeführt wurden, um zu überprüfen, ob er sich auch an die Forschungsvorgaben hielt. Die Studie wurde sehr gewissenhaft durchgeführt. Und das Ergebnis? Große Mengen rotes Fleisch, literweise koffeinhaltige Getränke und das Meiden von Ballaststoffen bewirkten in Bezug auf die Verursachung einer Insulinresistenz überhaupt nichts. Hätte man eine sorgfältige wissenschaftliche Arbeit über einen langen Zeitraum also nicht fortgesetzt, wären die Mythen um rotes Fleisch, Koffein und Ballaststoffe fortgeschrieben worden.

In dieser Studie wurde eine weitere wichtige Beobachtung gemacht, die die Ergebnisse ebenfalls hätte verzerren können, wenn es keine Kontrollgruppe gegeben hätte, die einen Vergleich ermöglichte. Nicht nur ließ sich kein Unterschied zwischen den beiden Gruppen feststellen, sondern die Teilnehmer in beiden Gruppen waren am Ende sogar *weniger* insulinresistent. Der Grund dafür war, dass alle Probanden tatsächlich etwa 5 kg abgenommen hatten – ohne dass das von ihnen verlangt worden war. Das ist ein anerkanntes Phänomen und wird als „Hawthorne-Effekt" bezeichnet. Nehmen Menschen an einer Studie teil, auch wenn sie sich über einen langen Zeitraum erstreckt, dann verhalten sie sich etwas anders. Das bedeutet, dass bereits die Teilnahme an einer Studie die Gesundheit verbessert, egal welcher Gruppe man zugeordnet wird!

Dieser Hawthorne-Effekt wurde erstmals bei Experimenten beschrieben, die aus sehr unterschiedlichen Gründen durchgeführt wurden. In den 1920er-Jahren wurde in der Glühlampenfabrik der Hawthorne-Werke in Chicago die Idee getestet, dass eine hellere Beleuchtung die Produktivität erhöhe. Darüber wurde mit allen Beschäftigten diskutiert und zuerst schien die Antwort sehr eindeutig zu sein: Fahrt die Beleuchtung hoch, und die Produktivität steigt. Doch dann ging ein Ingenieur mit klarem Kopf einen Schritt weiter und bat die Beschäftigten, an einer zusätzlichen Studie teilzunehmen, bei der zwei zufällig ausgewählte Gruppen unter verschiedenen Lichtverhältnissen arbeiten sollten. Eine Gruppe arbeitete mit der bisherigen Beleuchtung weiter. Bei der anderen ging die Lichtintensität zunehmend zurück. Doch die Produktivität stieg in beiden Gruppen! Tatsache ist, dass Menschen ihr Verhalten ändern, wenn sie wissen, dass sie kontrolliert werden. Und diese bemerkenswerte Geschichte ist hier noch nicht zu Ende. Den Beschäftigten wurde mitgeteilt, dass die ständig heller werdende Beleuchtung weiter getestet würde, und man tauschte die Glühbirnen jeden Tag deutlich sichtbar aus. Alle dachten nun, dass das Licht allmählich immer heller würde. Doch in Wirklichkeit stimmte das gar nicht: Die Glühbirnen hatten immer die gleiche Leuchtkraft. Und wieder stieg die Produktivität …

Einer der Forscher in den Hawthorne-Werken, F. J. Roethlisberger, schrieb: „Wer Wissen nur konsumiert, kann niemals wissen, auf welch wackligen Beinen es steht, bis er selbst versucht hat, Wissen in die Welt zu setzen.“

Moment, denken Sie jetzt vielleicht, die *Counterpoint*-Studie hatte keine Kontrollgruppe mit Typ-2-Diabetikern, die ihre normale Behandlung fortsetzten, ohne das Abnehmprogramm zu durchlaufen. Warum wurde die Lektion aus dem Hawthorne-Effekt hier nicht in der Praxis eingesetzt? Der Grund dafür ist, dass das Ausmaß des vorausgesagten Effekts groß war – weitaus größer als jede Veränderung, die als Ergebnis aus der bloßen

Teilnahme an einer Studie hätte resultieren können. Wenn die *Twin-Cycle*-Hypothese (Zwillingszyklus-Hypothese) nachzuweisen wäre, müsste es zu einem Absinken des Blutzuckerspiegels auf den Normalwert kommen, zusammen mit eindeutigen Veränderungen beim Fettgehalt der Leber und der Bauchspeicheldrüse. Nur leichte Veränderungen des Blutzuckerspiegels oder des Fettgehaltes hätten, selbst wenn sie statistisch relevant gewesen wären, die Doppelzyklus-Hypothese eher widerlegt. Im Gegensatz dazu ist es bei Untersuchungen, deren Ziel die Überprüfung einer neuen Behandlungsmethode ist – wie bei der *DiRECT*-Studie – wichtig, eine Kontrollgruppe zu haben, die auch wir hatten. Die Menschen, die nach dem Zufallsprinzip der Kontrollgruppe zugeordnet worden waren, waren in jeder Hinsicht – Alter, Gewicht, Verhältnis von männlichen zu weiblichen Probanden, Schweregrad von Typ-2-Diabetes usw. – identisch mit denen der Abnehmgruppe. Und im Gegensatz zur allmählichen Gewichtszunahme, die bei Typ-2-Diabetikern erwartet worden wäre, haben die Probanden der Kontrollgruppe 1 kg abgenommen. Natürlich war die Wirkstärke in der Testgruppe so groß, dass sie den kleinen positiven Effekt in der Kontrollgruppe in den Schatten stellte. (Hawthorne lebt also weiter!) Die Testgruppe nahm jedoch massiv an Gewicht ab, und viele Probanden kehrten wieder zu einem normalen Leben zurück, was einen wichtigen Unterschied zwischen den Gruppen darstellt.

Wie große Studien in die Irre führen können

Leider ziehen sehr große Beobachtungsstudien auch sehr große Aufmerksamkeit auf sich. Noch schlimmer allerdings ist der Einfluss aus der Richtung, die unzutreffend als „evidenzbasierte Medizin“ bezeichnet wird. Zwar sind eindeutige Informationen genau das, wonach wir in der Medizin suchen und was wir anwenden müssen, doch der Begriff „evidenzbasierte Medizin“ beschreibt ein Glaubenssystem, das einem Prozess, der als „Meta-Analyse“ bekannt ist, den Spitzenplatz hinsichtlich der Stichhaltigkeit zuweist. Große, sorgfältig konzipierte Studien können wichtig sein und jede Untersuchung verdient eine sorgfältige Prüfung. Doch bei einer Meta-Analyse werden lediglich die Ergebnisse verschiedener Studien aufaddiert – und man glaubt, dass das, was dabei herauskommt, richtig sein muss. Sie berücksichtigt die wichtigen Details der individuellen Studien kaum, die ein wirklicher Experte genau unter die Lupe nehmen würde, etwa die exakten Methoden, mit denen bei jeder Studie gearbeitet wird. Ganz unvoreingenommen scheinen Meta-Analysen auch nicht zu sein, wenn man bedenkt, dass die berücksichtigten Studien ja ausgewählt werden müssen. Noch schlimmer ist, dass ein wichtiger praktischer Punkt ganz ignoriert wird: Die Größe jeder Studie ist so konzipiert, dass eine eventuell vorhandene klinisch bedeutsame Wirkung festgestellt werden kann. Die Aufnahme einer entsprechenden Anzahl von Menschen sorgt dafür, dass eine solche klinische Wirkung statistisch relevant wäre. Werden aber sehr viele Studien, die einzeln betrachtet keine signifikante Wirkung zeigen, in einen Topf geworfen, werden durch diese Meta-Analyse winzige Wirkungen auf einmal relevant – allerdings nur im statistischen Sinn. Und eine solch unbedeutende Wirkung ist vielleicht für überhaupt niemanden relevant. Die Schlagzeilen schreien zwar in großen Lettern hinaus, dass ein bestimmtes Nahrungsmittel oder Medikament das Leben verkürzen könne, doch faktisch könnte es sich dabei auch einfach nur um wenige Stunden – bezogen auf die gesamte Lebenszeit – handeln.

Beobachtungsstudien mit Bevölkerungsgruppen können wertvolle Informationen über Krankheitsmuster liefern. Doch das Wissen über die „Ursache", auf der ein Ergebnis beruht, bekommt man nicht mitgeliefert. Dafür ist eine spezifische Interventionsstudie notwendig.

Meta-Analysen verstetigen eine „schiefe" Interpretation von Informationen. Auch wenn die daraus abgeleiteten Überzeugungen nicht für alle Ewigkeit Bestand haben, so lassen sich Medien und Behörden in großer Zahl doch allzu oft davon blenden.

Effektstärke und kleine Studien

Am anderen Ende der Skala stehen die ganz kleinen Studien. Sie sind jedoch potenziell sehr bedeutsam und schlagen für den Einzelnen enorm zu

RISIKEN VERSTEHEN

Lassen Sie uns Risiken realistisch betrachten. In vielen Meldungen wird berichtet, dass eine bestimmte Ernährungsweise oder ein spezielles Medikament das Risiko, von einer bestimmten Krankheit betroffen zu sein, um einen bestimmten Prozentsatz senkt. Sagen wir, um 25 %. Das klingt überzeugend und erstrebenswert, doch tatsächlich geht es dabei wahrscheinlich nur um eine geringe Veränderung. Der Grund ist, dass die 25 % nicht Ihr reales Risiko darstellen, sondern das Risiko im Verhältnis zu einer anderen Gruppe.

Wie funktioniert das? Einmal angenommen Ihr Risiko, in den nächsten 10 Jahren einen Herzinfarkt zu erleiden, beträgt 10 %. Bei Menschen, die mit der Einnahme von Statinen (Cholesterinsenker) beginnen, sinkt das Risiko um 25 %. Ihr tatsächliches Risiko würde also um 25 % sinken. Es läge dann real nicht mehr bei 10 %, sondern ein Viertel (2,5 %) niedriger, bei nur noch bei 7,5 %. „Also, Herr Doktor, wenn ich diese Tabletten nicht nehme, liegt mein Risiko bei etwa 1 : 10, aber wenn ich sie nehme, liegt es auch bei etwa bei 1 : 10?"

Doch wenn Ihr Herzinfarktrisiko in den nächsten 10 Jahren bei 50 Prozent läge, würden Statine es auch um 25 % senken – Ihr tatsächliches Risiko fiele dann um 12,5 % auf unter 40 %. Das lohnt sich dann schon eher. Bei Wetten ist die Veränderung einer Chance von 1 : 2 zu einer von ungefähr 1 : 3 ziemlich gut. Wenn 100 Menschen mit demselben Risiko wie Sie keine Statine nähmen, hätten 50 von ihnen in 10 Jahren einen Herzinfarkt. Würde eine sehr ähnliche Gruppe Statine nehmen, bekämen nur etwa 37 einen Herzinfarkt.

Worauf es also ankommt, ist Ihr absolutes Risiko. Wenn Sie es in einem lohnenden Ausmaß verändern können, dann wäre es sinnvoll, etwas zu unternehmen. Würde ein neues Medikament das Krankheitsrisiko halbieren, würden die meisten Menschen die Tabletten wohl nehmen. Der Mensch mit dem Risiko von 50 % hat jetzt nur noch ein Risiko von 25 %. Doch jener mit dem Risiko von 1 %, hat jetzt nur noch eines von 0,5 %. Nehmen Sie sich vor Aussagen über prozentuale Veränderungen eines Risikos also besser in Acht. Was wirklich zählt, ist *Ihr* tatsächliches Risiko.

Buche. Als Leonard Thompson im Jahr 1921 seine erste Insulinspritze bekam und sich sein Typ-1-Diabetes besserte, veränderte sich die Welt. Diese Krankheit war damals durchweg tödlich, doch Leonard überlebte. Genauso war es, als ein Kind mit einer Meningokokken-Meningitis die erste Dosis Penicillin erhielt – eine ebenfalls tödliche Krankheit wurde tatsächlich geheilt. Je größer die Wirkung einer Behandlung ist, desto kleiner darf eine Studie sein, um eine „signifikanten" Unterschied nachzuweisen.

Natürlich ist es immer möglich, dass eine dramatische Reaktion bei einem Menschen durch ein außergewöhnliches Ereignis erklärt werden kann, und dann muss die Wirkung bei einem anderen Menschen mit einer ähnlichen Erkrankung bestätigt werden. Das Risiko, dass es sich dabei um einen Trugschluss durch fehlgeleitete Annahmen handelt, ist jedoch sehr gering. Die wichtigste Ähnlichkeit zwischen dem ersten Test mit Insulin und dem ersten Einsatz von Penicillin bei Meningitis ist die Stärke des erzeugten Effekts – bei bis dahin immer tödlichen Krankheiten. Wenn eine Behandlung eine wirklich große Effektstärke hat, dann braucht man, wie gesagt, nur geringe Fallzahlen, um einen Nachweis zu erbringen. Und eine solche Behandlung bewirkt wahrscheinlich bei jedem Betroffenen etwas. Wenn aber andererseits eine Medikamentenstudie auf 5000 Probanden angewiesen ist, um eine statistisch relevante Veränderung nachzuweisen, ist der Nutzen für den Einzelnen eventuell gering.

Als unsere *Counterpoint*-Studie die Normalisierung des Blutzuckerspiegels, der Leberverfettung und der Insulinreaktion der Betazellen ergab, hatte keiner der 11 Probanden noch Diabetes. Die Stärke der erzielten Wirkung war riesig. Dennoch wurde sie damals von Experten häufig abgelehnt, weil es nur eine „kleine" Studie war. Hatten sie damit Recht? Nein – bis auf eine Ausnahme. Bei kleinen Gruppen besteht das potenzielle Risiko, dass sie nicht jede „Art" von Typ-2-Diabetiker repräsentieren. Wir konnten jedoch nachweisen, dass die *Counterpoint*-Probanden ganz typische Diabetiker waren. Und in Anbetracht dessen, dass die Maßnahme sowohl klinisch wichtig als auch statistisch relevant war, wies das Ergebnis auf einen potenziell großen Nutzen für die meisten Menschen hin. Das kann man von den meisten großen Studien eher nicht behaupten.

Obwohl es in der praktischen Medizin immer darum geht, sich um einzelne Menschen zu kümmern, sind gegenwärtig große Studien mit Bevölkerungsgruppen als Möglichkeit zur Förderung von Erkenntnissen in Mode. Infolgedessen kommen solche Trugschlüsse durch fehlgeleitete Annahmen sehr häufig vor.

Haltlose Ideen und Mitläufereffekte

Menschen neigen dazu, Dinge glauben zu wollen – in allen möglichen unterschiedlichen Bereichen. Zum Beispiel steht der Glaube an die Astrologie hoch im Kurs, trotz der Unwahrscheinlichkeit, dass sie wahre Aussagen treffen kann. Ebenso wird die mündlich überlieferte Volksmedizin oft akzeptiert, ohne hinterfragt zu werden. Im Laufe der Jahrhunderte wurden wunderbare Behauptungen über Patentrezepte aufgestellt, und diejenigen, die an den entsprechenden Krankheiten litten, wollten verständlicherweise daran glauben. Eine neuere, im renommierten *New England Journal of Medicine* veröffentlichte Studie ergab, dass Menschen allein in den USA 13 Milliarden Dollar jährlich für unwirksame oder in betrügerischer Absicht hergestellte Medikamente ausgeben.

Ein Beispiel erzählte der verstorbene John Diamond in seinem bemerkenswerten Buch *Snake Oil* (zu Deutsch: „Schlangenöl"; nur in englischer Sprache erhältlich), wie Freunde und Bekannte mit „gewissen" Informationen über eine Heilung seines Kehlkopfkrebses im Endstadium an ihn herantraten. Als investigativer Journalist wusste er, wie sich die Behauptungen überprüfen ließen. Leider entsprach keine der Wahrheit.

Ist eine Idee erst einmal geboren, ist sie nur schwer wieder aus der Welt zu schaffen, selbst wenn es keine objektiven Informationen gibt, die die These untermauern könnten. Ein erster Schritt, um solch eine Idee zu erkennen, besteht darin, ihr einen Namen zu verpassen. Da wir von einer haltlosen Idee sprechen, für die es keine Nachweise gibt, also von einer sogenannten *Evidence-Free Idea*, nennen wir sie der Einfachheit halber EFI. Manchmal erscheint die EFI so einleuchtend, dass fast jeder sie akzeptiert. Manchmal findet sie bei einer Gruppe Anklang, die dann beginnt, alle anderen von ihrer Wirksamkeit zu überzeugen. Gelegentlich wird eine dieser Ideen auch aus kommerziellen Gründen unterstützt.

Moderne EFIs

1. Böse Eier

Als man erkannte, dass ein hoher Cholesterinspiegel im Blut ein Risikofaktor für Herzinfarkte war, vermutete man, dass cholesterinhaltige Nahrungsmittel schlecht für das Herz seien. Eier enthalten Cholesterin. Also, so die Überlegung, sollten wir Eier nur noch in begrenzter Menge essen. Nur ein Ei am Tag! Oder noch besser, meiden Sie Eier ganz! Experten für gesunde Ernährung propagierten die Auffassung energisch, nach der sich die öffentlichen Gesundheitsbehörden richteten, ohne sie zu hinterfragen. Selbst Ärzte, die mit beiden Beinen fest auf dem Boden der Tatsachen standen, akzeptierten sie. Schließlich schien sie es ja auch so naheliegend. Cholesterin verursacht Herzinfarkte – und Eier enthalten Cholesterin.

Einen Moment bitte – stellen wir doch ein paar Fragen. Verursacht Cholesterin Herzinfarkte? Sicherlich wird ein höherer Cholesterinspiegel im Blut mit dem Risiko eines späteren Herzinfarkts *in Verbindung gebracht*. Doch wie stark ist diese Verbindung bei den meisten Menschen? Dann kann man vielleicht fragen: Steigt der Cholesterinspiegel an, wenn man Eier isst? Und wieder gibt es keinen Nachweis für einen Kausalzusammenhang, obwohl Menschen, die generell zu viel essen, auch Eier essen, und tendenziell einen hohen Cholesterinspiegel haben. Die wenigen Experten zum Thema Cholesterin lächeln derweil in sich hinein, während die Welt sich weiterdreht. Die Panik in Bezug auf Eier ist ein gutes Beispiel für eine EFI.

Alle Zellen sind auf Cholesterin angewiesen als lebenswichtigen Bestandteil der Membran, von der jede einzelne umgeben ist. Ohne Cholesterin würden wir praktisch auseinanderfallen. Es wird zur Bildung von Gallensalzen genutzt, die die Verdauung unterstützen, und es wird für die Bildung wichtiger Hormone gebraucht. Angesichts dieser zentralen

Rolle, die es im Leben spielt, überrascht es kaum, dass der Körper es selbst herstellen kann. Das geschieht in der Leber. Sie kann bei Bedarf bis zu einem Gramm täglich bilden. Doch wenn der Körper es schon fertig mit der Nahrung aufnimmt, dann verlangsamt ein ausgeklügeltes Steuerungssystem die Eigenproduktion in der Leber. Die Natur arbeitet immer ökonomisch, und die Energie, die für die Cholesterinbildung gebraucht wird, wird möglichst eingespart.

Ein großes Ei enthält weniger als 0,2 Gramm Cholesterin (das sich auch nur im Eigelb befindet). Wenn Sie mehr als fünf große Eier täglich essen, kann das theoretisch zu einem Problem führen – wahrscheinlicher ist aber, dass der Körper über einen seiner unzähligen Regulationsmechanismen damit umgehen kann. Es muss allerdings darauf hingewiesen werden, dass auch außergewöhnliche Probleme bei der Regulierung des Cholesterinspiegels auftreten können, daher sind manche Menschen vielleicht auf medizinischen Rat angewiesen. Es gab jedoch nie einen ausreichenden Nachweis, dass der Verzehr von Eiern zu einem hohen Cholesterinspiegel im Blut oder gar zu Herzinfarkten führt oder dass der reduzierte Verzehr von Eiern die Gesundheit einer Bevölkerungsgruppe verbessert.

Die Eier-EFI hielt sich über Jahrzehnte, wurde aber schließlich offiziell widerlegt. Der alte Werbespruch des British Egg Marketing Board – *Go to work on an egg* („Erst ein Ei, dann zur Arbeit“) – darf also wieder gelten.

Einen Nachtrag braucht es noch. Wieder geht es um unschöne Meta-Analysen: Noch einmal wurden mehrere Studien in einen Topf geworfen und die uralten Assoziationen hinsichtlich des Eierkonsums 2019 erneut veröffentlicht. Das führte zu den vorhersehbaren Schlagzeilen, ohne jedoch neue Informationen zu liefern; es wurden einfach nur ein paar alte Trugschlüsse recycelt.

2. Mörderisches Fett

Ein weiteres Beispiel für eine EFI ist die Vorstellung, dass eine gesunde Ernährung fettarm sein müsse. Diese haltlose Idee hat sich als Nebeneffekt aus einer epidemiologischen Studie entwickelt, in der die üblicherweise verzehrten Fettmengen und die Todesfälle durch Herzkrankheiten zusammengezählt wurden. Da schien es einen Zusammenhang zu geben. Die Untersuchung aus den 1960er-Jahren war bekannt unter dem Namen *Sieben-Länder-Studie.* Sie wurde tatsächlich länderübergreifend durchgeführt und ergab, dass Herzkrankheiten in den wohlhabenderen der sieben untersuchten Länder häufiger vorkamen. Das überrascht nicht weiter. Doch dann kam die Verknüpfung durch Assoziation: Jene wohlhabenden Länder konnten sich für ihre Bevölkerung ein Leben im Überfluss leisten. Tatsächlich gab es aber auch viele andere Unterschiede in der Lebensweise der jeweiligen Bevölkerungen. Und es scheint – noch schlimmer –, dass nicht alle Informationen aus den anderen Ländern enthalten waren. Wäre das nämlich der Fall gewesen, wäre die Assoziation viel schwächer ausgefallen. Das wurde nur wenige Jahre später klar. Ab den 1970er-Jahren ergaben nachfolgende Studien, dass eine fettarme Ernährung selbst keinerlei Auswirkung auf die Lebenserwartung hat. Doch für einen entsprechenden Einfluss auf das Glaubenssystem war es schon zu spät.

Große Probleme treten dann auf, wenn ein wissenschaftlicher Trugschluss von Regierungen übernommen wird. Der erste offizielle Rat der US-Regierung zum Thema „Ernährungsweise" aus dem Jahr 1977 empfahl eine Verringerung des Verzehrs von tierischen Fetten, sodass diese nur noch 30 anstatt ungefähr 40 Prozent der täglichen Nahrung ausmachten. Es ist wahrscheinlich, dass dieser Rat zu einem gewissen Grad davon beeinflusst war, dass Präsident Eisenhower mehrere Herzinfarkte erlitten hatte. Ja, wirklich! In diesem Zusammenhang musste in einem Land, das unter einer scheinbaren Epidemie von Herzinfarkten litt, also etwas geschehen. Die Assoziation zwischen der Fettmenge in der Ernährung und den Todesfällen durch Herzinfarkte reichte aus, um eine Entscheidung durchzupeitschen, den augenscheinlichen Übeltäter zu benennen und ihn an den Pranger zu stellen. Doch wenn Regierungen einem Trugschluss aufsitzen, dann wird der Fehler tendenziell zur akzeptierten Norm – manchmal sogar weltweit.

Trotz der sich in den letzten vier Jahrzehnten häufenden gegenteiligen Nachweise bleibt diese EFI bestehen. Werden große Mengen Fett verzehrt, besteht sicher die Möglichkeit, dass zu viele Kalorien zugeführt werden.

Doch wie bereits in Kapitel 8 besprochen, kommen die einen mit einem fettarmen, aber kohlenhydratreichen Ansatz besser zurecht, während andere lieber kohlenhydratarm, aber dafür fettreicher essen. Langfristig ist es die Gesamtmenge, die das Risiko einer Gewichtszunahme und infolgedessen das Gesundheitsrisiko bestimmt. Hier zeigt sich wieder das menschliche Paradoxon – biologische Fakten entscheiden nicht unbedingt über die Ergebnisse, zu denen es beim Menschen kommt. Alle persönlichen und sozialen Einflüsse auf ein Individuum (Angewohnheit, Appetit, Familie und gesellschaftliche Normen, Verhalten von Freunden und Kollegen) haben einen Einfluss darauf, was wirklich geschieht.

Da wir nun wissen, dass Gesundheit nicht automatisch von einer fettarmen Ernährung herrührt, muss erwähnt werden, dass in der Diskussion über Fett einige Feinheiten beleuchtet werden müssen. Es gibt verschiedene Formen von Fett. Der Unterschied zwischen gesättigten und ungesättigten Fettsäuren wird nachfolgend erklärt.

Es gibt hinreichende Nachweise, dass sich die Art des Fettes, das man zu sich nimmt, mäßig, aber nutzbringend auf die Gesundheit auswirkt, wobei gesättigte Fette auf lange Sicht für die Gesundheit weniger gut zu sein scheinen als ungesättigte. Olivenöl statt Schweineschmalz oder mehr Fisch und Nüsse, dafür weniger Lammkoteletts, können diese bescheidenen Vorzüge für Ihr Herz bieten.

Doch die Fakten überraschen Sie vielleicht. Rinderfett besteht zu etwas weniger als 50 Prozent aus gesättigtem und zu etwas mehr als 50 Prozent aus einfach ungesättigtem Fett. Olivenöl ist zu rund 10 Prozent gesättigt und zu etwa 75 Prozent einfach ungesättigt. Mandeln sind zu etwa 8 Prozent gesättigt und zu 60 Prozent einfach ungesättigt. Wenn Sie sich Ihr Steak schmecken lassen, führt das vielleicht zu erhobenen Zeigefingern von Feinschmeckern, die nicht wissen, dass das Fett in und am Fleisch zu 50 Prozent einfach ungesättigt ist.

Sollten wir also einfach den Verzehr aller Fettarten einschränken?

In Kapitel 3 wurde das Schicksal der Glukose beschrieben. Alles im Übermaß, das Muskeln oder Leber speichern oder verbrennen können, muss

WAS VERSTEHT MAN UNTER *GESÄTTIGTEM* FETT?

Wie in Kapitel 2 besprochen, enthalten Fettmoleküle lange Ketten von Kohlenstoffatomen. Zur Bildung der Kette muss ein Kohlenstoffatom mit seinen beiden Nachbarn „Händchen halten" und zwar mit einer Hand pro Nachbar (sie bilden, chemisch gesehen, eine Einfachbindung). Jedes Kohlenstoffatom hat jedoch insgesamt vier „Hände" und die beiden übrigen werden mit Wasserstoffatomen aufgefüllt – oder gesättigt –, man spricht dann von „gesättigtem" Fett. Wenn aber manche Kohlenstoffstoffatome ihren Nachbarn statt je einer Hand gleich „zwei Hände geben" (chemisch gesehen also eine Doppelbindung bilden), dann gehen die Wasserstoffatome leer aus; sie werden also nicht aufgefüllt und deshalb als „ungesättigt" bezeichnet.

Ist nur *eine* Bindung ungesättigt, handelt es sich um ein *„einfach* ungesättigtes" Fett. Sind *mehrere* Bindungen ungesättigt, spricht man von *„mehrfach* ungesättigtem" Fett. Irritierenderweise scheinen einfach ungesättigte Fette (Olivenöl enthält große Mengen davon) eher besser für das Herz zu sein als mehrfach ungesättigte.

Gesättigtes Fett ist in den meisten Fällen tierischen Ursprungs. Ungesättigtes Fett ist normalerweise pflanzlichen Ursprungs, beispielsweise spezielle Brat- und Backöle. Das ist die Kurzfassung. In der Praxis sind die meisten Fettquellen eine Mischung aus gesättigten und ungesättigten Fetten.

für die mittel- oder längerfristige Speicherung zu Fett umgebaut werden. Und da liegt der Hase im Pfeffer: Denn der Prozess, der das bewerkstelligt, erzeugt zu 100 Prozent gesättigtes Fett. Nehmen Sie also mehr Kohlenhydrate zu sich, als Ihr Körper unmittelbar nutzen kann, wird der Überschuss in die riskanteste Art von Fett umgewandelt – egal, wie braun der Reis oder wie vollwertig das Brot war, von dem sie stammen.

Der grob vereinfachende Gedanke, der generelle Verzehr von Fett sei schlecht für das Herz und Kohlenhydrate seien sicherer, trägt daher dem potenziellen Risiko nicht Rechnung, dass man eine Mischung aus gesunden und weniger gesunden Fetten zu 100 Prozent gegen ein buchstäblich „hausgemachtes“ Fettproblem eintauscht – mit anderen Worten, gegen das vom Körper aus dem Übermaß an Kohlenhydraten gebildete Fett. Zu diesem Prozess kommt es bei insulinresistenten Menschen sehr viel leichter, wie in Kapitel 4 besprochen wurde.

Wie immer bietet die Natur jedoch eine Hintertür an. Ihre Leber wandelt einen Teil des zu 100 Prozent gesättigten Fettes, das Sie aus den zusätzlichen Kohlenhydraten bilden, in ungesättigtes Fett um. Diese Fähigkeit, körpereigenes Fett zu „entsättigen“, ist nicht bei allen Menschen gleich ausgeprägt. Kein Wunder also, dass Ernährungsstudien oft zu verwirrenden Ergebnissen kommen.

Das, was Sie essen, ist vielleicht nicht das, womit Ihr Körper mittel- oder längerfristig umgehen muss. Manche vermeintlich gesunde Essensdoktrin strahlt also heller, als sie es eigentlich dürfte. Wir haben uns etwas detaillierter mit der Funktionsweise Ihres Körpers beschäftigt und das mag kompliziert klingen. Der daraus resultierende praktische Rat ist jedoch ein ganz einfacher: Das Gleichgewicht zwischen Kohlenhydraten und Fett im Essen ist weitaus weniger wichtig als die Gesamtmenge, da die als „gesund“ geltenden Kohlenhydrate, wie Sie nun wissen, vom eigenen Körper auch in unerwünschtes gesättigtes Fett umgewandelt werden können. Und wenn Ihr Gewicht allmählich steigt, kann es genau dieses Fett sein, das den Schaden anrichtet. Ist Ihr Gewicht im Erwachsenenalter jedoch konstant, leisten Sie wahrscheinlich etwas Großartiges für Ihre Gesundheit – egal, welche Mischung von Nahrungsmitteln Sie zu sich nehmen.

Noch eine Warnung: Bei Nahrungsmitteln, die die gleiche Kalorienmenge enthalten, gilt in der Regel, dass wenig Fett viele Kohlenhydrate bedeutet. Zahllose fettarme Nahrungsmittel, die als gesund beworben werden, enthalten stattdessen vermehrt Zucker oder andere Kohlenhydrate und erhöhen damit die Belastung mit gesättigten Fettsäuren im Körper. Die Regale in den Supermärkten sind voll mit „fettarmen“ Produkten, und nur wenige Menschen lesen die Zutatenliste, um festzustellen, wodurch das Fett in diesen Produkten ersetzt wurde. Meist ist es irgendeine Form von Kohlenhydrat – und diese Maßnahme ist äußerst fragwürdig.

Sie sehen, wie wichtig es ist, dass man keinen haltlosen Ideen auf den Leim geht.

3. Am Morgen wie ein Kaiser …

Jahr für Jahr wird ein kontinuierlicher Strom von Forschungsstudien zur Bedeutung des Frühstücks veröffentlicht, meist in weniger namhaften wissenschaftlichen Zeitschriften, dafür werden sie von den Medien umso lauter hinausposaunt. Die meisten ergeben, dass Menschen, die frühstücken, tendenziell schlanker sind als jene, die es nicht tun. Doch auch hier handelt es sich wieder um eine Schlussfolgerung, nicht um einen Nachweis von Ursache und Wirkung. Und das ist etwas ganz anderes als zu behaupten, dass übergewichtige Menschen, die frühstücken, schlanker werden. Schauen wir uns einmal genau an, wie Studien aufgebaut sein können und was sie tatsächlich ergeben.

Es überrascht nicht, dass diese Untersuchungen hauptsächlich von dem Industriezweig finanziert werden, der Frühstückszerealien herstellt, und dass meist ein ähnlicher Trick angewendet wird. „Frühstück" könnte als eine Mahlzeit definiert werden, die man einnimmt, bevor man am Morgen das Haus verlässt. Menschen mit einem eher unkonventionelleren Lebensstil essen jedoch tendenziell gar nicht zu Hause, sondern entscheiden sich für Fast Food (Kekse, Donuts, Chips, Burger), das sie im Laufe des Vormittags zu sich nehmen, oder sie essen gar auf dem Weg zur Arbeit. Diese Fertigprodukte sind in der Regel kalorienreich und sättigen nicht lange. Außerdem verstärken sie tendenziell die Angewohnheit, zwischen den Mahlzeiten zu essen, und wir wissen, dass diese Kleinigkeiten zwischendurch wahrscheinlich mit einer Erhöhung des Gewichts einhergehen. Also wird durch die Einschränkung dessen, was als „Frühstück" gilt, eine Verbindung zwischen Übergewicht und ausgelassenem Frühstück geschaffen. Der Trugschluss durch die haltlose Assoziation kommt zum Tragen. Es wird also eine statistische Tendenz geschaffen, die besagt, dass schwergewichtigere Menschen lieber unterwegs essen als zu Hause, bevor sie zur Arbeit gehen.

Die Behauptung, das Frühstück sei die wichtigste Mahlzeit des Tages, dient rein kommerziellen Zwecken, wurde jedoch in den Deckmantel der „gesunden Mahlzeit" gehüllt. Die Idee wurde dahingehend verankert, dass regelmäßiges Frühstücken für jedermann verpflichtend sei.

Manche Menschen würden morgens lieber nur eine Tasse Kaffee trinken und sich gar nicht hinsetzen, um zu essen. Gut konzipierte Studien weisen nach, dass diese Menschen täglich weniger Kalorien zu sich nehmen, weil sie das ungeliebte Frühstück meiden, vorausgesetzt, sie essen dann auch am Vormittag nichts zwischendurch. Für Menschen, die ohne Frühstück nicht leistungsfähig sind, ist es jedoch viel besser, wenn sie etwas essen, bevor sie aus dem Haus gehen. Wie wäre es mit einem gekochten Ei?

Individuen sind nun einmal Individuen, und dass ein Frühstück obligatorisch ist, wenn Sie schlank sein wollen, muss ins Reich der Mythen verbannt werden. Doch die goldene Regel bleibt – zwischen den Mahlzeiten wird nichts gegessen.

Manche Menschen finden das selbst heraus. Eine überzeugende persönliche Entdeckungsreise ist in Therence Keeleys Buch *Breakfast Is a Dangerous Meal* (zu Deutsch etwa: „Frühstück ist eine gefährliche Mahlzeit"; nur in englischer Sprache erhältlich) beschrieben.

4. Gesunde Darmbakterien verbessern den Stoffwechsel

Vor gut zehn Jahren wurde darauf hingewiesen, dass die riesige Bakterienmenge in unserem Dickdarm chemische Stoffe zu bilden scheint, die den Stoffwechsel beeinflussen können. Das war ein interessantes Konzept und konnte zweifellos untersucht werden. Alle warteten auf eindeutige Studien, die veranschaulichten, wie groß die Wirkung der Keime war. Die Jahre vergingen. Selbst jetzt, während ich dieses Buch schreibe, gibt es keinen Nachweis für eine Ursache-Wirkung-Beziehung beim Menschen. Obwohl sich allmählich Anzeichen für eine fehlende Wirkung zeigen, lebt der Glaube dennoch weiter.

Nicht überraschend ist, dass manche Arten von Bakterien erst gedeihen können, wenn sich die Art der Ernährung ändert. Eine drastische Reduzierung der Nahrungsmenge kann auch das Mengenverhältnis der Darmbakterien verändern – und dadurch verbessert sich auch der Blutzuckerspiegel. Aber die Regulierung des Blutzuckerspiegels ist nur eine Assoziation und hat nichts mit Ursache und Wirkung zu tun, da eine Gewichtsabnahme den Stoffwechsel immer auf vielerlei Weise tiefgreifend verändert und es verschiedenen Bakterien ermöglicht, im Darm zu überleben. In Studien, bei denen dem Darm vermeintlich „gute" Bakterien zugeführt wurden, konnte man keine praktische Auswirkung auf den Blutzuckerspiegel feststellen.

Über die Bakterien, die mit hoher Wahrscheinlichkeit Einfluss auf den Körper ausüben können – jene, die unter der Schleimhautschicht in der Nähe der Darmschleimhaut leben – wurde wenig gesprochen. Diese Bakterien werden nicht mit dem Darminhalt befördert und sind kaum im Stuhl vorhanden. Ein Beispiel ist *Helicobacter pylori*, das Magengeschwüre verursacht. Doch es sind die Bakterien, die sich im Stuhl befinden, also weit weg vom Körper selbst, die in den meisten Studien zur Stuhlflora gezählt werden. Wenn unsere freundlichen Bakterien, die mit dem Stuhl ausgeschieden werden, sich in irgendeiner Weise auf den Stoffwechsel auswirken, dann wahrscheinlich nur sehr geringfügig.

Könnte ich mit dieser Schlussfolgerung falsch liegen? Diese Frage muss sich ein Medizinprofessor jeden Tag erneut stellen. Wissen ist selten schwarz oder weiß. Konkrete Anhaltspunkte dafür, dass unsere Darmbakterien die Stoffwechselgesundheit doch beeinflussen, sind vielleicht schon zum Greifen nah – doch im Moment scheint es eher unwahrscheinlich zu sein.

5. Fünf am Tag

Diese Phrase strotzt nur so vor Bedeutung. Natürlich muss der Verzehr von Obst und Gemüse die Gesundheit verbessern. Die Floskel wurde als kostengünstige Strategie betrachtet, mit der die Gesundheit der Nation verbessert werden kann. Sie wurde zu einem der am weitesten verbreiteten Glaubenssätze über „gesundes Essen".

Eines Morgens wurde ich von den Radionachrichten geweckt. Die Ankündigung, dass eine große Studie über „Fünf am Tag“ keinen Nutzen festgestellt hatte, überraschte mich nicht (und sie sorgte auch nicht dafür, dass ich schneller wach wurde). Doch dann wurde ein „Experte“ interviewt, der sofort die Zahl kritisierte – die Leute bräuchten wahrscheinlich zehn Portionen am Tag. Als ich allmählich wacher wurde, merkte ich, dass es tatsächlich der 1. April war. Also nahm ich an, das würde sich als Scherz herausstellen. Doch dem war nicht so. Experten, die schwer an ihrem Wissensgerüst gearbeitet haben, sehen oft als Letzte, dass sich ein elementarer Fehler eingeschlichen hat. An Überzeugungen wird aus vollem Herzen festgehalten.

Es gibt objektive Informationen darüber, inwieweit die Fünf-am-Tag-Kampagne die Nahrungsaufnahme verändert hat. Landesweite Erhebungen zur Ernährung dokumentieren, welche Nahrungsmittel in welchen Mengen jedes Jahr im Vereinigten Königreich verzehrt werden. Seit „Fünf am Tag“ bekannt gemacht wurde, ist der Verzehr von Kohl landesweit nicht angestiegen. Was für eine Überraschung! Es wurde auch nicht mehr Obst und Gemüse gegessen. Überhaupt nicht. Lediglich der Konsum von Fruchtsaft und Smoothies stieg an – denn das zählte auch als eine Portion der besagten fünf am Tag. Beratungsgremien ließen sich bedauerlicherweise viel Zeit damit, diese kalorienreichen Getränke aus dem Slogan auszuschließen.

Die ganze Idee entwickelte sich zu einem, Sie können es sich schon denken, haltlosen Trugschluss. Querschnittsstudien ergaben eindeutig, dass ein geringer Verzehr von Obst und Gemüse negative Folgen für die Gesundheit hatte. Das schien sich von selbst zu verstehen. Dann wurde eine Anzahl von Interventionsstudien gemacht, um zu festzustellen, wie sehr sich die Gesundheit nach dem Wechsel zu „Fünf am Tag“ verbesserte. Gut konzipierte Interventionsstudien haben (meines Wissens) keinen deutlichen Nutzen gezeigt. Zum Beispiel erkannten in einer Meta-Analyse nur drei von 18 Querschnittsstudien einen aussagekräftigen Zusammenhang zu Herzerkrankungen oder Schlaganfällen, doch insgesamt führten wiederum Assoziationen zu dem Schluss, dass von der „Fünf-am-Tag-Botschaft“ ein eindeutiger Nutzen ausgehen musste. Dieses Konzept hat eine grundlegende Schwachstelle: Es wird davon ausgegangen, dass fünf Portionen Obst- und Gemüse per se gesundheitsfördernde Eigenschaften haben. Antioxidanzien und Mikronährstoffe werden zwar erwähnt – ohne jedoch ihre Relevanz nachzuweisen. Obwohl alle Ernährungsexperten wahrscheinlich zustimmen werden, dass der Verzehr von Obst und Gemüse einen sehr sinnvollen Beitrag dazu leistet, sein Ernährungsverhalten klug auf eine breite Nahrungsmittelpalette auszurichten, wurde durch den Slogan „Fünf am Tag“ keine gesundheitliche Verbesserung nachgewiesen.

Am ehesten scheint es nämlich so zu sein, dass der Verzehr einer *bestimmten Menge* von Obst und Gemüse gar nicht so wichtig ist – Ausschlag gebend ist vielmehr, dass man diese fünf Portionen *anstelle* von kalorienreicheren Nahrungsmitteln zu sich nimmt. Die gesundheitlichen Zuordnungen, die bei den Querschnittstudien beobachtet wurden, betrafen vermutlich Menschen, die relativ kalorienärmer, aber eben auch relativ größere Mengen Gemüse aßen. Wenn man einfach nur *zusätzlich* Gemüse oder Obst isst, bringt das für die Gesundheit wahrscheinlich gar nichts, da man sich ja weiterhin kalorienreich ernährt. Dagegen könnte es für die meisten Menschen von gesundheitlichem Nutzen sein, wenn sie anstelle eines Stück Kuchens einen Apfel essen würden. Und statt mehr Kartoffeln dürfte es vielleicht ein bisschen mehr Lauch sein?

Diese Ausführungen sollten nicht als Hinweis verstanden werden, dass Gemüse nicht gut sei für die meisten Menschen; sie dienen lediglich der bestmöglichen Information. Vielleicht könnte der Slogan also umformuliert werden: Statt „Fünf am Tag“ könnte es heißen „Fünf *anstatt* … am Tag“.

6. Magische Nahrungsmittel

Die Vorstellung von „Superfoods“, die ganz besondere Vorzüge haben, ist weitverbreitet. Prominente schreiben ihre Körperform, ihre strahlende Haut und ihre Energie manchmal einzelnen Nahrungsmitteln zu. Zeitschriften und Zeitungen lieben diese Idee. Attraktive Bilder von wunderbaren Nahrungsmitteln als Auslösereiz neben berühmten Menschen: „Es muss einfach stimmen – schaut euch doch das Bild an.“ Wie es zu dieser

Idee kam und ob sie tatsächlich einer Überprüfung unterzogen wurde, ist weitgehend unerheblich.

Wussten Sie, dass Heidelbeeren ein Superfood sind? Ich habe es in der Zeitung gelesen! Der rührend menschliche Wunsch, an mit besonderen Kräften ausgestattete Nahrungsmittel zu glauben, ist sehr wirksam. Doch ich fürchte, dass es sich hier trotz der Überbewertung von Vitaminen und Mikronährstoffen mit an Sicherheit grenzender Wahrscheinlichkeit um einen weiteren Trugschluss durch haltlose Assoziationen handelt. Die wahrscheinlichste Erklärung dafür ist, dass Menschen, die Heidelbeeren essen, gesünder sind als jene, die keine essen – zumindest könnte man sich das aus Studien erschließen. Versuchen Sie einmal, Heidelbeeren in den sozial schwächsten Vierteln einer Stadt zu kaufen, wo die Menschen aus einer ganzen Reihe von Gründen weniger gesund sind. Sie werden feststellen, dass es dort gar keine zu kaufen gibt. In den wohlhabenden Vierteln neigen die Menschen dazu, sich in vielerlei Hinsicht so zu verhalten, dass ihre Lebenserwartung steigt. Dort ist auch die Auswahl an Lebensmitteln in den Geschäften größer. Der Verzehr von Heidelbeeren – neben Brokkoli, Granatapfelkernen usw. – ist nur eine von zahlreichen Verhaltensweisen, die das Krankheitsrisiko senken können. Genießen Sie diese Köstlichkeiten, wenn Sie sie mögen. Doch daraus zu schließen, dass das Angebot von Heidelbeeren in den Lebensmittelgeschäften oder der alleinige Verzehr dieses vermeintlichen Superfoods die Menschen gesünder macht, ist ein Trugschluss.

Das altbewährte Rezept, dass man abwechslungsreich essen sollte, ist wichtig. Superfoods sind es nicht.

Was ist also eine gesunde Ernährung?

Angesichts der drängendsten Gesundheitsprobleme der heutigen Bevölkerung sollten manche ganz grundlegenden Konzepte neu durchdacht werden. Sicherlich ist alles, was wir in den vergangenen 200 Jahren gelernt haben über die Mindestmengen von Vitaminen, Mineralstoffen und Proteinen zur Vermeidung von Krankheiten, weiterhin richtig. Und für die meisten Menschen in relativ wohlhabenden Gesellschaften ist ein Nährstoffmangel bei vernünftiger abwechslungsreicher Ernährung kein Thema. Manche Nahrungsmittel sind kalorienreich und doch nicht sättigend, das muss einkalkuliert werden. Kein Nahrungsmittel hat etwas Magisches und keines ist per se „gesund". Der Teufel steckt, wie wir gesehen haben, nicht in erster Linie in der Art des Nahrungsmittels, sondern in seiner Menge.

Wenn Samuel Johnson das kommentieren könnte, würde er in seiner prägnanten Art vielleicht sagen, dass eine gesunde Ernährung darin besteht, dass Ihr Körpergewicht Ihr ganzes Erwachsenenleben hindurch konstant bleibt.

DAS WICHTIGSTE IN KÜRZE

- Je größer eine Studie ist, desto größer ist auch das Risiko möglicher irreführender Ergebnisse.
- Halten Sie Ausschau nach Trugschlüssen durch Assoziationen.
- Halten Sie Ausschau nach sogenannten „EFIs" – evidenzfreie Ideen, für die es keine Nachweise gibt.
- „Eine fettarme Ernährung ist gut für Sie" und „Eier verursachen Herzinfarkte" sind Beispiele für EFIs.
- „Fünf am Tag" sollte eigentlich „Fünf *anstatt* … am Tag" heißen.
- Frühstück ist eine Möglichkeit, kein Muss.
- Wird einer Idee erst einmal breitflächig Glauben geschenkt, kommt eine sachliche Korrektur durch sorgfältige Forschung nicht dagegen an.

Rezepte

Als ich die ursprüngliche Diät für die *Counterpoint*-Studie plante, wusste ich natürlich, dass es nicht nur um den Stoffwechsel ging. Auch der Darm muss bei Laune gehalten werden. Ernährt man sich von einer kalorienarmen Flüssigdiät, kommt es häufig zu Verstopfung. Daher rieten wir unseren Probanden, auch nicht-stärkehaltiges Gemüse als zusätzliche Ballaststoffe zu essen – und das funktionierte. Zudem fehlte vielen Probanden auch schlicht das Kauen, ein wenig Konsistenz „mit Biss" tut einfach gut! Wir gaben ein paar einfache Beispiele vor, an die sie sich halten konnten, doch wir waren sehr erfreut, als sie uns ihre eigenen Ideen mitbrachten.

In diesem Kapitel haben wir einige Rezepte der Teilnehmerinnen und Teilnehmer zusammengetragen, die tatsächlich mit der 1-2-3-Methode abgenommen haben. Es sind nicht nur Gerichte für das sehr kalorienarme Stadium in Schritt 1, sondern auch für die Ernährung in den Schritten 2 und 3, wenn man langsam wieder zu einer „normalen" Ernährungsweise zurückkehrt und Nahrungsmittel ergänzt, die Protein und Kohlenhydrate enthalten. Sie könnten aus diesen Rezepten eine Einkaufsliste erstellen, um das zu besorgen, was Sie nicht zu Hause haben, und um Ihre Vorratskammer, den Kühlschrank und die Gefriertruhe aufzufüllen, bevor Sie mit dem Abnehmen beginnen.

Ein Wort zum Gemüse: Selbst wenn Sie es nicht besonders mögen, können Sie vielleicht eine Überraschung erleben. Probieren Sie einfach ein paar der Ideen aus. Probieren Sie möglichst schon im Vorfeld verschiedene

Gemüsesorten, bevor Sie mit der kalorienarmen Diät beginnen, denn je öfter Ihre Geschmacksknospen mit den neuen Aromen in Kontakt kommen, desto lieber mögen sie sie. Versuchen Sie, aufgeschlossen zu sein, und probieren Sie auch Sorten, die Sie vorher nicht mochten. Ziel ist, genügend Gemüse für sich zu entdecken, das Ihnen schmeckt und Sie durch die kalorienarme Diät und auch über die Zeit danach trägt.

REZEPTE FÜR SCHRITT 1

In dieser Phase können Sie zusammen mit Ihren Formula-Shakes einen Teller mit knackigem Gemüse für den Ballaststoffbedarf zu sich nehmen. Die folgenden Vorschläge sind ein Anfang. Mengenangaben sind in den Rezepten enthalten. Nehmen Sie lieber einen kleinen Teller (etwa 20-22 cm Durchmesser). Sie können natürlich auch experimentieren mit Ihren eigenen Kräuter- und Gewürz-Kombinationen zum Gemüse. Oder Sie machen es sich einfach – mit einem grünen Salat täglich.

Was sind „nicht-stärkehaltige" Gemüse?

„Nicht-stärkehaltig" ist ein sinnvolles Merkmal, um die Gemüse, die Sie problemlos essen können, von jenen zu unterscheiden, die Sie besser meiden sollten; natürlich enthalten aber alle Gemüse geringe Mengen an Kohlenhydraten.

Grünes Blattgemüse

Blattkohl, auch Palmkohl
Brokkoli
Grünkohl
Kohl
Kohlrabi
Kopfsalat und andere Salatblätter
Pak Choi (Senfkohl)
Spinat

Andere Gemüsesorten

Artischocken
Auberginen
Blumenkohl
Bohnensprossen
Erbsen
Fenchel
Frühlingszwiebeln
Grüne Bohnen
Karotten und Kürbis
Knollensellerie
Lauch
Okraschoten
Paprikaschoten
Pilze
Rettich/Radieschen
Rosenkohl
Rüben/Kohlrüben
Salatgurken
Spargel
Tomaten, frisch oder aus der Dose
Wasserkastanien
Zucchini
Zuckerschoten
Zwiebeln/Schalotten

Zu meiden sind: Kartoffeln, Süßkartoffeln, Pastinaken, Yams, Kochbananen, Maniok, Zuckermais und rote Bete wegen ihres höheren Stärkegehalts sowie alle Früchte, Nüsse und Saaten – da diese viel zu kalorienreich sind.

Salatsoßen, Fette und Öle

Eine kleine Menge Fett gibt Gemüserezepten Geschmack und Konsistenz. Seien Sie sehr vorsichtig mit den Portionsgrößen in diesem Stadium, da die Zutaten kalorienreich sind. Einmal täglich können Sie hinzufügen:

- 1 TL Butter
- 1 TL Kokosöl
- 1 TL Mayonnaise oder Crème fraîche
- 1 TL Olivenöl
- 1 TL Pesto
- 1 TL Salatsoße auf Ölbasis

Kräuter, Gewürze und Geschmacksstoffe

Machen Sie reine Gemüseteller mit Kräutern aromatischer und geschmacklich interessanter. Welche möchten Sie zuerst probieren?

- Balsamico-Essig
- Basilikum
- Chilipulver
- Chilischoten (getrocknet)
- Chinesisches Fünf-Gewürze-Pulver*
- Currypulver
- Estragon
- Harissa-Paste**
- Ingwer
- Knoblauch
- Koriander
- Kreuzkümmel
- Kurkuma
- Malzessig
- Oregano
- Petersilie
- Piri-piri-Würze
- Rosmarin
- Salbei
- Schwarzer Pfeffer
- Sojasoße
- Thymian
- Zimt
- Zitronen-/Limettensaft

* Bestandteile: Echter Sternanis, Szechuanpfeffer, Zimtkassie, Fenchel, Gewürznelke
** Bestandteile: Frische Chilis, Kreuzkümmel, Koriandersamen, Knoblauch, Salz, Olivenöl

Kevins rauchiges Soffritto

Kevin perfektionierte sein Soffritto während einer unserer Studien durch die Zugabe von geräuchertem Paprikagewürz zu einer klassischen Tomatensoße, um ihr zusätzlich eine rauchige Note zu geben. Das Soffritto kann als Soße für andere Gemüserezepte oder kalt als Dip für Gemüsesticks verwendet werden. Machen Sie an den Wochenenden gleich mehr davon und bewahren Sie es bis zur Verwendung unter der Woche bei Bedarf in einem Glas im Kühlschrank auf.

Zutaten

1 EL Olivenöl

2 große Zwiebeln, in dünne Scheiben geschnitten

3 Knoblauchzehen, fein gehackt (oder 3 TL Knoblauchpaste)

2 süße rote Spitzpaprika, entkernt und in 2 cm große Stücke geschnitten

4 TL geräuchertes Paprikapulver

1 TL Paprikapulver, scharf

1 Prise Salz

2 Dosen stückige Tomaten

Vorbereitungszeit: 10 Min.
Kochzeit: 1 Std. 15 Min., so entfaltet es ein wunderbares Aroma – die Zeit kann verkürzt werden, wenn Sie in Eile sind.
Menge: 4 Portionen als Hauptgericht (z. B. als Soße für eine ganze Mahlzeit) oder 6-8 Portionen als Grundlage oder Beilage (zum Beispiel für Ratatouille).

Zubereitung:

1. Das Öl in einem großen Topf mit flachem Boden bei schwacher Hitze heiß machen.
2. Zwiebeln und Knoblauch zugeben und 15 Minuten garen.
3. Die geschnittenen roten Spitzpaprika zugeben und weitere 5 Minuten garen.
4. Beide Sorten Paprikapulver und eine Prise Salz hinzufügen, gut verrühren.
5. Auf mittlere Hitze hochschalten und die beiden Dosen stückige Tomaten unterrühren.
6. Wenn die Soße blubbert, Hitze zurückschalten und 40 Minuten köcheln lassen.
7. Von der Herdplatte nehmen, nach dem Auskühlen mit einem Handmixer oder einer Küchenmaschine zu einer geschmeidigen Paste vermischen.

In den folgenden Rezepten werden einige Ideen für die Verwendung dieser vielseitigen Soße während der sehr kalorienarmen ersten Phase vorgestellt.

Carols Ratatouille

Carol mochte diese Gemüserezepte mit der ergiebigen Tomatensoße und den saftigen mediterranen Gemüsestücken besonders gern. Wenn Sie noch einen Rest Soffritto haben, können Sie es als Grundlage für das Gemüse verwenden und damit die Dosentomaten und andere Zutaten ersetzen.

Vorbereitungszeit: 15 Min.
Kochzeit: 1 Std.
Menge: 4 Portionen

Zutaten:

Für das Gemüse:

1 mittelgroße rote Zwiebel, in 2 cm große Stücke geschnitten

2 Zucchini, Enden entfernen und längs halbieren (oder vierteln bei großen Zucchini) und in 1 cm dicke Stücke schneiden

1 Aubergine, Enden entfernen, längs halbieren (oder vierteln) und in 1 cm dicke Scheiben schneiden (ähnlich groß wie die Zucchini)

3 mittelgroße Tomaten, in Achtel geschnitten

Olivenöl aus der Sprühflasche (oder 1 TL Olivenöl)

Für die Tomatensoße (sie kann durch fertiges Soffritto ersetzt werden):

1 Dose stückige Tomaten

2 TL Apfelessig (optional)

3 Knoblauchzehen, gerieben oder zerdrückt

je ¼ TL getrockneter Rosmarin, Oregano, Thymian und Chiliflocken

Salz und Pfeffer

Basilikumblätter, frisch, in Stücke gerissen

Zubereitung:

1. Herd vorheizen auf 180°C/Gas Stufe 3-4.
2. Ein feuerfestes Gefäß mit Öl einsprühen.
3. Stückige Tomaten, Apfelessig, getrocknete Kräuter, Chiliflocken und Knoblauch mischen, mit Salz und Pfeffer würzen und in das Gefäß geben (oder dafür die fertige Soffritto-Soße verwenden).
4. Das klein geschnittene Gemüse über die Tomatenmischung legen.
5. Mit Öl besprühen und die Basilikumblätter darauf verteilen.
6. Im Herd 1 Stunde lang garen.
7. In einer Schüssel servieren und genießen.

Hält sich 2-3 Tage im Kühlschrank. Alternativ können Sie das ausgekühlte Gericht auch portionsweise einfrieren und unter der Woche aufwärmen, wenn es schnell gehen soll.

Sellerie-Bravas

Ein Wurzelgemüse mit geringerem Stärkegehalt ersetzt hier die Kartoffeln, die eigentlich in diesem traditionellen spanischen Tapas-Gericht mit scharfer Soße verwendet werden. So können Kohlenhydrate und Kalorien niedrig gehalten werden. Servieren Sie es mit einem einfachen gemischten Blattsalat als eines Ihrer Gemüsegerichte ein- oder zweimal pro Woche.

Zutaten

1 große Sellerieknolle

Olivenöl aus der Sprühflasche

Soffritto-Soße (Rezept auf S. 222)

1 Handvoll frische Petersilie, gehackt

gemischte Salatblätter zum Servieren

Vorbereitungszeit: 10 Min.
Kochzeit: 40 Min.
Menge: 4 Portionen

Zubereitung:

1. Den Herd vorheizen auf 200°C/Gas Stufe 4.
2. Mit einem großen Messer beide Enden der Sellerieknolle abschneiden, sodass Sie eine ebene Oberfläche haben.
3. Auf ein Schneidbrett stellen und die Schale sowie die knorrigen Unebenheiten von oben nach unten mit dem Messer entfernen.
4. Halbieren und jede Hälfte in 1-2 cm große Würfel schneiden.
5. Einen Bräter mit Öl aussprühen, die Selleriewürfel zugeben und ebenfalls besprühen, bis sie mit einer leichten Ölschicht bedeckt sind.
6. Auf der oberen Schiene des Backofens 40 Minuten braten (nach der Hälfte wenden, um ein gleichmäßiges Garen zu gewährleisten) oder bis sie goldbraun und knusprig sind.
7. Bräter herausnehmen, Sellerie in eine Schüssel füllen und etwas auskühlen lassen.
8. In der Zwischenzeit einige Esslöffel Soffritto-Soße in ein Glasgefäß mit Deckel geben und in der Mikrowelle 2 Minuten erhitzen, nach der Hälfte der Zeit umrühren.
9. Den Sellerie auf vier Schüsseln verteilen und die Soße darüber geben. Mit frisch gehackter Petersilie bestreuen.
10. Mit einer Handvoll gemischter Salatblätter servieren.

Zucchini *all'arrabbiata*

Bereiten Sie dieses klassische Rezept mit spiralig geschnittenen Zucchini anstelle von Nudeln und Ihrer bereits fertigten würzigen Soffritto-Soße zu – einfach noch ein paar italienische Kräuter zugeben und fertig! Spiralschneider gibt es in Supermärkten, Haushaltsgeschäften und auch im Internet.

Eine simple Alternative ist, die Zucchini zu kochen und einen Teelöffel Pesto darunter zu rühren.

Zutaten

1 ganze Zucchini, beide Enden abgeschnitten

1 TL Olivenöl *extra vergine*

Soffritto-Soße (Rezept auf S. 222) plus ½ TL Chiliflocken für mehr Würze

1 TL getrockneter Oregano

1 Handvoll frische Basilikumblätter, grob gehackt, sowie zum Garnieren

Vorbereitungszeit: 5 Min.
Kochzeit: 5 Min.
Menge: 2 Portionen pro großer Zucchini

Zubereitung:

1. Zucchini mit dem Spiralschneider in Streifen schneiden.
2. Öl in einer Bratpfanne bei mittlerer Hitze heiß machen.
3. Zwei Portionen Soffritto in eine mikrowellengeeignete Schüssel geben und Oregano, frisches Basilikum und Chiliflocken zugeben. Einige Minuten hoch erhitzen, nach etwa der Hälfte der Zeit umrühren.
4. Während die Soße erhitzt wird, Zucchinistreifen in die Pfanne geben und unter Rühren etwa 5 Minuten anbraten, bis sie weich sind.
5. Die Soße unter die Zucchini rühren, ein paar Basilikumblätter darüber geben und zum Schluss noch einige Umdrehungen schwarzen Pfeffer aus der Mühle.

Blumenkohl-Reis

Eine Portion „Reis“ aus Blumenkohl ist sehr kohlenhydratarm und kann als Beilage zu anderen Gemüsen in verschiedenen Gerichten verwendet werden, zu denen man sonst Reis servieren würde. Hier kommt das „Reis“-Rezept.

Zutaten

1 großer Blumenkohl, ohne Blätter

1 Schuss Zitronensaft

Salz und Pfeffer

Kräuter oder Gewürze nach Belieben (optional)

Zubereitung:

1. Den Blumenkohl vierteln und den Großteil des harten Strunks entfernen. Jedes Viertel in vier kleinere Stücke schneiden. In kleinen Portionen in einer Küchenmaschine bei hoher Geschwindigkeit zerbröseln, bis das Ergebnis aussieht wie Reis- oder Couscous-Körner. Wenn Sie keine Küchenmaschine haben, geht das auch mit der groben Seite einer Küchenreibe.
2. Zitronensaft hinzufügen und mit ein wenig Salz und Pfeffer würzen. Gibt man Gewürze wie Kreuzkümmel, Chili oder Koriander oder getrocknete Kräuter wie Thymian oder Oregano vor dem Kochen dazu, bekommt dieses geschmacksneutrale Gericht eine aromatische Note.
3. Nun kann der „Reis" in wenigen Minuten gegart werden, entweder 3 Minuten (4 Minuten, wenn er gefroren ist) bei hoher Leistungsstufe in der Mikrowelle in einer großen Schüssel (zum Abdecken verwenden Sie spezielle Mikrowellenfolie oder einen gläsernen Deckel oder normalen Teller) oder im Backofen, in dem er eine trockenere Konsistenz und ein nussigeres Aroma bekommt, der Garprozess aber ein paar Minuten länger dauert. Mischen Sie in diesem Fall 1 TL Olivenöl in den Blumenkohl-Reis, verteilen ihn in einer Schicht auf einem Backblech und schieben dieses für 6-12 Minuten auf die mittlere Schiene des vorgeheizten Backofens (200°C/Gas Stufe 4). Nach der Hälfte der Zeit wenden, um gleichmäßiges Garen sicherzustellen.
4. Den fertigen „Reis" können Sie in Portionen zu je 100 g aufteilen. Diese halten sich 3 Tage lang im Kühlschrank oder 2 Monate im Gefrierschrank und können ohne vorheriges Auftauen erneut erhitzt werden.

Die folgenden drei Rezepte bieten Ideen für die Verwendung von Blumenkohl-Reis bei ihren täglichen Gemüsemahlzeiten.

Blumenkohl-Taboulé

Taboulé wird eigentlich mit Bulgurweizen zubereitet und daher im deutschen Sprachraum auch als Bulgursalat bezeichnet. Ersetzt man das Getreide jedoch durch Blumenkohl, wird daraus eine knackige Gemüseversion. Das Gericht sollte hellgrün und die weißen „Reis"-Flocken kaum sichtbar sein, geizen Sie also nicht mit den Kräutern!

Zutaten

2 Portionen zu je 100 g fertiger Blumenkohl-Reis, ggf. vorher auftauen

Saft von 1 Zitrone

Blätter von 2 langen Stängeln frischer Minze

1 großer Bund glatte Petersilie, ohne Stängel (Sie sollten etwa 10-mal so viel Petersilie haben wie Minze)

8 Frühlingszwiebeln, in dünne Scheiben geschnitten

1 Knoblauchzehe, fein gehackt (oder Knoblauchpaste)

2 große Tomaten, in Scheiben geschnitten und fein gewürfelt

1 EL Olivenöl *extra vergine*

Salz und schwarzer Pfeffer

Grüner Salat (z. B. Romana-Salat)

Vorbereitungszeit: 20 Min.
Menge: 4 Portionen

Zubereitung:

1. Zitronensaft zum Blumenkohl-Reis geben.
2. Minze, Petersilie, Knoblauch und Frühlingszwiebeln einige Sekunden in einer Küchenmaschine oder einem Universalzerkleinerer zu einer leuchtend grünen Mischung verarbeiten (auch mit Messer und Schneidbrett möglich).
3. Die Kräutermischung in den Blumenkohl-Reis rühren, Tomaten und Olivenöl zugeben, mit Salz und Pfeffer würzen und alles mit einem großen Löffel gut mischen.
4. Jede Portion Taboulé mit einigen Salatblättern servieren, die man als Löffel-Ersatz verwenden und einfach mitessen kann.

Mit Harissa gefüllte rote Paprikaschoten

Verwenden Sie den Blumenkohl-Reis als Füllung und geben Sie ihm eine orientalische Geschmacksrichtung, indem Sie Harissa-Paste hinzufügen, die aus Chilis gemacht wird und in gut sortierten großen Supermärkten und Feinkostgeschäften als Fertigprodukt im Glas erhältlich ist. Harissa gibt es von mild bis sehr scharf, also experimentieren Sie ein bisschen, um die Menge zu finden, die Ihren Geschmack trifft.

Dieses Gericht kann man direkt heiß aus dem Ofen servieren oder nach dem Abkühlen im Kühlschrank aufbewahren und als kaltes Mittagessen verzehren.

Zutaten

- 2 mittelgroße rote Paprikaschoten
- 2 Portionen zu je 100 g fertiger Blumenkohl-Reis, ggf. vorher auftauen
- 2 Frühlingszwiebeln, fein gehackt
- 1 Schuss Zitronensaft
- 1 EL Harissa-Paste (Menge nach Geschmack)
- 1 Bund glatte Petersilie, gehackt, zum Garnieren

Vorbereitungszeit: 10 Min.
Kochzeit: 20-25 Min. im Ofen oder kürzer in der Mikrowelle
Menge: 2 Portionen

Zubereitung:

1. Den Herd vorheizen auf 180°C/Gas Stufe 3-4.
2. Jede Schote längs halbieren. Stängel und Samen entfernen und wegwerfen.
3. Die Schoten auf einen mikrowellengeeigneten Teller legen und bei hoher Leistungsstufe etwa 5 Minuten garen oder bis sie weich sind.
4. Harissa-Paste und Frühlingszwiebeln in einer Schüssel unter den Blumenkohl-Reis mischen. Einen Schuss Zitronensaft zugeben.
5. Jede Paprikahälfte mit der Reis-Mischung füllen.
6. Auf ein mit Backpapier ausgelegtes Backblech setzen.
7. Auf der mittleren Schiene 15-20 Minuten garen.

Man kann auch das ganze Gericht in der Mikrowelle zubereiten. Sind die Schoten gefüllt, stellt man den Teller wieder in das Gerät und gart sie bei hoher Leistungsstufe weitere 8-10 Minuten. Im Ofen verschmoren die Ränder schön, was zusätzlich für Aroma und Konsistenz sorgt, in der Mikrowelle leider nicht. Sie haben die Wahl!

Einfache gegrillte Auberginen

Wenn man Auberginen im Ganzen gart, ist ihre Konsistenz eher fester und fleischiger, als wenn man sie zuerst zerkleinert. Sie schmecken köstlich, wenn sie einfach nur mit Knoblauch und Olivenöl zubereitet werden, und sie sind überraschend sättigend.

Zutaten

1 kleine Aubergine pro Person

1 Knoblauchzehe, halbiert

Olivenöl zum Beträufeln

Salz und Pfeffer

Mit Salatblättern und Zitronensaft servieren

Vorbereitungszeit: 2 Min.
Kochzeit: 10-15 Min.
Menge: 1 Portion oder mehr

Zubereitung:

1. Die Grillfunktion im Herd auf mittlere Temperatur vorheizen.
2. Die Aubergine am Stängel festhalten, mit einem scharfen Messer in gleichen Abständen der Länge nach viermal einschneiden, gerade tief genug, damit man später die Schale abziehen kann.
3. Die Aubergine unter den Grill legen und wenden, sobald die Haut zu schmoren beginnt und noch dunkler wird. So oft wenden, bis alle Seiten leicht angeschmort sind, nach etwa 10-15 Minuten.
4. Aus dem Grill nehmen und vor dem Abziehen der Schale kurz abkühlen lassen. Jetzt sollte sie sich leicht lösen.
5. Die Aubergine längs halbieren und auf einen Teller legen.
6. Jede Hälfte rundherum mit Knoblauch einreiben und mit etwas Olivenöl beträufeln.
7. Mit Salz und Pfeffer würzen. Mit Salatblättern und einem Schuss Zitronensaft servieren.

Helens grünes Blattgemüse mit Pilzen und Knoblauch

Vorbereitungszeit: 5 Min.
Kochzeit: 10 Min.
Menge: 2 Portionen

Zutaten

250 g Grünkohl (oder ein beliebiges anderes grünes Blattgemüse)

1 EL Olivenöl

1 Knoblauchzehe, zerdrückt

1 rote Zwiebel, in Scheiben geschnitten

200 g Pilze, in Scheiben geschnitten

1 TL getrocknete Chiliflocken

Zubereitung:

1. Grünkohl in einer Pfanne mit einer kleinen Menge kochendem Wasser dämpfen, etwa 5 Minuten oder bis er weich ist. Für einen besonders aromatischen Geschmack geben Sie vor dem Dämpfen versuchsweise zerstoßene Körner aus vier Kardamomkapseln dazu.
2. Grünkohl in einen Sieb schütten und abtropfen lassen.
3. Die Pfanne abtrocknen, Öl zugeben und bei mittlerer Temperatur erhitzen.
4. Den zerdrückten Knoblauch und die Zwiebelscheiben zugeben und 2 Minuten sautieren (in der Pfanne schwenkend anbraten).
5. Pilze und Chiliflocken hinzufügen. Unter häufigem Rühren weitere 8 Minuten garen, bis sie goldbraun sind.
6. Grünkohl unter die Mischung geben und gut erhitzen.

Janets Zucchini mit Frühlingszwiebeln

Vorbereitungszeit: 5 Min.
Kochzeit: 11 Min.
Menge: 2 Portionen

Zutaten

2 mittelgroße Zucchini

2 TL Olivenöl

3 Knoblauchzehen, zerdrückt

6 Frühlingszwiebeln, fein gehackt

Zubereitung:

1. Zucchini in 1 cm dicke Scheiben schneiden.
2. Olivenöl in einer Bratpfanne bei mittlerer Temperatur erhitzen.
3. Knoblauch zugeben und 1 Minute unter ständigem Rühren braten, damit er nicht anbrennt.
4. Zucchinischeiben hinzufügen und unter häufigem Rühren 5 Minuten garen.
6. Frühlingszwiebeln dazu geben und weitere 5 Minuten garen.

Artischockensalat auf mediterrane Art

Vorbereitungszeit: 15 Min.
Menge: 4 Portionen

Zutaten

1 Glas/Dose Artischockenherzen in Vierteln, abgetropft

1 Glas gebratene rote Paprikaschoten (oder rohe rote Schoten, wenn Ihnen das lieber ist), in Würfel geschnitten

1 Salatgurke, entkernt und in Würfel geschnitten

2 Knoblauchzehen, zerdrückt

1 kleine rote Zwiebel, fein gehackt

1 EL Olivenöl *extra vergine*

1 EL getrockneter Oregano

Saft von ½ Zitrone

Zubereitung:

1. Alle Zutaten in einer großen Schüssel vermengen.
2. Mit Frischhaltefolie abdecken und eine Stunde kühlen, damit sich die Aromen vor dem Servieren verbinden. Hält im Kühlschrank 2 Tage.

Salat mit Kürbis und Koriander

Dieses schmackhafte Gericht ist als kaltes Mittagessen am nächsten Tag besonders gut. Verwenden Sie viel Koriander und Limettensaft, das verleiht dem Salat einen richtig frischen Geschmack.

Vorbereitungszeit: 10 Min.
Kochzeit: 20 Min.
Menge: 4 Portionen

Zutaten

1 kleiner Butternusskürbis, geschält und in 2 cm große Stücke geschnitten

1 EL Olivenöl

1 rote Zwiebel, gewürfelt

1 TL getrocknete Kreuzkümmelkörner

1 TL Koriander, gemahlen

Saft einer Limette

Frisch gehackte Korianderblätter

Zubereitung:

1. Wasser in einem mittelgroßen Topf zum Kochen bringen und den Kürbis für 10-15 Minuten kochen oder so lange, bis er beim Einstechen mit einer Gabel weich ist.
2. Über einem Sieb das Wasser abgießen und den Kürbis unter fließendem kaltem Wasser abkühlen; beiseite stellen.
3. Das Olivenöl in einer Bratpfanne erhitzen.
4. Die gewürfelte rote Zwiebel und den Kreuzkümmel zugeben und 2 Minuten unter häufigem Rühren garen.
5. Den abgetropften Butternusskürbis zugeben, mit gemahlenem Koriander bestreuen und nochmals 2 Minuten unter häufigem Rühren garen.
6. Limettensaft dazu geben.
7. Abkühlen lassen und vor dem Servieren mit frischen Korianderblättern bestreuen.

Helens *Chow Mein* ohne Nudeln

Helens Gericht ist eine gute Alternative zu dem kalorienreicheren Fertiggericht *Chow Mein*. Wörtlich übersetzt bedeutet es „kurzgebratene Nudeln aus der Pfanne“, doch da wir ohne Nudeln auskommen müssen, ersetzen hier Bohnensprossen die Nudeln. Helen findet es fantastisch: „Sehr schmackhaft!“

Vorbereitungszeit: 5 Min.
Kochzeit: 5 Min.
Menge: 3 Portionen

Zutaten

500 g (1 Beutel) Bohnensprossen
1 TL Sesamöl
3 TL dunkle Sojasoße
1 EL Olivenöl
1 TL frischer Ingwer, fein gehackt
½ Knoblauchzehe, fein gehackt
1 Karotte, mit einem Gemüseschäler in Streifen geschnitten
4 Frühlingszwiebeln, gehackt
6 Pilze, in Scheiben geschnitten
1 kleine Dose Wasserkastanien in Scheiben, abgetropft
1 rote Chilischote (optional), entkernt und gehackt
1 Schuss Worcestersoße (optional)
1 Pak Choi, in Streifen geschnitten

Zubereitung:

1. Die Bohnensprossen in eine Schüssel geben, das Sesamöl und 1 TL Sojasoße hinzufügen und gut mischen, damit sie bedeckt sind.
2. Olivenöl in einem Wok oder einer Pfanne mit schwerem Boden bei hoher Temperatur erhitzen.
3. Knoblauch und Ingwer zugeben. Etwa 1 Minute lang rasch unter Rühren anbraten.
4. Karottenstreifen, Frühlingszwiebeln, Pilze, Wasserkastanien und rote Chilischote hinzufügen. Eine weitere Minute unter Rühren braten.
5. Einen Schuss Wasser zugeben – genug, um die Mischung von der Pfanne zu lösen –, dann die restliche Sojasoße und ggf. einen Schuss Worcestersoße unterrühren und darauf achten, dass alles gut bedeckt ist.
6. Zuerst die Sprossen, dann den Pak Choi in die Pfanne geben.
7. Weitere 2 Minuten unter Rühren braten und servieren.

Gemüsecurry, leicht zuzubereiten

Für Ihre eigene Curryvariante können Sie alle Gewürze verwenden, die Sie mögen, und um der Vielfalt willen verschiedene Gemüsesorten ausprobieren (Blumenkohl und Spinat eignen sich wirklich gut). Bei dieser Version wird der Einfachheit halber Currypulver verwendet.

Zutaten

1 EL Olivenöl

1 große Zwiebel, in dicke Scheiben geschnitten

2 Knoblauchzehen, zerdrückt

2 EL Currypulver

2 große Karotten, in dicke Scheiben geschnitten

400 g Kohlrüben, in 2 cm große Stücke geschnitten

1 Dose (400 g) stückige Tomaten

425 ml heiße Gemüsebrühe

4 EL frische Korianderblätter, gehackt

Vorbereitungszeit: 15 Min.
Kochzeit: 60 Min.
Menge: 4 Portionen

Zubereitung:

1. Öl bei mittlerer Hitze in einen großen Topf geben.
2. Zwiebel und Knoblauch zugeben, unter häufigem Rühren sanft garen, bis die Zwiebel weich wird, etwa 5-8 Minuten.
3. Currypulver unterrühren und noch 1 Minute garen.
4. Karotten und Kohlrüben, dann Tomaten, Brühe sowie 3 Esslöffel Koriander hinzufügen und alles gut durchrühren.
5. Einmal aufkochen lassen, dann die Temperatur reduzieren und den Deckel auflegen.
6. Eine halbe Stunde bei gelegentlichem Umrühren köcheln lassen.
7. Den Deckel abnehmen und weitere 20 Minuten garen oder bis das Gemüse weich ist und die Flüssigkeit reduziert und etwas angedickt ist.
8. Mit Salz und Pfeffer würzen und vor dem Servieren die restlichen Korianderblätter darüber streuen.

Lindas Butternusskürbis-Suppe mit Curry

Linda liebt Currygerichte und experimentierte mit verschiedenen Gemüsesorten, bevor sie auf diese köstliche Kombination aus Butternusskürbis und Spinat kam.

Zutaten

1 EL Kokosöl

2 Schalotten, fein gewürfelt

2 Knoblauchzehen, fein gehackt (oder Knoblauchpaste)

1 kleiner Butternusskürbis, geschält und geschnitten

3 TL Currypulver

¼ TL Zimt, gemahlen

Salz und schwarzer Pfeffer

1 Liter Gemüsebrühe (Suppenwürfel oder selbst gemacht)

4 Handvoll frische Spinatblätter oder 4 Portionswürfel gefrorener Spinat

Vorbereitungszeit: 5 Min.
Kochzeit: 25 Min.
Menge: 4 Portionen

Zubereitung:

1. Das Öl in einen großen Topf geben und bei mittlerer Temperatur erhitzen.
2. Schalotten und Knoblauch 2 Minuten unter Rühren anbraten.
3. Kürbis, Currypulver, Zimt und etwas Gewürz hinzufügen und alles gut verrühren.
4. Deckel auflegen und unter gelegentlichem Rühren 4 Minuten garen.
5. Gemüsebrühe zugießen und zum Kochen bringen.
6. Temperatur zurückschalten, zudecken und 15 Minuten köcheln lassen oder so lange, bis der Butternusskürbis weich ist (mit einer Gabel einstechen, um das zu prüfen).
7. Die Suppe leicht auskühlen lassen, dann mit einem Handmixer oder in einer Küchenmaschine pürieren.
8. Zurück in den Topf geben und den frischen Spinat unterrühren. Zudecken und bei mittlerer Temperatur erhitzen, bis der Spinat zusammengefallen ist oder, bei Verwendung von gefrorenem Spinat, bis er aufgetaut und erhitzt ist.

Hält im Kühlschrank 3-4 Tage, kann aber auch portionsweise bis zu einem Monat eingefroren und in einem Topf oder in der Mikrowelle erhitzt werden.

Brunnenkresse-Suppe

Erhöhen Sie die Zufuhr von grünem Blattgemüse, ohne dass Sie es überhaupt merken! Diese Version ersetzt die üblichen Kartoffeln durch weiße Rüben, um die Menge der Kohlenhydrate gering zu halten.

Zutaten

1 EL Olivenöl

1 kleine Zwiebel, in Würfel geschnitten

2 kleine weiße Rüben, geschält und geschnitten

1 Liter Hühner- oder Gemüsebrühe (Suppenwürfel oder selbst gemacht)

2 Beutel frische Brunnenkresse

1 Schuss Milch

1 TL Muskatnuss, gerieben

Salz und schwarzer Pfeffer

Vorbereitungszeit: 10 Min.
Kochzeit: 35 Min.
Menge: 4 Portionen

Zubereitung:

1. Das Öl in einem großen Topf bei mittlerer Temperatur erhitzen.
2. Zwiebel unter ständigem Rühren etwa 5 Minuten braten, bis sie weich zu werden beginnt.
3. Geschnittene Rüben zugeben, Deckel auflegen und weitere 5 Minuten garen.
4. Brühe zugießen und die Temperatur hochschalten, um alles zum Kochen zu bringen.
5. Herunterschalten, sodass die Suppe köchelt und 20 Minuten bei geschlossenem Topf garen, bis die Rüben weich sind.
6. Wasserkresse hinzufügen, Herd ausschalten und die Suppe leicht abkühlen lassen.
7. Pürieren und die Suppe zurück in den Topf schütten, einen Schuss Milch zusammen mit dem Muskat und etwas Salz und Pfeffer zugeben.

Zucchini-Kokos-Suppe mit Koriander

Vorbereitungszeit: 15 Min.
Kochzeit: 15 Min.
Menge: 2 Portionen

Zutaten

1 TL Kokosöl

1 gestrichener TL Kreuzkümmelkörner

1 kleine Zwiebel, in Ringe geschnitten

300 g Zucchini, in Scheiben geschnitten

10 Pfefferkörner

500 ml kochendes Wasser

½ TL Kardamom, gemahlen

¼ TL Kreuzkümmel, gemahlen

1 Prise Salz

1 kleiner Bund frische Korianderblätter

Zubereitung:

1. Kokosöl in einem großen Topf bei mittlerer Temperatur erhitzen.
2. Kreuzkümmelkörner zugeben und eine Minute anbraten.
3. Zwiebel hinzufügen und unter Rühren glasig braten.
4. Zucchini, Pfefferkörner und Wasser zugeben.
5. Zum Kochen bringen, zudecken und 10 Minuten köcheln lassen.
6. Herd ausschalten. Kardamom und gemahlenen Kreuzkümmel hinzufügen, leicht salzen. In einer Küchenmaschine oder mit einem Handmixer zu einer cremigen Suppe pürieren.
7. Vor dem Servieren mit frischen Korianderblättern bestreuen.

Pürierte Suppen können ein wenig zu flüssig erscheinen, wenn sie mit der täglichen Flüssignahrung kombiniert werden. Daher folgen noch zwei Rezepte für Suppen mit mehr Konsistenz, die außerdem sehr schmackhaft sind.

Suppe mit Gemüsestücken

Vorbereitungszeit: 10 Min.
Kochzeit: 30 Min.
Menge: 4 Portionen

Zutaten

1 EL Olivenöl *extra vergine*

1 mittelgroße Stange Lauch (100 g), in 1 cm dicke Scheiben geschnitten

3 große Karotten, in 1 cm dicke Scheiben geschnitten

1 Liter Hühner- oder Gemüsebrühe (Suppenwürfel oder selbst gemacht)

4 Stängel Stangensellerie, in 1 cm große Stücke geschnitten

6 Blätter Spitzkohl, Grünkohl oder Schwarzkohl, geschnitten

1 Lorbeerblatt

Getrocknete Kräuter, z. B. Thymian oder eine Kräutermischung

Salz und schwarzer Pfeffer

Zubereitung:

1. Das Öl in einem großen Topf erhitzen.
2. Lauch und Karotten zugeben und 10 Minuten unter Schwenken anbraten, bis sie weich zu werden beginnen.
3. Brühe zugießen.
4. Stangensellerie und geschnittene Kohlblätter, Lorbeerblatt sowie Kräuter zugeben. Mit ein wenig Salz und schwarzem Pfeffer würzen.
5. Zum Kochen bringen, dann die Temperatur herunterschalten und nicht ganz zugedeckt 20 Minuten köcheln lassen.
6. Vor dem Servieren noch eine Extradrehung schwarzen Pfeffer aus der Mühle hinzufügen und dann die saftigen Gemüsestücke genießen. Das Gericht schmeckt am nächsten Tag aufgewärmt sogar noch besser.

Pak-Choi-Suppe mit Bohnensprossen nach thailändischer Art

Vorbereitungszeit: 10 Min.
Kochzeit: 4 Min.
Menge: 4 Portionen

Zutaten

- 1 Liter heiße Gemüsebrühe (Suppenwürfel oder selbst gemacht)
- 1 Stängel Zitronengras, mit einem Fleischklopfer bearbeiten, damit das Aroma frei wird
- 1-2 rote Chilischoten, entkernt und fein gehackt
- 1 cm Ingwerwurzel, geschält und in dünne Scheiben geschnitten
- 1 rote Paprikaschote, entkernt und in dünne Scheiben geschnitten
- 200 g Bohnensprossen
- 2 Bund Pack Choi, grob gehackt (oder 150 g Grünkohl)
- 2 Frühlingszwiebeln, in Scheiben geschnitten
- 1-2 EL helle Sojasoße
- Saft einer Limette
- Frische Korianderblätter zum Garnieren

Zubereitung:

1. Zitronengras, Ingwer und Chilischoten mit der Brühe in einen großen Topf geben und zum Kochen bringen.
2. Temperatur zurückschalten, sodass alles köchelt und Paprikaschote, Bohnensprossen und Pak Choi hinzufügen.
3. Nach etwa 3 Minuten Frühlingszwiebeln und Sojasoße zugeben.
4. Direkt vor dem Servieren einen Schuss Limettensaft hineingeben und mit einigen frischen Korianderblättern garnieren.

Restliche Portionen können 2-3 Tage im Kühlschrank aufbewahrt oder nach dem Auskühlen eingefroren werden.

REZEPTE FÜR SCHRITT 2

Sobald das intensive kalorienarme Stadium hinter Ihnen liegt, können Sie damit beginnen, den Gemüserezepten, die Sie jetzt kennen und mögen, proteinhaltige Nahrungsmittel (und ein paar mehr Kohlenhydrate) hinzuzufügen. Ein Shake wird durch eine sättigende Mahlzeit ersetzt! Protein ist der Teil der Ernährung, der am meisten sattmacht, und eine höhere Proteinzufuhr hilft Ihnen, Ihr Gewicht nach einer Diät mit Flüssignahrung zu halten.

Pikante Frühstückseier

Verwenden Sie hierfür „Kevins rauchiges Soffritto" von S. 222.

Zutaten

Wenn Sie noch fertiges Soffritto haben, können sie es hier verwenden (es sollte für eine Schicht in der Pfanne ausreichen). Wenn es nicht ausreicht, bereiten Sie diese „Blitzversion" zu.

4 Eier

Koriander, gehackt

Schnelles Soffritto: 1 Zwiebel, 1 Knoblauchzehe, 1 rote Chilischote (alles fein gehackt), 1 Dose stückige Tomaten

Vorbereitungszeit: 5 Min.
Kochzeit: 25 Min.
(10 Min., wenn Sie fertiges Soffritto verwenden)
Menge: 2 Portionen

Zubereitung:

1. Fertiges Soffritto in einer Bratpfanne mit schwerem Boden erhitzen (Sie sollten einen passenden Deckel für die Pfanne haben). Wenn Sie ein schnelles Soffritto machen: Zwiebel, Knoblauch und Chilischote 10-15 Minuten anbraten, bis sie weich sind und karamellisieren, dann die Tomaten dazu geben und mit dem Löffel zerdrücken, um sie weiter zu zerkleinern. Mischung zum Kochen bringen, herunterschalten und bei mittlerer Temperatur garen, bis sie eindickt (ca. 5 Minuten).
2. Mit einem Löffel 4 Vertiefungen in die Mischung machen.
3. Zügig je ein aufgeschlagenes Ei in jede Vertiefung setzen, mit ein wenig Salz und Pfeffer würzen und den Deckel auflegen.
4. Pochieren Sie die Eier etwa 5 Minuten (oder bis sie so sind, wie Sie sie mögen) im Soffritto.
5. Servieren Sie pro Portion 2 Eier und die Hälfte der Soße mit etwas gehacktem Koriander bestreut.

Lesleys Ofen-Frittata

Lesley macht dieses schnelle und einfach zuzubereitende italienische Omelett-Gericht regelmäßig für ihren Ehemann Ray, der nun schon mehr als vier Jahre in Remission ist, also keinen Typ-2-Diabetes mehr hat. Es ist eine großartige Möglichkeit, um Gemüsereste vom Abend vorher aufzubrauchen.

Zutaten

1 EL Olivenöl

1 kleine Zwiebel, in Scheiben geschnitten

Gekochte Gemüsereste (geht mit allem)

4 Eier

Salz und Pfeffer

1 Schuss teilentrahmte Milch

1 große Tomate, in Scheiben geschnitten

Frische oder getrocknete Kräuter nach Wahl, zum Beispiel Thymian oder Basilikum

Vorbereitungszeit: 5 Min.
Kochzeit: 25-30 Min.
Menge: 4 Portionen als Frühstück oder Brunch, 2 Portionen als Hauptgericht

Zubereitung:

1. Backofen vorheizen auf 200°C/Gas Stufe 4.
2. Olivenöl in eine Pfanne geben und bei mittlerer Temperatur erhitzen.
3. Zwiebel für einige Minuten anbraten, bis sie langsam weich werden, dann in eine Auflaufform (etwa 20 x 15 cm) umfüllen und mit einer Gabel gleichmäßig verteilen. So wird auch das Öl in der Form verteilt, damit sich nichts festsetzen kann.
4. Nun das Gemüse in einer Schicht in die Auflaufform geben.
5. Die Eier mit einer Gabel in einer Schüssel aufschlagen, einen Schuss Milch zugeben und mit Salz und Pfeffer würzen.
6. Die Eiermischung über das Gemüse gießen – sie sollte ausreichen, um es gerade zu bedecken.
7. Die in Scheiben geschnittene Tomate darauf verteilen und mit Kräutern bestreuen.
8. Auf der mittleren Schiene im Backofen 20-25 Minuten backen oder bis das Gericht goldbraun ist.
9. Leicht auskühlen lassen, dann mit einem (scharfen) Messer von den Rändern lösen.
10. Ein Schneidbrett auf die Auflaufform legen und diese umdrehen; mehrmals fest auf die Form klopfen, um die Frittata zu lösen.
11. Wenn sie fest geworden ist, in vier Teile schneiden und mit einem schmackhaften gemischten Salat servieren oder zum Mitnehmen als Mittagessen für den nächsten Tag in eine Dose geben.

Feta und gegrillte Aubergine

Verwenden Sie hierfür „Einfache gegrillte Auberginen“ von S. 229.

Weitere Zutaten

100 g Fetakäse pro Person, gewürfelt – das ist alles!

Vorbereitungszeit: 5 Min.
Kochzeit: 10-15 Min.
Menge: 1 Portion oder mehr

Zubereitung:

Einfach den Feta auf der Aubergine verteilen, etwas Olivenöl darüber träufeln und servieren. Fertig!

Kaths herzhaftes Gemüse-Chili

Vorbereitungszeit: 15 Min.
Kochzeit: 20 Min.
Menge: 4 Portionen

Zutaten

1 EL Olivenöl

1 rote Zwiebel, fein gehackt

1 orangefarbene Paprikaschote, entkernt und in Scheiben geschnitten

1 Zucchini, fein gehackt

2 Knoblauchzehen, fein gehackt

1 Dose Chili- oder Kidneybohnen

1 Dose stückige Tomaten

1 Prise Chilipulver

1 Prise Salz und Pfeffer

1 Handvoll frische Korianderblätter, grob gehackt

Außerdem:

1 kleine Süßkartoffel, gebraten

Crème fraîche

Zubereitung:

1. Zwiebel für 2 Minuten in Öl anbraten.
2. Paprikaschote, Zucchini und Knoblauch zugeben und weitere 5 Minuten unter häufigem Rühren garen.
3. Bohnen, stückige Dosentomaten, Chilipulver sowie Salz und Pfeffer unterrühren und 10-15 Minuten köcheln lassen.
4. Das Chili über eine kleine gebratene Süßkartoffel geben und mit etwas Crème fraîche und Korianderblättern servieren.

Hähnchenspieße mit Taboulé

Verwenden Sie hierfür „Blumenkohl-Taboulé“ von S. 227.

Das marinierte Hähnchenfleisch wird als Proteinquelle zugegeben und beim Taboulé wird der Blumenkohl-Reis durch Bulgur ersetzt.

Vorbereitungszeit: 15 Min.
Kochzeit: 30 Min.
Menge: 4 Portionen

Zubereitung:

1. Hühnerstücke in einer Schüssel in der Marinade wenden, sodass sie gut bedeckt sind.
2. Schüssel abdecken und mindestens 30 Minuten oder über Nacht in den Kühlschrank stellen; je länger das Fleisch in der Marinade liegt, desto mehr Aroma nimmt es auf und umso zarter wird es.
3. Inzwischen alle Zutaten für das Tsatsiki in einer Schüssel mischen. Bis zur Verwendung in den Kühlschrank stellen.
4. Bulgur in einen Topf mit (etwa 400 ml) kochendem Wasser geben. Zum Kochen bringen, Deckel auflegen und 15 Minuten köcheln lassen oder bis das meiste Wasser aufgesogen wurde. Überschüssiges Wasser abgießen und 10 Minuten stehenlassen, dann mit einer Gabel auflockern.
5. Bulgur mit den anderen Zutaten für das Taboulé aus dem Rezept von S. 227 mischen und beiseite stellen. Das Taboulé zur Verwendung direkt aus dem Kühlschrank nehmen.

Weitere Zutaten

200 g Bulgur (50 g pro Person)

Für die Spieße:

2 Hähnchenschenkel ohne Knochen und Haut pro Person, jeweils in 3 Stücke geschnitten (alternativ geht auch Hähnchenbrust)

Holzspieße, etwa 20 Minuten wässern

Für die Marinade

2 EL griechischer Joghurt, Vollfettstufe

2 EL Harissa-Paste

1 Schuss Zitronensaft

1 Prise Salz und Pfeffer

Für das Tsatsiki:

3 EL griechischer Joghurt, Vollfettstufe

½ Salatgurke, der Länge nach halbiert, entkernt und fein geschnitten

1 Knoblauchzehe, fein gehackt

1 Schuss Zitronensaft

Für das Dressing:

3 Teile Olivenöl

1 Teil Zitronensaft

Salz und Pfeffer

6. Grillfunktion des Backofens auf mittlere Temperatur vorheizen. Hähnchenstücke auf die Holzspieße stecken.
7. Spieße unter den Grill legen und sie alle paar Minuten wenden, bis das Fleisch gar ist (etwa 15 Minuten).
8. Für das Salatdressing alle Zutaten in einem verschließbaren Glas unter Schütteln mischen und zum Salat geben.
9. Dann das Hühnerfleisch mit einer Gabel von den Spießen schieben und auf einem Teller mit Taboulé, Tsatsiki und Salat servieren.

Herzhafte Suppe

Verwenden Sie hierfür „Suppe mit Gemüsestücken" von S. 238.

Weitere Zutaten

1 Dose Butterbohnen, 400 g

1 Handvoll Perlgraupen

Vorbereitungszeit: 15 Min.
Kochzeit: 30 Min.
Menge: 4 Portionen

Zubereitung:

Wenn im Rezept von S. 238 Sellerie zugegeben wird, werden bei diesem Rezept die abgetropften Butterbohnen aus der Dose und eine Handvoll Gerstengraupen hinzugegeben, bevor man die Suppe zum Kochen bringt. Hülsenfrüchte steuern Protein bei, um Suppen sättigender zu machen, und Gerste ist ein Getreide, das die Stärke langsam freisetzt.

Hühnercurry mit indisch gewürztem Kohl

Verwenden Sie hierfür „Gemüsecurry, leicht zuzubereiten“ von S. 234. Wir geben Linsen dazu als Proteinquelle und als Kohlenhydrate, die langsam freigesetzt werden, sowie Kohl und zusätzliche Gewürze zum Curry.

Weitere Zutaten

4 Hähnchenschenkel ohne Knochen, in Stücke geschnitten

100 g rote gespaltene Linsen

1 EL Olivenöl

½ TL Kreuzkümmelkörner

½ TL Senfkörner

2 grüne Chilischoten (maximal und optional je nach Geschmack, sie können auch weggelassen werden), in feine Scheiben geschnitten

½ TL Kurkuma, gemahlen

½ TL Koriander, gemahlen

1 kleiner Weißkohlkopf, in Scheiben geschnitten; kann auch durch andere in Scheiben geschnittene Gemüse ersetzt werden, wenn man das möchte

Saft von ½ Zitrone

Vorbereitungszeit: 15 Min.
Kochzeit: 60 Min.
Menge: 4 Portionen

Zubereitung:

1. Richten Sie sich nach dem Gemüsecurry-Rezept und geben Sie nach dem Currypulver das Hähnchenfleisch in den Topf. Garen Sie das Fleisch unter häufigem Rühren, bis auf allen Seiten die Poren geschlossen sind.
2. Rühren Sie die Linsen zusammen mit den Tomaten darunter.
3. Olivenöl in einem großen beschichteten Topf bei mittlerer Temperatur erhitzen, Kreuzkümmel und Senfkörner eine Minute anbraten.
4. Chilischoten (gegebenenfalls) und Kurkuma zugeben und noch 2 Minuten anbraten.
5. Den Kohl zusammen mit einem Schuss Wasser einfüllen und gut verrühren, damit sich die Gewürze überall verteilen.
6. Deckel auflegen und 4-5 Minuten garen, dann vor dem Servieren den Zitronensaft und den gemahlenen Koriander hinzufügen.

Alternativ kann das Curry auch mit Blumenkohl-Reis serviert werden.

Lachs aus dem Ofen mit Pfannengemüse

Verwenden Sie hierfür „Helens *Chow Mein* ohne Nudeln“ von S. 233.

Weitere Zutaten

2 Wildlachsfilets pro Person

1 Schuss dunkle Sojasoße

1 rote Chilischote, entkernt und in Scheiben geschnitten

1 cm Ingwerwurzel, gerieben

1 Knoblauchzehe, zerdrückt

Saft einer Limette

1 Nudelnest aus Vollkornweizen

Vorbereitungszeit: 10 Min.
Kochzeit: 20 Min.
Menge: 2 Portionen

Zubereitung:

1. Backofen vorheizen auf 180°C/Gas Stufe 3-4.
2. Sojasoße, Chilischote, Ingwer, Knoblauch und Limettensaft in einer Schüssel mischen.
3. Zwei große „Taschen" aus fester Alufolie herstellen. Dafür ein Stück abreißen, das mindestens doppelt so lang ist wie die Fischfilets, in der Mitte falten, damit die Folie doppelt liegt, und an den Enden fest zusammendrücken, damit nichts auslaufen kann.
4. Fischfilets würzen und in die „Folien-Taschen" legen. In jede einige Löffel vom Sojamix geben, dann auch die dritte Seite verschließen, indem die Alufolie vorsichtig umgeklappt oder eingerollt wird.
5. Auf ein Backblech legen und 15 Minuten im Ofen garen.
6. Inzwischen die Nudeln nach Packungsanweisung kochen.
7. Das Pfannengemüse (vgl. *Chow Mein*, S. 233) zubereiten und zu den abgegossenen Nudeln geben.
8. Folienpäckchen aus dem Backofen nehmen und die Folie vorsichtig mit einem scharfen Messer aufschneiden. Halten Sie Abstand, während der Dampf entweicht.
9. Den Fisch vorsichtig auf zwei Teller geben und mit dem Pfannengemüse servieren.

REZEPTE FÜR SCHRITT 3

Was essen Menschen, die ihren Typ-2-Diabetes umkehren konnten, nach der kalorienarmen Diät? Einfach alles, aber eben nicht zu viel davon, vor allem, wenn es sich um sehr kalorienreiche Nahrungsmittel handelt. Es gibt viele gute Bücher, die Ideen für schmackhafte, sättigende Mahlzeiten bieten, doch im Folgenden stelle ich Ihnen einige Lieblingsrezepte von ehemaligen Studienteilnehmerinnen und Teilnehmern vor.

Kabeljau in Pestokruste mit gebratenem mediterranem Gemüse

Vorbereitungszeit: 15 Min.
Kochzeit: 45 Min.
Menge: 2 Portionen

Zutaten

Für den Kabeljau in Pestokruste

2 Kabeljaufilets (oder anderen Weißfisch)

2 EL Basilikum-Pesto

2 Scheiben Vollkornbrot, ohne Kruste

Saft von ½ Zitrone

Für das gebratene mediterrane Gemüse

1 EL Olivenöl

Gemüsemischung, in große Stücke geschnitten – rote Zwiebeln, Zucchini, Paprikaschoten und Kirschtomaten passen gut

Thymian, frisch oder getrocknet

Salz und Pfeffer

Zubereitung:

1. Backofen vorheizen auf 200°C/Gas Stufe 4-5.
2. Fischfilets mit Küchenpapier trocken tupfen und beiseite stellen.
3. Das Gemüse mit Olivenöl und Thymian in eine Schüssel geben und gut mischen.
4. Dann das Gemüse auf einem Backblech verteilen und im Ofen auf der mittleren Schiene 20-30 Minuten braten. Anschließend warmstellen.
5. Das Brot in einer Küchenmaschine zu Bröseln verarbeiten, Pesto und Zitronensaft zugeben und gut mischen.
6. Jedes Fischfilet mit Salz und Pfeffer würzen und die Pestomischung auftragen.
7. In einer gefetteten feuerfesten Auflaufform 11 Minuten lang braten.
8. Die Grillfunktion des Ofens zuschalten und etwa 4 Minuten grillen, bis die Kruste schön gebräunt ist. Den Fisch mit dem gebratenen Gemüse als Beilage servieren.

Helens Fisch-Pie mit einem Püree aus Knollensellerie

Vorbereitungszeit: 30 Min.
Kochzeit: 40-45 Min.
Menge: 2 Portionen

Zutaten

1 EL Olivenöl

1 kleine Zwiebel, gehackt

2 Fischfilets (Kabeljau, Schellfisch), gefroren

½ Tasse Wasser

1 rote Paprikaschote, entkernt und zerkleinert

1 Zucchini, in Scheiben geschnitten

1 Bund frischer Dill, gehackt

1 kleine Sellerieknolle, geschält und in 2 cm große Stücke geschnitten

2 EL Frischkäse (oder Crème fraîche)

Worcestersoße

1 Prise Muskat, gerieben

Salz und Pfeffer

1 EL Parmesan, gerieben

Grüne Bohnen als Beilage

Zubereitung:

1. Backofen vorheizen auf 180°C/Gas Stufe 3-4.
2. Zwiebel in Olivenöl glasig dünsten.
3. Fisch mit dem Wasser in einen Schmortopf mit Deckel legen und Zwiebel, Paprikaschote, Zucchini und Dill darüber geben.
4. Deckel auflegen und auf der mittleren Schiene 25 Minuten schmoren.
5. Inzwischen die Sellerieknolle 20 Minuten in kochendem Wasser garen.
6. Abgießen, zurück in den Topf schütten und 1 EL Frischkäse hinzufügen. Pürieren und bei Bedarf etwas Flüssigkeit aus dem Schmortopf hinzufügen.
7. Das meiste des restlichen Wassers aus dem Schmortopf abgießen. Den restlichen Frischkäse hinzufügen sowie einen Spritzer Worcestersoße, eine Prise geriebene Muskatnuss und mit Salz und Pfeffer abschmecken.
8. Den Fisch grob zerkleinern und alles vorsichtig verrühren, damit sich die Aromen mischen.
9. Selleriepüree mit einem Löffel auf die Fischmischung geben und mit einer Gabel verteilen.
10. Mit Parmesan bestreuen.
11. Den Schmortopf, jetzt ohne Deckel, für weitere 15 Minuten in den Backofen schieben.
12. In der Zwischenzeit die grünen Bohnen zubereiten und als Beilage servieren.

Auberginen-Ricotta-Rouladen mit Tomatensoße

Vorbereitungszeit: 15 Min.
Kochzeit: 30 Min.
Menge: 2 Portionen

Zutaten

2 mittelgroße Auberginen, längs in 0,5 cm dicke Scheiben geschnitten

2 EL Olivenöl

Für die Füllung

500 g Babyspinat, blanchiert und abgegossen

250 g Ricotta

1 Büffelmozzarella

1 Prise Muskatnuss, gemahlen

2 Frühlingszwiebeln, fein gehackt

Für die Soße

1 EL Olivenöl *extra vergine*

450 g Kirschtomaten, halbiert

1 Knoblauchzehe, zerdrückt

Salz und schwarzer Pfeffer

Zubereitung:

1. Backofen vorheizen auf 220°C/Gas Stufe 5-6.
2. Auberginenscheiben auf beiden Seiten mit Öl einpinseln und auf ein großes Backblech legen.
3. In 15-20 Minuten garen, bis sie weich sind, dabei einmal wenden. Blech aus dem Backofen nehmen.
4. Temperatur auf 180°C/Gas Stufe 3-4 zurückschalten.
5. Für die Füllung Ricotta, Mozzarella, Muskat und Frühlingszwiebeln in einer Schüssel mischen.
6. Alle Auberginenscheiben auf eine saubere Fläche legen. Auf jede Scheibe am unteren Ende etwa 1 TL Füllung setzen.
7. Jede Scheibe um die Füllung herum wie eine Zigarre aufrollen und mit dem Ende der aufgerollten „Zigarre" nach unten auf eine Platte setzen.
8. Für die Soße das Olivenöl in einem Topf erhitzen und die Kirschtomaten hinzufügen.
9. Etwa 8-10 Minuten köcheln lassen oder bis die Tomaten langsam zerfallen.
10. Topf vom Herd nehmen und den Knoblauch unterrühren. Nach Geschmack mit Salz und schwarzem Pfeffer aus der Mühle würzen.
11. Die Hälfte der Soße in eine feuerfeste Auflaufform geben.
12. Die Auberginenrouladen mit der aufgerollten Seite nach unten daraufsetzen und die restliche Soße mit dem Löffel darüber verteilen.
13. In den Backofen stellen und 12-15 Minuten garen, bis die Käsefüllung zu blubbern beginnt. Die Rouladen mit einem Löffel auf Teller verteilen. Mit einem Salat oder etwas grünem Gemüse servieren.

Kaths gebratene Chipolata-Würstchen mit Apfel

Kath verwendet viel frisches Gemüse für ihre Lieblingsrezepte, die alle einfach und schnell zuzubereiten sind.

Zutaten

1 Süßkartoffel, geschält und in kleine Stücke geschnitten

2 Speiseäpfel, entkernt und in Scheiben geschnitten

1 rote Zwiebel, in Spalten geschnitten

6 Chipolata-Würstchen

1 EL Olivenöl

1 EL Honig

Frische Thymianzweige

Grüne Bohnen als Beilage

Vorbereitungszeit: 10 Min.
Kochzeit: 20 Min.
Menge: 3 Portionen

Zubereitung:

1. Backofen vorheizen auf 200°C/Gas Stufe 4-5.
2. Süßkartoffel, Zwiebel, Äpfel und Würstchen in einen Bräter schichten und mit Öl beträufeln. Auf der mittleren Schiene des Backofens für 5 Minuten garen.
3. Aus dem Backofen nehmen, Thymian und Honig unterrühren.
4. Weitere 15 Minuten garen, dann heiß mit den gedünsteten grünen Bohnen servieren.

Carols Parmesan-Hähnchen mit Knoblauch, Brokkoli und Pilzen aus der Pfanne

Vorbereitungszeit: 10 Min.
Kochzeit: 30 Min.
Menge: 4 Portionen

Zutaten

Für das Hähnchen

4 Hähnchenbruststücke

125 g griechischer Joghurt, Vollfettstufe

2 EL Mayonnaise

50 g Parmesan, gerieben

1 EL Knoblauchpulver

Salz und Pfeffer

Für das Gemüse

1 EL Olivenöl

1 kleine Zwiebel, in feine Scheiben geschnitten

2-3 Knoblauchzehen, fein gehackt

1 Brokkoli, in kleine Röschen zerteilt

500 g Pilze, in Scheiben geschnitten

2 EL Sojasoße

Zubereitung:

1. Backofen vorheizen auf 190°C/Gas Stufe 4.
2. Klarsichtfolie auf ein Schneidbrett legen, das Hähnchen darauflegen, die Folie locker darüber schlagen und mit einem Fleischklopfer (auch ein Nudelholz geht zur Not) flachklopfen.
3. Joghurt, Mayonnaise, Parmesan und Knoblauchpulver mit Salz und Pfeffer in einer Schüssel mischen und das Hühnerfleisch hineinlegen.
4. Fleisch in eine mit etwas Öl gefettete feuerfeste Auflaufform geben und 25-30 Minuten in den Backofen stellen.
5. Das Öl 10 Minuten vor Ende der Garzeit in einen Wok oder eine Bratpfanne geben und Zwiebel und Knoblauch 2 Minuten lang sanft garen.
6. Brokkoli und Pilze hinzufügen, etwa fünf Minuten unter Rühren braten, sie sollen noch etwas Biss haben.
7. Zum Schluss die Sojasoße zugeben. Das Gemüse mit dem Hähnchen servieren.

Taras Tacos

Tara mag dieses einfache Eintopfgericht besonders gern, das sich großartig für Einladungen zum Abendessen, für Kinder, große Gruppen usw. eignet. Bereiten Sie es so würzig – oder so mild – zu, wie Sie mögen! „Kevins rauchiges Soffritto" von S. 222 ist eine ideale Basis für dieses Rezept. Und Römersalatblätter ersetzen die Mais-Tacos.

Zutaten

1 EL Olivenöl

2 Knoblauchzehen, zerdrückt oder fein gehackt

1 mittelgroße Zwiebel, der Länge nach in große Segmente geschnitten

1 TL Paprikapulver

½ TL Chilipulver

½ TL Kreuzkümmel, gemahlen

2 Hühnerbrüste, in Stücke geschnitten, *oder* 300 g Rinderhack

2 Paprikaschoten unterschiedlicher Farbe, entkernt und in große Stücke geschnitten

200 g Pilze, geviertelt

½ bis ¾ Dose stückige Tomaten

Salz und Pfeffer

4 kleine Römersalatblätter, zum Servieren

1 Schuss Limettensaft

Vorbereitungszeit: 15 Min.
Kochzeit: 35 Min.
Menge: 2 Portionen

Zubereitung:

1. Einen mittelgroßen Topf mit flachem Boden bei niedriger Temperatur aufsetzen und das Öl zugeben.
2. Knoblauch und Zwiebel etwa 5 Minuten unter häufigem Rühren anbraten.
3. Die Gewürze hinzufügen und noch 1-2 Minuten rühren.
4. Hühnerfleisch *oder* Rinderhack dazugeben und garen, dabei etwa jede Minute umrühren; das Hühnerfleisch soll weiß, das Hackfleisch braun werden.
5. Die geschnittenen Paprikaschoten und die Pilze zugeben und weitere 2-3 Minuten garen oder bis die Paprikaschoten langsam weich werden.
6. Die stückigen Tomaten hinzugeben, mit Salz und Pfeffer würzen und alles mindestens 20 Minuten köcheln lassen oder länger, wenn es noch aromatischer werden soll.
7. Mit einem Löffel etwas Soße in die Mitte des Römersalatblatts geben (sie könnten auch noch 1 TL Sauerrahm und/oder Guacamole darauf geben).
8. Einen Schuss Limettensaft hinzufügen.
9. Aufwickeln und genießen!

Wenn Sie fertiges Soffritto verwenden, kann die Kochzeit um 15 Minuten reduziert werden.

Kevins Karotten-Sellerie-Curry

Lassen Sie sich von den Gewürzmischungen in diesem schmackhaften Curry nicht abhalten. Sie können die Bockshornkleesamenmischung (Methi) in den meisten großen Supermärkten oder Gewürzläden kaufen, die Kreuzkümmelmischung (Jeera) und Kurkumapulvermischung (Haldi) zu Hause selbst mischen.

Vorbereitungszeit: 15 Min.
Kochzeit: 60 Min.
Menge: 4 Portionen

Zutaten

2 EL Olivenöl

3 TL Kreuzkümmelmischung *Jeera* (ganze Kreuzkümmelsamen, braune Senfsaat, Bockshornkleesamen, Schwarzkümmelsaat)

2 rote Zwiebeln, fein gehackt

2 Knoblauchzehen, fein gehackt

450 g Knollensellerie, in Würfel geschnitten

3 mittelgroße Karotten, in Scheiben geschnitten

50 g rote Linsen

2 TL Kurkumapulvermischung *Haldi* (Kurkuma, gemahlener Koriander, zerdrückte Kreuzkümmelsamen, gemahlener Bockshornklee, etwas gemahlener schwarzer Kardamom)

2 TL Kashmiri-Chili, gemahlen

1 Dose stückige Tomaten

200 g grüne Bohnen, in kurze Stücke geschnitten

Saft von ½ Zitrone

2 TL *Methi*-Gewürze (Bockshornkleesamen, Zimt, Fenchelsamen, grüne Kardamomsamen, Gewürznelken, alle zusammen gemahlen)

Zubereitung:

1. Das Olivenöl in einem Topf mit flachem Boden erhitzen und die *Jeera*-Gewürze 1 Minute bei mittlerer Temperatur anbraten.
2. Temperatur zurückschalten, Zwiebel und Knoblauch zugeben und sanft 15 Minuten lang andünsten.
3. Sellerie, Karotten, Linsen, *Haldi*-Mischung und 1 TL *Methi*-Gewürze zusammen mit 1 TL Salz unterrühren und alles vermischen.
4. 450 ml Wasser zugießen, zum Kochen bringen und zugedeckt 20 Minuten köcheln lassen.
5. Alle Zutaten pürieren, dann die Tomaten zugeben. Weitere 15 Minuten garen.
6. Zum Schluss die grünen Bohnen, Zitronensaft und 1 TL *Methi*-Gewürze hinzugeben und weitere 5 Minuten garen.

Allans Ingwer-Hühnchen

Allan sagt, er mag es „ziemlich einfach“, z. B. diesen Kebab mit Hähnchenfleisch, das in Ingwer und Sojasoße mariniert wird.

Vorbereitungszeit: 15 Min.
Kochzeit: 15 Min.
Menge: 1 Portion oder mehr

Zubereitung:

1. Hähnchen mit den Zutaten für die Marinade in einer Schüssel mischen, abdecken und bis zur Verwendung in den Kühlschrank stellen.
2. Das marinierte Fleisch im Wechsel mit Zwiebelstücken und Paprikaschote auf die Spieße stecken.
3. Den Backofen auf Grillfunktion einstellen, Spieße auf den Rost legen und alle paar Minuten wenden, bis alles gar ist (etwa 10 Minuten).
4. Die Stücke mit einer Gabel von den Spießen schieben. In getoastetem Pita-Brot mit Salat und Tomaten servieren.

Zutaten

1 Hühnerbrust pro Person, in Stücke geschnitten

1 Zwiebel, grob gehackt

1 rote oder grüne Paprikaschote, in Stücke geschnitten

Für die Marinade

1 EL dunkle Sojasoße auf 1 TL Ingwerpaste

Außerdem:

4 Holzspieße pro Person, mind. 20 Minuten wässern

1 Pita-Brot (Vollkorn) pro Person

Eisbergsalat, in Stücke gerissen, und kleine Tomaten oder Kirschtomaten in Scheiben zum Servieren

Tonys alternatives Sonntagsessen

Toni kocht ganz besonders gern mit erntefrischen Zutaten. Das Gemüse aus seinem eigenen Garten und der Geruch beim Kochen tragen zu seinem Essvergnügen bei. Wenn auch Sie die Möglichkeit haben, erntefrische Zutaten zu verwenden, nur zu – eigenes Gemüse anzubauen verbrennt auch Kalorien!

Zutaten

- 2 Hähnchenbruststücke, in Würfel geschnitten
- 1 Karotte, in große Stücke geschnitten
- 1 Rote Bete, geschält und in Stücke geschnitten
- 6 Rosenkohlröschen
- 1 Pastinake, in Stücke geschnitten
- 4 Schalotten, halbiert
- 2 Stängel Stangensellerie, in große Stücke geschnitten
- ½ kleine Steckrübe, in Stücke geschnitten
- 2 Salbeiblätter
- Pfeffer nach Geschmack

Vorbereitungszeit: 15 Min.
Kochzeit: 40 Min.
Menge: 3 Portionen

Zubereitung:

1. Backofen vorheizen auf 200°C/Gas Stufe 4-5.
2. Hähnchenfleisch in die Mitte eines großen Bräters legen und die Gemüse darum anordnen – dadurch wird es nicht trocken.
3. Salbeiblätter und etwas Pfeffer dazugeben.
4. Den Bräter auf die mittlere Schiene des Backofens stellen und 40 Minuten garen, nach der Hälfte der Garzeit einmal umrühren.

Kierans Wurstpfanne mit Chipotle

Vorbereitungszeit: 15 Min.
Kochzeit: 55 Min.
Menge: 3 Portionen

Zutaten

8 Würstchen von guter Qualität (weniger als 4 g Kohlenhydrate pro 100 g, siehe Etikett)

1 EL Olivenöl *extra vergine*

1 mittelgroße Zwiebel, in Scheiben geschnitten

4 Knoblauchzehen, fein gehackt

2 TL Chipotle-Paste

1 TL Kreuzkümmel, gemahlen

1 TL Koriander, gemahlen

400 g stückige Tomaten (1 Dose)

400 g Butterbohnen (1 Dose)

1 rote Paprikaschote, in 1 cm große Stücke geschnitten

80-100 g grüne Bohnen, in 2 cm große Stücke geschnitten

1 EL Tomatenmark

150 ml Wasser

2 Lorbeerblätter

Salz und Pfeffer

Zubereitung:

1. Einen großen Topf bei mittlerer Temperatur aufheizen und die Würstchen in Olivenöl bräunen. Von der Platte nehmen, jedes in vier Stücke teilen und beiseitestellen.
2. Zwiebel und Knoblauch in den Topf geben und weich garen.
3. Die Chipotle-Paste und die Gewürze unterrühren, dann die Würstchen wieder zugeben.
4. Alles gut vermischen und 3 Minuten weiter garen.
5. Tomaten, Butterbohnen, rote Paprikaschoten, grüne Bohnen, Tomatenmark, Wasser und Lorbeerblätter zugeben und zum Kochen bringen, Deckel auflegen und 40 Minuten köcheln lassen.
6. Mit grünem Salat oder einem Grüngemüse servieren.

Anhang

Welche Arten von Diabetes gibt es noch?

Typ-1-Diabetes

Dieser tritt typischerweise bei Kindern und jüngeren Menschen auf. Am häufigsten beginnt er im Alter von etwa 13 Jahren. Jenseits der 40 ist das Auftreten der Krankheit eher ungewöhnlich, doch gelegentlich kann es auch im späteren Leben noch dazu kommen. Dieser Diabetes beginnt meist abrupt, zu den Symptomen gehören starker Durst und jede Nacht häufiges Wasserlassen. Die Probleme tauchen normalerweise über einen Zeitraum von mehreren Wochen auf, und die meisten Menschen beginnen abzunehmen.

Typ-1-Diabetes hat absolut nichts mit Übergewicht oder einer übermäßig zuckerreichen Ernährung zu tun. Ursache für die Erkrankung ist die Zerstörung der Insulin bildenden Zellen durch einen autoimmunen Angriff des eigenen Körpers. Wir wissen noch nicht, wodurch dieser Prozess ausgelöst wird. Wird nicht unverzüglich mit dem Spritzen von Insulin begonnen, verläuft Typ-1-Diabetes tödlich.

Besonders bei Erwachsenen kann sich Typ-1-Diabetes manchmal langsamer entwickeln, wodurch die Diagnose erschwert wird. Man spricht dann von einem *slow-onset* (oder LADA für *Autoimmune Diabetes in the*

Adult) oder latenten Autoimmundiabetes, der oft fälschlicherweise für Typ-2-Diabetes gehalten wird. Bluntuntersuchungen können manchmal hilfreich sein, um zu zeigen, dass es sich eher um Typ 1 als um Typ 2 handelt, doch diese sind nicht hundertprozentig treffsicher.

In Ländern, die über ein modernes Gesundheitssystem verfügen, betreffen etwa 8 Prozent der Diabetesfälle Typ 1. Der Wert ist niedriger als in weniger entwickelten Ländern, in denen viele Menschen an Typ-1-Diabetes versterben, bevor er überhaupt diagnostiziert wurde.

MODY-Syndrom

Zu MODY – für *Maturity Onset Diabetes of the Young*, zu Deutsch etwa „Erwachsenendiabetes, der im Jugendalter auftritt" –, kommt es durch eine Mutation in nur einem Gen. Dieses anormale Gen ist der Grund für einen unzulänglichen Insulinbildungsprozess. Es gibt einige weitere spezifische Gene, die dafür verantwortlich sein können, doch diese haben nichts mit Typ-2-Diabetes zu tun. Und diese Art von Diabetes hat auch nichts damit zu tun, dass man übergewichtig ist. Meistens sind viele Verwandte davon betroffen, und der Diabetes überspringt auch keine Generation – Eltern, Brüder oder Schwestern, Großeltern und sogar jüngere Kinder können davon betroffen sein. Da es mehrere unterschiedliche Typen gibt und für einige auch spezifische Gentests zur Verfügung stehen, ist eine eindeutige Diagnose meistens, aber leider nicht immer möglich.

Etwa 1 Prozent aller Diabeteserkrankungen gehört zum MODY-Typ.

Schwangerschaftsdiabetes

Gestationsdiabetes entwickelt sich meist zwischen dem 6. und dem 7. Schwangerschaftsmonat. Er verschwindet nach der Schwangerschaft wieder, doch betroffene Frauen haben ein hohes Risiko, im Laufe der nachfolgenden Jahre oder im späteren Leben an Typ-2-Diabetes zu erkranken. Man sollte diesen Diabetes als Frühwarnung betrachten. Obwohl ein Schwangerschaftsdiabetes per se keine langfristigen Probleme verursacht, besteht die Wahrscheinlichkeit, dass sich innerhalb des folgenden Jahrzehnts Typ-2-Diabetes entwickelt, wenn das Körpergewicht zu hoch ist.

Von einem Schwangerschaftsdiabetes sind 5 bis 15 Prozent der Frauen während einer Schwangerschaft betroffen, je nachdem, welchen Blutzuckerwert man zur Definition heranzieht.

Pankreas-Diabetes

Das Pankreas, die Bauchspeicheldrüse, ist ein Organ, das sich hinter dem Magen befindet und die Insulin bildenden Zellen enthält. Jede ernsthafte Erkrankung der Bauchspeicheldrüse kann diese Zellen beschädigen und zu Diabetes führen. Zu den häufigsten Erkrankungen zählt die chronische Pankreatitis, die Bauchspeicheldrüsenentzündung, die zur Zerstörung des gesamten Organs führt. Eine zystische Fibrose (Mukoviszidose, eine angeborene Stoffwechselerkrankung; Anm. d. Übers.) verursacht bei vielen betroffenen Erwachsenen einen Diabetes.

Bei einem Pankreas-Diabetes sind die Auswirkungen der Pankreaserkrankung – wie Gewichtsverlust und Durchfälle – offensichtlicher als der Diabetes selbst. An der Diagnose für die Ursache dieser Diabetesform besteht jedoch meist kein Zweifel. Dieser Typ macht nur einen sehr geringen Bruchteil aller Diabetesdiagnosen aus.

Alles in allem wird als Diagnose Typ-2-Diabetes vermutet, wenn bei Menschen im mittleren oder höheren Alter ein erhöhter Blutzuckerspiegel festgestellt wird und es keine eindeutigen Hinweise auf eine der oben beschriebenen anderen Erkrankungen gibt. Ärzte wissen, dass in der Medizin nichts als sicher gilt, und manchmal kann eine Überprüfung der Diagnose notwendig sein. Im Laufe der Zeit können überzeugende Anhaltspunkte auftauchen, die auf andere mögliche Erkrankungen hinweisen.

Danksagungen

Hinter jedem Forschungsprojekt steckt eine Geschichte über Menschen. An all den Ereignissen in Wissenschaft und Medizin, die in diesem Buch beschrieben werden, sind viele Menschen beteiligt, denen ich für ihre Fähigkeiten, ihr Wissen und ihr Engagement überaus dankbar bin. Nichts von dieser Begeisterung und diesen Erkenntnissen wäre ohne all die Menschen möglich gewesen, die sich freiwillig von einem buchstäblichen Stück ihres Lebens trennten, indem sie sich wieder und wieder in unsere bildgebenden Apparate schieben und sich sehr viel mehr als nur ein Röhrchen Blut abnehmen ließen. Die Teilnahme an klinischen Forschungsstudien erfordert ein hohes Maß an Uneigennützigkeit und wird sehr hoch geschätzt. Ich hoffe, dieses Buch zeigt allen Probanden das Gesamtbild, an dessen Schaffung sie beteiligt waren. Viele herausragende Wissenschaftler haben sehr hart an den beschriebenen Projekten gearbeitet und Untersuchungsmethoden entwickelt, die bis dahin unmöglich waren. Für jedes Projekt bedurfte es auch eines Arztes, der Interesse daran hatte, Erfahrungen in der klinischen Forschung zu sammeln, Probanden anzumelden, die speziellen praktischen Untersuchungen durchzuführen und alle Daten zusammenzutragen. Diese künftigen Diabetesspezialistinnen und Diabetesspezialisten verbringen einige Jahre in der Forschung und nehmen damit eine Möglichkeit wahr, mehr gedankliche Klarheit in der klinischen Diagnose und der Interpretation von Daten zu gewinnen. Sie sind nun alle Fachärzte für Diabetologie, also können ihre Patienten ihnen nun berichten, ob es geklappt hat! Mehrere erfahrene Kollegen haben ebenfalls mit uns kooperiert und Forschung an den Schnittstellen zwischen verschiedenen Fachgebieten ermöglicht.

Da ich in den früheren Jahren meiner ärztlichen Tätigkeit darauf angewiesen war, Gewebeproben von Fett oder Muskeln zu entnehmen (was nicht gerade angenehm ist), war ich natürlich begeistert zu erfahren, dass an der Yale University Techniken entwickelt worden waren, die Magnetresonanz (MR) statt Nadeln nutzten. Prof. Jerry Shulman hieß mich für ein Jahr, von 1990 bis 1991, in seinem Team willkommen. Ohne die Erkenntnisse und die kontinuierliche Zusammenarbeit mit Jerry und auch mit Prof. Kitt Petersen, würde Typ-2-Diabetes vielleicht noch immer als unheilbare, ständig fortschreitende Krankheit gelten.

Dr. Parag Singhal verbrachte ein ereignisreiches Jahr mit mir und identifizierte das große Diabetes-Problem – dass die Leber zu viel Glukose bildet. Seine sorgfältige und umsichtige Arbeit mit Menschen, die durch die mathematische Brillanz von Prof. Claudio Cobelli aus dem italienischen Padua unterstützt wurde, legte den Grundstein für die *Twin-Cycle*-Hypothese. Einige Jahre später, noch bevor es das Newcastle Magnetic Resonance Centre gab, durfte ich mit Dr. Peter Carrey zusammenarbeiten. Unsere freiwilligen Probanden erklärten sich einverstanden, 240 km von Newcastle nach Nottingham zu fahren, die Nacht in einem Hotel zu verbringen, sich den ganzen Tag im MRT durchleuchten zu lassen, um dann nach Newcastle zurückzufahren. Alle Betroffenen, die von unseren Forschungsergebnissen profitieren, sind diesen großzügigen Menschen und Peter, dessen Charme, Empathie und Entschlossenheit das Projekt zum Erfolg führte, zu großem Dank verpflichtet. Peter Morris, Professor für MR-Physik in Nottingham, investierte viel Zeit und große Einsatzbereitschaft in diese ersten Studien zum Muskelglykogen, damit sie ein Erfolg im Vereinigten Königreich werden konnten. All das trug außerdem dazu bei, zu verstehen, wie wertvoll ein MR-Zentrum in Newcastle sein würde.

Dr. Ravikumar Balasubramanian stellte dic entscheidende Verbindung her zwischen Leberfett und Glukoseüberschuss, das beides im selben Organ gebildet wird. Diese frühen Studien in Newcastle mithilfe der

Magnetresonanztomografie waren nur möglich, weil wir zeitweise die Geräte des Krankenhauses mitbenutzen konnten. Die nachfolgende MR-Forschung hing maßgeblich von Andy Blamire, Professor für MR-Physik, Dr. Peter Thewdall und Dr. Kieren Hollingsworth ab. Sie haben erstaunliche Innovationen vorangetrieben und die Newcastle University zu einem international anerkannten Zentrum für Magnetresonanzforschung gemacht. Die Zusammenarbeit mit solch herausragenden Persönlichkeiten war das Tüpfelchen auf dem I bei der Suche nach neuen wissenschaftlichen Erkenntnissen.

Dr. Ee Lin Lim schloss sich mir an, um all die speziellen Untersuchungen bei den Probanden der ersten Studie durchzuführen, deren Ziel es war, einen Schlussstrich unter ihren Typ-2-Diabetes zu ziehen. Sie führte die anspruchsvolle Studie mit einem Lächeln durch – obwohl uns zu Beginn mächtig Sand ins Getriebe gestreut worden war. Die damalige, ziemlich regulierungsfreudige Regierung hatte gerade neue bürokratische Vorschriften erlassen, die auch heute noch gelten und der klinischen Forschung im Vereinigten Königreich die Luft zum Atmen nehmen. Es vergingen neun Monate mit Formalitäten und Kontrollen durch verschiedene amtliche Stellen, bis wir alle Genehmigungen hatten, um endlich mit der Arbeit zu beginnen. So blieb Ee Lin nur wenig mehr als ein Jahr, um die ursprünglich auf zwei Jahre angelegte anspruchsvolle Forschung durchzuführen. Sie schaffte es! Ihre Energie, ihr Können und ihre Begeisterung waren inspirierend.

Dank Dr. Sarah Steven konnten wir unser Wissen über eine erfolgreiche Behandlung von Typ-2-Diabetes massiv erweitern, und sie fand auch noch die Zeit, weitere Projekte parallel zu betreuen. Sie übertraf sich in jeder Hinsicht, doch besonders eindrucksvoll war die Tatsache, dass ihre Probanden nach der raschen Gewichtsabnahme sechs Monate lang ein absolut stabiles Körpergewicht halten konnten. Ihr tatkräftiger Einsatz und ihr Einfühlungsvermögen, gepaart mit kulinarischem Wissen, waren beispielhaft. Ich danke auch der Psychologin Lucia Rehackova, die sich mit Sarah zusammentat, um herauszufinden, welche Einstellung die Menschen zum Abnehmen und zum Halten des neuen Gewichts hatten. Dr. Mavin Macauly, der sich mit dem Fett in der Leber von Diabetikern befasste, machte im Zuge seiner Untersuchungen die verblüffende Entdeckung, dass die Bauchspeicheldrüse bei Typ-2-Diabetes klein und unregelmäßig geformt ist. Meine Kollegen aus der Chirurgie, Peter Small und Sean Woodcock, waren bei der Planung und Durchführung unserer Forschung zur Adipositaschirurgie enorm hilfreich.

Dr. Carl Peters aus dem neuseeländischen Auckland wagte den kühnen Sprung nach Newcastle, um an *DiRECT*, der klinischen Diabetes-Remissions-Studie, mitzuarbeiten. Als viermaliger neuseeländischer Meister im Jollensegeln wusste er, welche Rolle Können, Entschlossenheit und harte Arbeit spielten. Er veranlasste die detaillierten wissenschaftlichen Untersuchungen und brachte die Studie in brillanter Weise voran. Und dann übernahm Dr. Sviatlana Zhyszneuskaya: Sie arbeitete drei Jahre lang tatkräftig an der Vervollständigung der wichtigen klinischen Tests und bestärkte und unterstützte unsere großzügigen Probanden.

Um herauszufinden, welche Ursachen sich hinter Typ-2-Diabetes verbergen und welche Mechanismen für eine Remission sorgen, waren wir auf anspruchsvolle Laboruntersuchungen angewiesen. Die wissenschaftlichen Fähigkeiten und der Einfallsreichtum von Dr. Ahmad Al-Mrabeh sorgten hier für einen Durchbruch. Das verlief nicht immer geradlinig, da auch das Weltgeschehen Einfluss auf die Wissenschaft hat. Ahmad kam aus Syrien ins Vereinigte Königreich, um hier erfolgreich zu promovieren – und saß dann aufgrund des Kriegsausbruchs in seiner Heimat fest. Sein fantastischer wissenschaftlicher Beitrag zur Remission von Typ-2-Diabetes ging zeitlich Hand in Hand mit seinem sechsjährigen Kampf gegen die britische Bürokratie und seine Abschiebung. Zum Glück für alle Diabetiker, für die Wissenschaft des Vereinigten Königreichs und auch für Ahmad konnte er den langen Kampf mit den Einwanderungsbehörden für sich entscheiden, sodass er sich weiter an der Diabetesforschung beteiligen konnte.

Prof. Mike Lean von der University of Glasgow ist einer der führenden Adipositas-, Ernährungs- und Diabetesforscher weltweit, und die klinische *DiRECT*-Studie ist ein Triumph unserer Zusammenarbeit. Es war sehr wichtig herauszufinden, ob unsere Vorgaben zur Remission von

Typ-2-Diabetes sich praktisch umsetzen ließen im staatlichen Gesundheitssystem des NHS, und der Erfolg der Studie hing maßgeblich von unserer Zusammenarbeit ab. Die ganze Geschichte von *DiRECT* – einer gewaltigen Teamarbeit – ist noch nicht zu Ende erzählt; dieses Buch konzentriert sich auf die ersten Studien zum Wie und Warum einer Remission von Typ-2-Diabetes. Besonders erwähnen muss ich Alison Barnes, die als Leiterin der ernährungswissenschaftlichen Forschung zu *DiRECT* kam, um die NHS-Mitarbeiter im Großraum Newcastle zu schulen. Ihre Energie und Professionalität in der Vermittlung von Fähigkeiten an die medizinischen Angestellten in den Hausarztzentren und Ernährungsberatungen waren legendär. Alison hat auch auf vielerlei Weise dazu beigetragen, das Wissen darüber, wie sich Typ-2-Diabetes rückgängig machen lässt, im Vereinigten Königreich zu verbreiten. Sie hatte die glänzende Idee, die Rezeptideen unserer Probanden in dieses Buch aufzunehmen, und der Rezeptteil ist hauptsächlich ihr zu verdanken.

Ich bin den Professoren Ashley Damson, Falko Sniehotta und John Mathers vom Institute of Health and Society der Newcastle University für ihren Rat und ihre Unterstützung sehr zu Dank verpflichtet. Mein jahrelanger hochgeschätzter Kollege Prof. Naveed Sattar von der University of Glasgow setzte über viele Jahre Maßstäbe in der Diskussion und Vervollkommnung von Ideen. Ebenso war die Zusammenarbeit mit Prof. Rury Holman von der Oxford University in Bezug auf die Entwicklung des Konzepts einer persönlichen Fettschwelle äußerst wertvoll.

Wenn man große Fragen der Medizin in Angriff nimmt, ist es von entscheidender Bedeutung, seinen „Feind“ – in diesem Fall den Diabetes – zu kennen. Die meisten meiner Erkenntnisse gewann ich aus Gesprächen mit Patienten und in Diskussionen mit der Diabetes-Expertin Deirdre Kyne-Grzebalski, die während meiner klinischen Laufbahn fast durchgängig als Kollegin an meiner Seite war. Prof. Sir George Alberti bereitete den Boden für die Diabetesforschung in Newcastle; er war Anfang der 1980er-Jahre mein Mentor und ich schätze seinen enormen Einfluss auf meine Arbeit sehr. Ich habe in all den Jahren von den Diskussionen und Beratungen mit meinen Kollegen, insbesondere mit Prof. Sally Marshall, sehr profitiert.

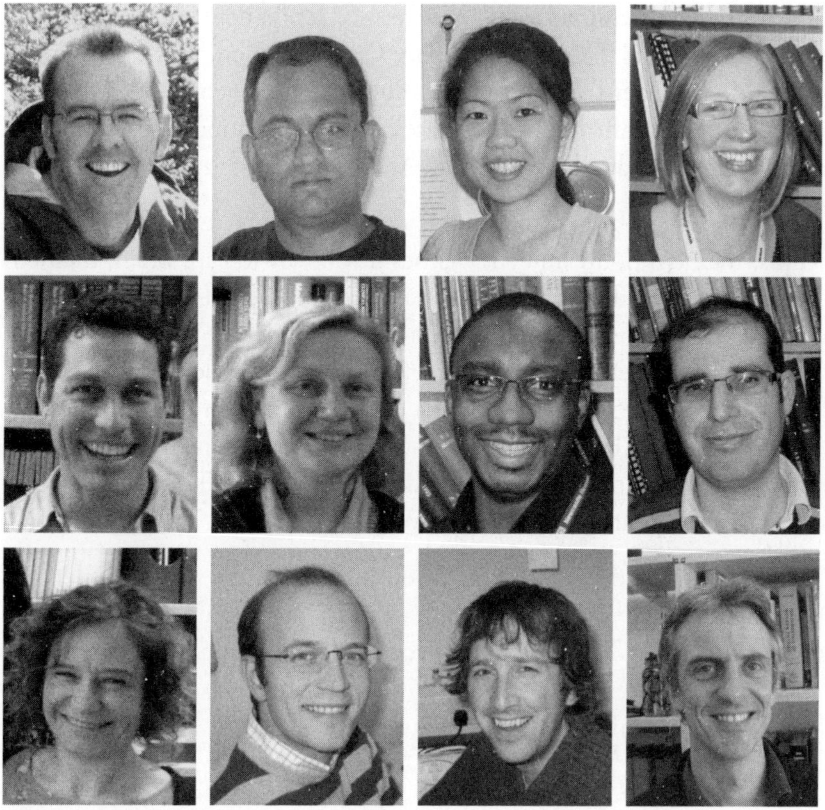

Diese großartigen Forscher waren maßgeblich an dieser Arbeit beteiligt. Von oben links: Dr. Peter Carey, Dr. Ravi Balasubramanian, Dr. Ee Lin Lim, Dr. Sarah Steven, Dr. Carl Peters, Dr. Sviatlana Zhuzyneuskaya, Dr. Mavin Macauly, Dr. Ahmad Al-Mrabeh, Miss Alison Barnes, Dr. Kieren Hollingsworth, Dr. Pete Thelwall und Prof. Andy Blamire.

Das Diabetes UK Research Committee, das Forschungsgremium zum Thema Diabetes im Vereinigten Königreich, besaß den Weitblick und das Vorstellungsvermögen, die *Counterpoint*-Studie zu finanzieren, die die Ursache von Typ-2-Diabetes aufdecken konnte und zeigte, dass es sich dabei um eine reversible Krankheit handelt. Dieser grundlegende Schritt öffnete die Tür für die gesamte nachfolgende Forschung und verdient breite Anerkennung. *Diabetes UK* finanzierte auch die *DiRECT*-Studie, die untersuchte, inwiefern die Möglichkeit, eine Remission herbeizuführen, sich in der primären Gesundheitsversorgung umsetzen lässt.

Ich habe keine kommerziellen Interessen. Ich gehöre einer staatlichen Arbeitsgruppe an (Scientific Advisory Committee on Nutrition, zusammen mit *Diabetes UK*), die die veröffentlichten Nachweise zu kohlenhydratarmer Ernährung prüft. Dieses Buch enthält meine persönlichen Ansichten, nicht die der staatlichen Arbeitsgruppe.

Zwei Menschen bin ich besonders dankbar für das Lesen des Manuskripts, meinem Sohn und Arzt James Taylor sowie Paul Stein, meinem Freund aus Grundschultagen, mit dem ich eine weitere Leidenschaft teile – unser gemeinsames Interesse an den Wikingern. Sie bewahrten den Text vor schwerverständlichen Ausführungen und unlogischen Schlussfolgerungen. Alle noch enthaltenen Ungereimtheiten gehen allein auf mein Konto! Der Prozess, aus Ideen und Informationen ein Buch zu machen, wurde von dem Literaturagenten Jaime Marshall und der Verlegerin Aurea Carpenter in großartiger Weise unterstützt.

Diese Arbeit wurde nur möglich, weil meine Familie viele Stunden auf meine Anwesenheit verzichtet hatte – meist war ich nur körperlich abwesend, häufig aber auch gedanklich. Ich bin meiner Frau Aileen und unseren Söhnen James, Donald, Alastair und Duncan so dankbar für ihre unendliche Geduld und Unterstützung.

Bild- und Abdruckrechte

Der Abdruck der folgenden Bilder und Informationen erfolgt mit freundlicher Genehmigung der hier genannten Rechteinhaber.

Abb. 2.5a: *American Journal of Physiology* (Taylor R et al, Direct measurement of change in muscle glycogen concentration after a mixed meal in normal subjects. 1993; 265:E224-229)

Abb. 4.3: *Lancet* (Tabak AG, et al. Trajectories of glycaemia, insulin sensitivity, and insulin secretion before diagnosis of type 2 diabetes: an analysis from the Whitehall II study. 2009; 373(9682): 2215-21)

Abb. 4.4: *Diabetes* (Sattar N, et al. Serial metabolic measurements and conversion to type 2 diabetes in the west of Scotland coronary prevention study: specific elevations in alanine aminotransferase and triglycerides suggest hepatic fat accumulation as a potential contributing factor. 2007; 56(4): 984-91)

Abb. 5.1 und 5.2: *Diabetologia* (Taylor R. Pathogenesis of Type 2 Diabetes: Tracing the reverse path from cure to cause. 2008; 51:1781-1789)

Abb. 5.3 und 5.5: *Diabetologia* (Lim EL, et al. Reversal of type 2 diabetes: Normalisation of beta cell function in association with decreased pancreas and liver triacylglycerol. 2011; 54: 2506-2514)

Abb. 6.1: Newcastle Public Library

Abb. 6.2: *Annals of Human Biology* (Rosenbaum S, et al, A survey of heights and weights of adults in Great Britain, 1985; 12, 115-127)

Abb. 6.3: Davies, S.C. "Annual Report of the Chief Medical Officer, Surveillance Volume, 2012: On the State of the Public's Health" London: Department of Health (2014)

Abb. 6.4: *Quarterly Journal of Medicine* (Taylor R & Holman R, Normal Weight Individuals who Develop Type 2 Diabetes: The Personal Fat Threshold, 2015; 128:405-410)

Zitate auf den Seiten 158, 159 und 163: Diabetic Medicine (Rehackova L, et al. Acceptability of a very-low-energy diet in Type 2 diabetes: patient experiences and behaviour regulation 2017; 34: 1554–1567)

Literaturverzeichnis

Die wissenschaftlichen Veröffentlichungen des Autors sowie Links zu Online-Veranstaltungen und Artikeln finden sich zusammengefasst im Internet unter: *https://go.ncl.ac.uk/diabetes-reversal*

Kapitel 2

Metabolic Regulation: A Human Perspective. Frayn, K.F. Wiley-Blackwell 3rd Ed 2012

Shadows on the Wasteland. Stroud, M. Overlook Press, 1996

Compendium of Physical Activities: Classification of energy costs of human physical activities. Ainsworth, B.E. et al. Medicine and Science in Sports and Exercise 1993, 25:71-80

Kapitel 3

Annual Report of the Chief Medical Officer 2012: Chapter 5 – Diet, physical activity and obesity. https://assets.publishing.service.gov.uk/government/uploads/ system/uploads/attachment_data/file/298297/cmo-report-2012.pdf

Regulation of endogenous glucose production after a mixed meal in Type 2 diabetes. Singhal, P, et al. *American Journal of Physiology* 2002; 283:E275-83. https:// www.physiology.org/doi/pdf/10.1152/ajpendo.00424.2001

Direct measurement of change in muscle glycogen concentration after a mixed meal in normal subjects. Taylor, R, et al. *American Journal of Physiology* 1993; 265:E224-229 https://www.physiology.org/doi/pdf/10.1152/ajpendo.1993.265.2.E224

Direct assessment of liver glycogen storage and regulation of glucose homeostasis after a mixed meal in normal subjects. Taylor R, et al. *Journal of Clinical Investigation* 1996; 97:126-132 https://www.ncbi.nlm.nih.gov/pmc/articles/ PMC507070/pdf/970126.pdf

Altered volume, morphology and composition of the pancreas in type 2 diabetes. Macauley, M, et al. *PLOS One* 2015 May 7;10(5):e0126825. https://journals.plos.org/ plosone/article/file?id=10.1371/journal.pone.0126825&type=printable

Quantification of intrapancreatic fat in type 2 diabetes by MRI. Al-Mrabeh, A,et al. *PLOS One* 2017 Apr 3;12(4):e0174660. https://journals.plos.org/plosone/article/file?id=10.1371/journal.pone.0174660&type=printable

Direct assessment of muscle glycogen storage after mixed meals in normal and type 2 diabetic subjects. Carey, P.E., et al. *American Journal of Physiology* 2003; 284: E286-294. https://www.physiology.org/doi/pdf/10.1152/ajpendo.00471.2002

Kapitel 4

Increased de novo lipogenesis is a distinct characteristic of individuals with nonalcoholic fatty liver disease. Lambert, J.E., et al. *Gastroenterology* 2014; 146:726-35. https://www.ncbi.nlm.nih.gov/pmc/articles/PMC6276362/pdf/nihms-547033.pdf

Trajectories of glycaemia, insulin sensitivity, and insulin secretion before diagnosis of type 2 diabetes: an analysis from the Whitehall II study. Tabak, A.G., et al. *Lancet* 2009; 373:2215-21. https://reader.elsevier.com/reader/sd/pii/S014067360960619X?token=7F49A5E4CCAFDD5FC3B2E50944F04F7CF400A402B86CDB2588E7868781090CA289B6E7C268BD5FFB0E1AB6F1EB409874

Serial metabolic measurements and conversion to type 2 diabetes in the west of Scotland coronary prevention study: specific elevations in alanine aminotransferase and triglycerides suggest hepatic fat accumulation as a potential contributing factor. Sattar, N., et al. *Diabetes* 2007; 56:984-91. https://diabetes.diabetesjournals.org/content/diabetes/56/4/984.full.pdf

Kapitel 5

Reversal of nonalcoholic hepatic steatosis, hepatic insulin resistance, and hyperglycemia by moderate weight reduction in patients with type 2 diabetes. Petersen, K.F., et al. *Diabetes* 2005; 54:603-8. https://diabetes.diabetesjournals.org/content/diabetes/54/3/603.full.pdf

Pathogenesis of Type 2 Diabetes: Tracing the reverse path from cure to cause. Taylor R. *Diabetologia* 2008; 51:1781-1789. https://link.springer.com/content/pdf/10.1007%2Fs00125-008-1116-7.pdf

Reversal of type 2 diabetes: Normalisation of beta cell function in association with decreased pancreas and liver triacylglycerol. Lim, E.L., et al. *Diabetologia* 2011; 54: 2506-2514. https://link.springer.com/content/pdf/10.1007%2Fs00125-011-2204-7.pdf

Population response to information on reversibility of type 2 diabetes. Steven, S., et al. *Diabetic Medicine* 2013; 30(4):e135-8. https://onlinelibrary.wiley.com/doi/epdf/10.1111/dme.12116

Type 2 Diabetes: Etiology and Reversibility. Taylor R. *Diabetes Care* 2013; 36:1047-105. https://care.diabetesjournals.org/content/36/4/1047.full-text.pdf

Weight loss decreases excess pancreatic triacylglycerol specifically in type 2 diabetes. Steven, S., et al. *Diabetes Care* 2016;39(1):158-65. https://www.ncbi.nlm.nih.gov/pubmed/26628414

Very low-calorie diet and 6 months of weight stability in type 2 diabetes: Pathophysiologic changes in responders and nonresponders. Steven, S., et al. *Diabetes Care* 2016 May 39(5):808-15. https://care.diabetesjournals.org/content/early/2016/02/24/dc15-1942

Durability of a primary care-led weight-management intervention for remission of type 2 diabetes: 2-year results of the DiRECT open-label, cluster-randomised trial. Lean, M.E.J., et al. *Lancet Diabetes and Endocrinology* 2019; 7: 344–55. https://www.ncbi.nlm.nih.gov/pubmed/30852132

Remission of human type 2 diabetes requires decrease in liver and pancreas fat content but is dependent upon capacity for beta cell recovery. Taylor, R., et al. *Cell Metabolism* 2018 Oct 2;28(4):547-556. https://reader.elsevier.com/reader/sd/pii/S1550413118304467?token=24A60487ACF5A2C365137132BA2B56D1C27FD40C5F992BEB9B0D38BD89CC0157E871764DE06116F375A5E6705763431C

Understanding the mechanisms of reversal of type 2 diabetes. Taylor, R., et al. *Lancet Diabetes and Endocrinology* 2019; 7:726-736. https://www.ncl.ac.uk/magres/ research/diabetes/reversal/#scientificinformation

Kapitel 6

Type 2 diabetes and the diet that cured me. Richard Doughty. https:// www.theguardian.com/lifeandstyle/2013/may/12/type-2-diabetes-diet-cure

Normal weight individuals who develop type 2 diabetes: the personal fat threshold. Taylor, R., & Holman, R. *Clinical Science* 2015 Apr;128(7):405-410. http://www.clinsci.org/content/ppclinsci/128/7/405.full.pdf

Intensive blood-glucose control with sulphonylureas or insulin compared with conventional treatment and risk of complications in patients with type 2 diabetes (UKPDS 33). UK Prospective Diabetes Study (UKPDS) Group. *Lancet* 1998; 352: 837–53. https://www.thelancet.com/action/showPdf?pii =S0140-6736%2898%2907019-6

Integrative genomic analysis implicates limited peripheral adipose storage capacity in the pathogenesis of human insulin resistance. Lotta, L.A., et al. *Nature Genetics* 2017; 49:17-26. https://www.nature.com/articles/ng.3714.pdf

Diet, lifestyle, and the risk of type 2 diabetes mellitus in women. Hu, F.B., et al. *New England Journal of Medicine* 2001; 345:790-97

Beta-Cell lipotoxicity in the pathogenesis of non-insulin-dependent diabetes mellitus of obese rats: impairment in adipocyte-B-Cell relationships. Lee, Y. et al. 1994. *Proceedings of the National Academy of Science of U.S.A.* 91: 10878-10882. https://www.ncbi.nlm.nih.gov/pmc/articles/PMC45129/pdf/pnas01145-0129.pdf

Kapitel 7

Acceptability of a very-low-energy diet in Type 2 diabetes: patient experiences and behaviour regulation. Rehackova, L., et al. *Diabetic Medicine* 2017; 34: 1554–1567. https://www.ncl.ac.uk/magres/research/diabetes/reversal/#scientificinformation

Population response to information on reversibility of type 2 diabetes. Steven, S., et al. *Diabetic Medicine* 2013 Apr; 30(4):e135-8. https://www.ncbi.nlm.nih.gov/pubmed/23320491

Kapitel 8

Mosley, Michael: *Die 8-Wochen-Blutzucker-Diät*, München: Goldmann 2017

Mosley, Michael: *The 8-week Blood Sugar Diet Recipe Book*. Bailey, C. Short Books 2016

King, S. & Myers, D.: *The Hairy Dieters Make It Easy*, Seven Dials 2018

Population adiposity and climate change. Edwards P & Roberts I. *International journal of epidemiology*, 38 (4). pp. 1137-40 https://doi.org/10.1093/ije/dyp172

Making China safe for Coke: how Coca-Cola shaped obesity science and policy in China. Greenhaugh, T. *British Medical Journal* 2019; 364:k5050 https://www.bmj.com/content/bmj/364/bmj.k5050.full.pdf

Kapitel 9

Hormone Replacement Therapy and Heart Disease Prevention Experimentation Trumps Observation. Petitti, DB. *JAMA*. 1998; 280(7):650-652. https://jamanetwork.com/journals/jama/article-abstract/187868

Low-energy diets differing in fibre, red meat and coffee intake equally improve insulin sensitivity in type 2 diabetes: a randomised feasibility trial. Nowotny, B., et al. *Diabetologia* 2015; 58: 255-64. https://link.springer.com/content/pdf/10.1007%2Fs00125-014-3457-8.pdf

Goodlad RA 2001 Dietary Fibre and the risk of colorectal cancer. https://gut.bmj.com/content/gutjnl/48/5/587.full.pdf

The Hawthorne studies-a fable for our times? Gale E. *Quarterly Journal of Medicine* 2004; 97:439-49. https://academic.oup.com/qjmed/article/97/7/439/1605689

Randomised trials in context: practical problems and social aspects of evidence-based medicine and policy. Pearce, W., et al. *Trials* 2015; 16:394-401. https://www.ncbi.nlm.nih.gov/pmc/articles/PMC4560875/pdf/13063_2015_Article_917.pdf

Diamond, J.: *Snake Oil*, Vintage 2001

Dietary cholesterol and cardiovascular disease: a systematic review and meta-analysis. Berger, S., et al. *American Journal of Clinical Nutrition* 2015; 102:276–94. https://pdfs.semanticscholar.org/6e04/1243158a6947441ed1de248855b40c6ad90f.pdf?_ga=2.242082114.1180311127.1564751770-864389371.1564751770

Dietary Saturated and Trans Fatty Acids: Is it Time to Change Track? Astrup, A., et al. *British Medical Journal* 2019; 365:l4137. https://www.bmj.com/content/366/bmj.l4137

The Misuse of Meta-analysis in Nutritional Research. Barnard, N.D., et al. *Journal of the American Medical Association* 2017; 318:1345-36. https://jamanetwork.com/journals/jama/article-abstract/2654401

The Challenge of Reforming Nutritional Epidemiological Research. Ioannidies, J.P.A. *Journal of the American Medical Association* 2018; 320:969-70. https://jamanetwork.com/journals/jama/article-abstract/2698337

Kealey, Terence: *Breakfast is a Dangerous Meal*, 4th Estate, London 2016

Belief Beyond the Evidence: Using the Proposed Effect of Breakfast on Obesity to Show 2 Practices to Distort Scientific Evidence. Brown, A.W., et al. *American Journal of Clinical Nutrition* 2013; 98:1298-1308. https://www.ncbi.nlm.nih.gov/pmc/articles/PMC3798081/pdf/ajcn9851298.pdf

Fruit, vegetable, and legume intake, and cardiovascular disease and deaths in 18 countries (PURE): a prospective cohort study. Miller, V., et al. *Lancet* 2017; 390(10107):2037-2049. https://www.sciencedirect.com/science/article/pii/S0140673617322535?via%3Dihub

Stichwortverzeichnis

Rezeptverzeichnis

Stimmen zum Buch

„Dieses ausgezeichnete Buch entspricht nicht nur einem hohen wissenschaftlichen Standard, sondern ist auch gut geschrieben und enthält gleichermaßen gute Ratschläge. Es für die Leserschaft faszinierend und von großem Nutzen."

Matt Ridley, Autor von *The Evolution of Everything*

„Die bemerkenswerte Beharrlichkeit, mit der Prof. Taylor an dem Konzept forscht, dass manche Menschen ihren Typ-2-Diabetes rückgängig machen können, verändert unser Denken sowie die Behandlung dieser um sich greifenden Krankheit."

Dr. Elizabeth Robertson, Forschungsleiterin, *Diabetes UK*

„Roy Taylor und sein Team an der Newcastle University haben nicht nur das Rätsel gelöst, wodurch Diabetes vom Typ 2, das größte Gesundheitsproblem unserer Zeit, verursacht wird, sie haben der Welt auch gezeigt, wie man sich davon befreien kann. Das ist ein großartiges Buch, das sehr vielen Menschen helfen wird."

Dr. Michael Mosley

„Faszinierend, informativ und heutzutage wichtig. Jeder, der an Typ-2-Diabetes leidet, braucht nicht lange zu überlegen – folgen Sie Roys Strategie und machen Sie Ihren Diabetes rückgängig. Und wenn Sie (noch) keinen Typ-2-Diabetes haben, befolgen Sie seine Strategie am besten auch, damit Sie erst gar nicht erkranken."

Jimmy Nail

Über den Autor

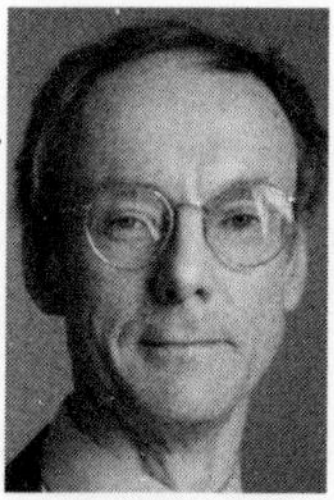

Prof. Dr. med. Roy Taylor ist Professor für Medizin und Stoffwechselforschung an der Newcastle University. Er ist außerdem ehrenamtlich als Honorary Consultant Physician tätig an den Newcastle upon Tyne Hospitals des staatlichen NHS Foundation Trust. Er studierte Medizin an der Universität von Edinburgh. Von 1990 bis 1991 hatte er eine Gastprofessur für Medizin an der amerikanischen Yale University inne, wo er neue Kenntnisse in den bildgebenden Verfahren der Magnetresonanztomografie erwarb, die einen Blick in den menschlichen Körper ermöglichen. Nach seiner Rückkehr in das Vereinigte Königreich engagierte er sich für die Bereitstellung von £ 5,2 Millionen GBP zur Errichtung des Newcastle MR Centre, eines Zentrums für Magnetresonanztomografie in Newcastle. Prof. Taylor entwickelte außerdem ein Screening-System für diabetische Retinopathie, das in ganz Großbritannien Teil der staatlichen Vorsorgeuntersuchungen ist. Neben seiner klinischen Tätigkeit ist er Autor von mehr als 300 wissenschaftlichen Veröffentlichungen.

Die 1-2-3-Methode

Schritt 1: Flüssige Formula-Shakes sind die einfachste Möglichkeit, um in den ersten 8 Wochen möglichst schnell Gewicht zu verlieren. Die tägliche Kalorienzufuhr beläuft sich damit auf ungefähr 600 kcal, dazu kommt eine Mahlzeit aus stärkefreiem Gemüse oder Salat (mit weiteren etwa 100 Kalorien).

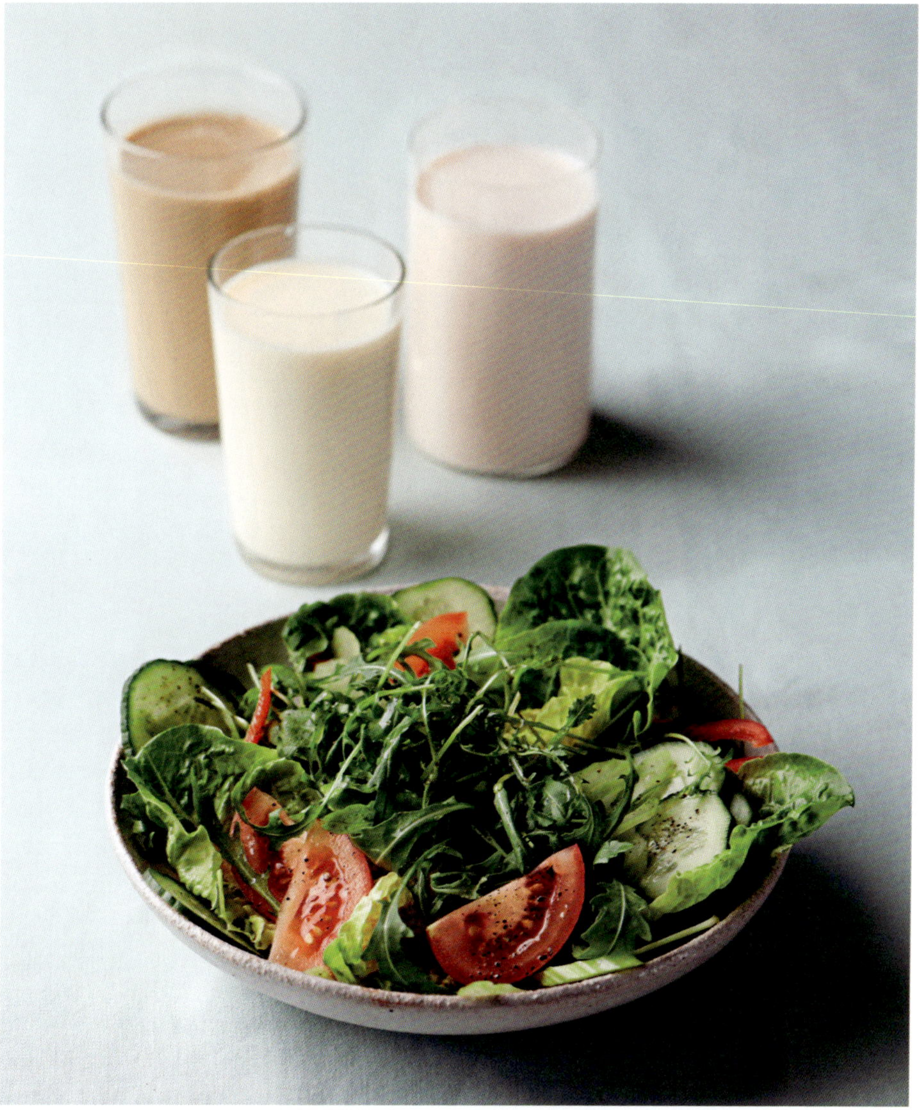

Weitere Rezeptideen für Gerichte mit stärkefreiem Gemüse oder Salat in **Schritt 1**:

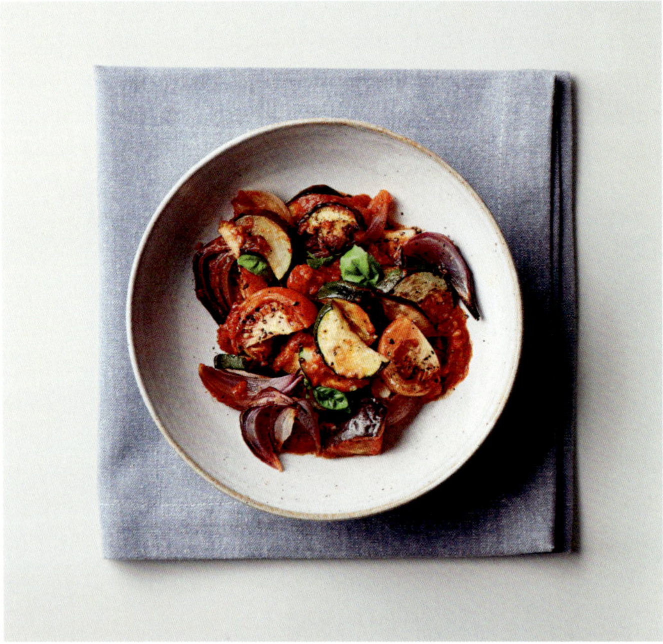

Carols Ratatouille, S. 223

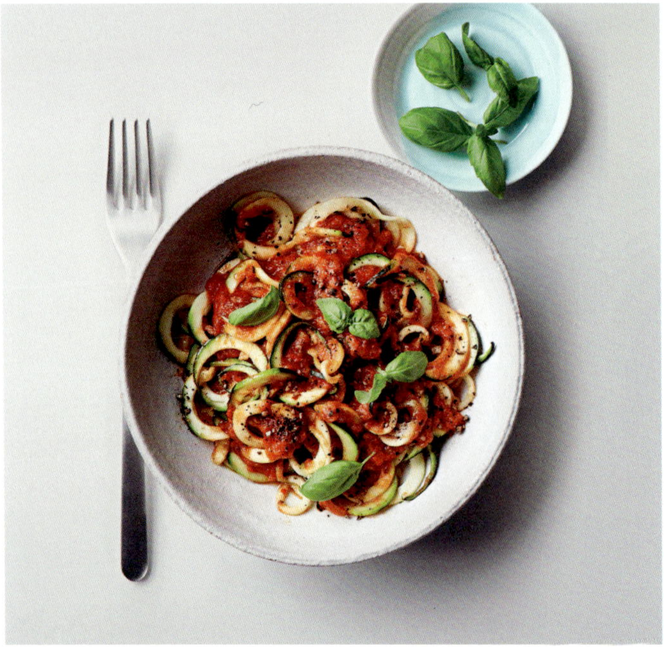

Zucchini *all'arrabbiata* S. 225

Brunnenkresse-Suppe, S. 236

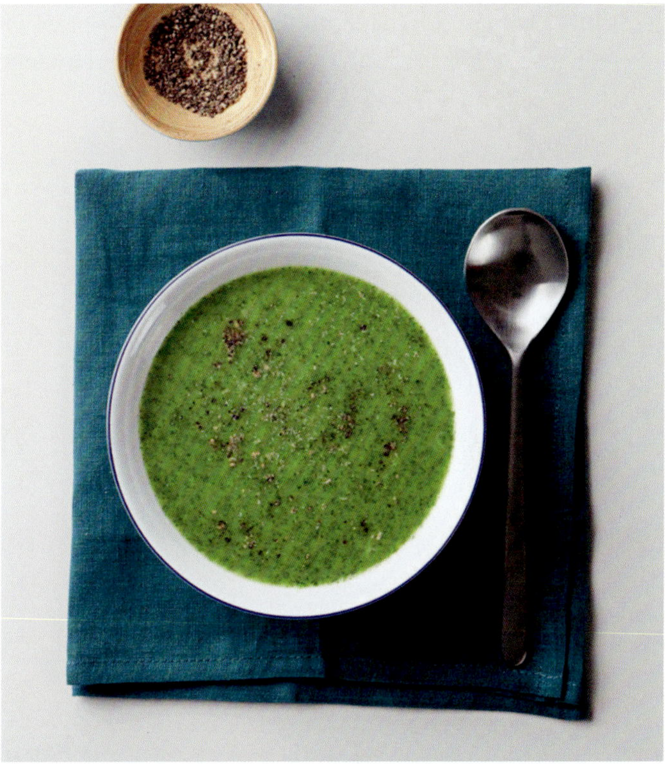

Helens *Chow Mein* ohne Nudeln, S. 233

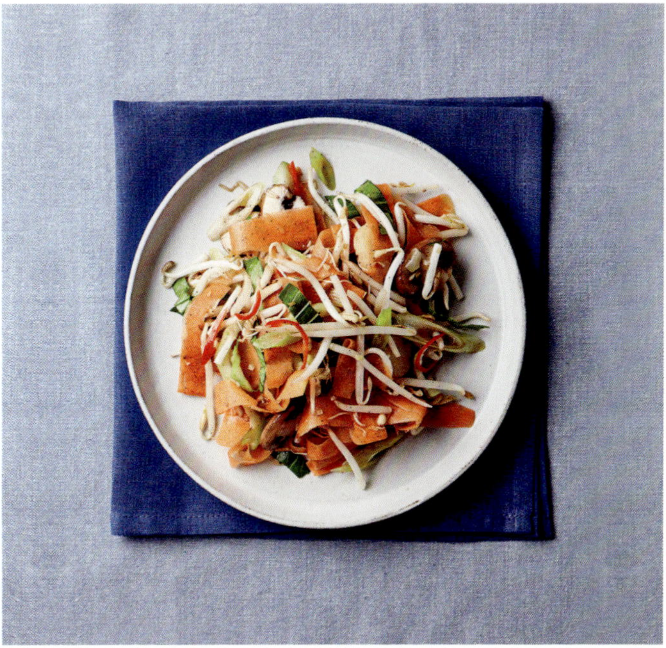

In **Schritt 2** können Gerichte mit etwa 400-500 Kalorien eine Flüssigmahlzeit ersetzen und den Übergang zu normaler Kost vereinfachen.

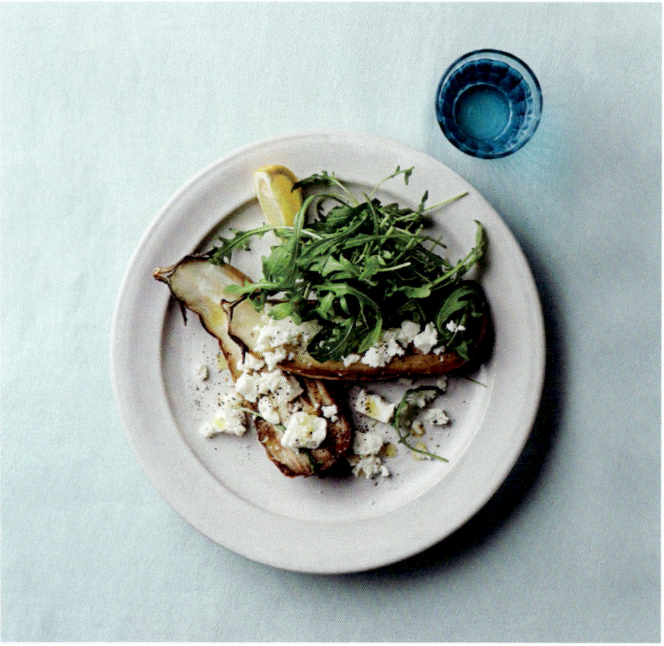

Feta und gegrillte Aubergine, S. 243

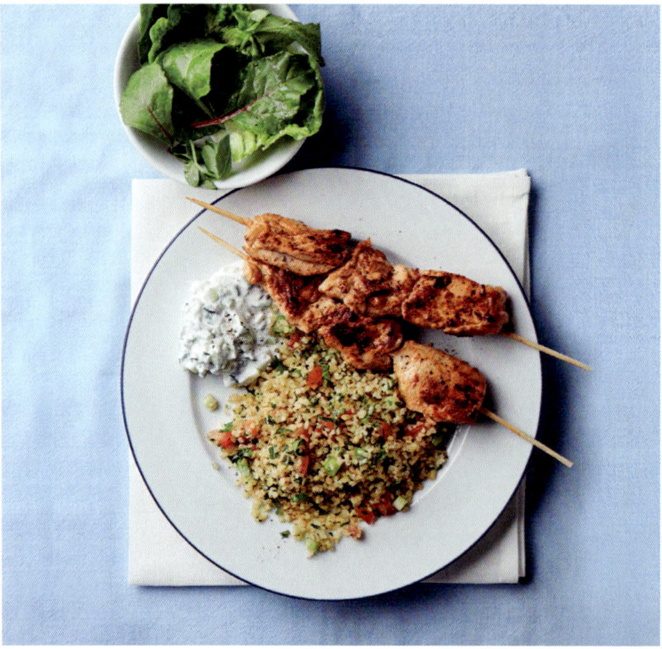

Hähnchenspieße mit Taboulé, S. 244

Lesleys Ofen-
Frittata, S. 242

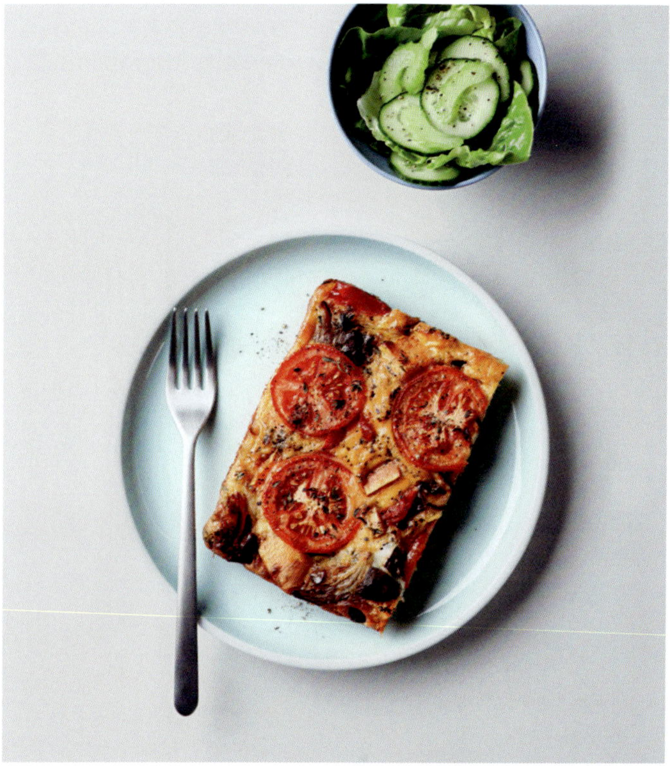

Lachs aus dem
Ofen mit Pfannen-
gemüse, S. 247

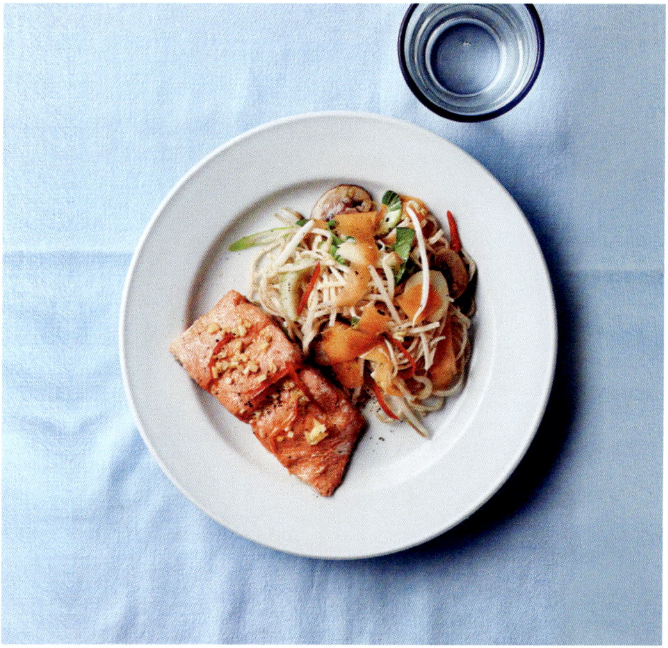

In **Schritt 3** werden die Mahlzeiten langsam wieder zu einer normalen, sozialen Aktivität – allerdings dürfen Sie die Portionsgröße nicht aus den Augen verlieren.

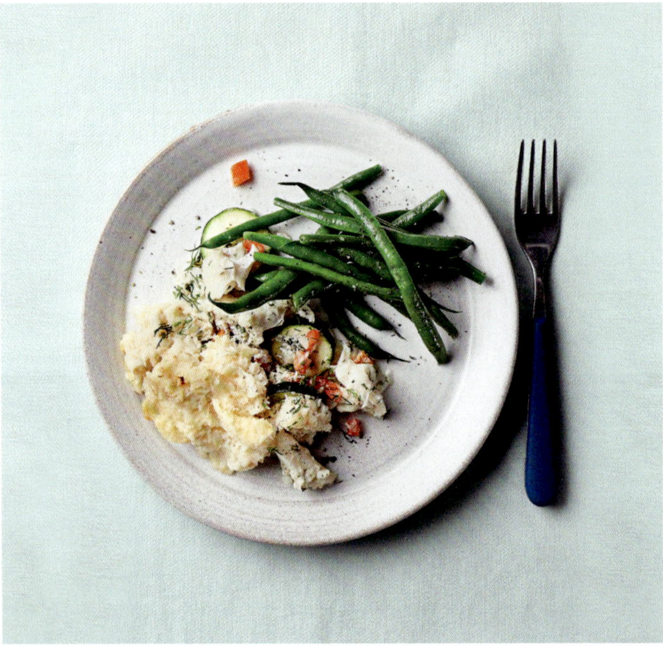

Helens Fisch-Pie mit einem Püree aus Knollensellerie, S. 250

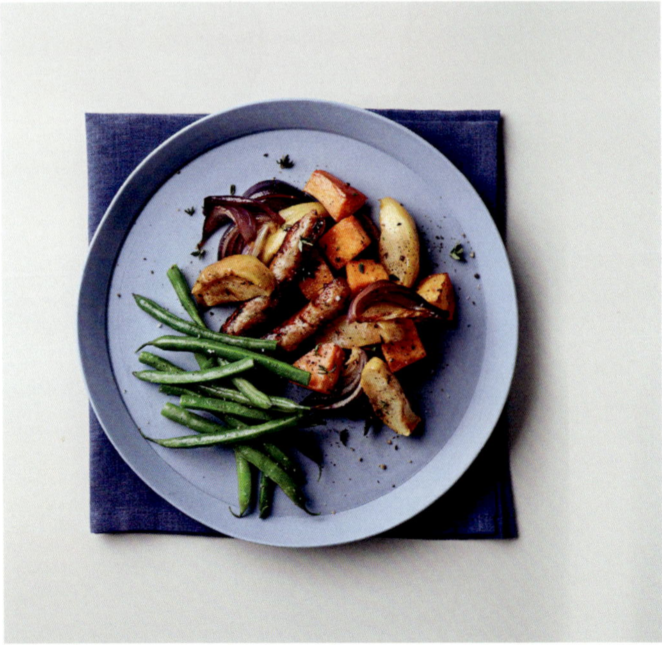

Kaths gebratene Chipolata-Würstchen mit Apfel, S. 252

Taras Tacos,
S. 254

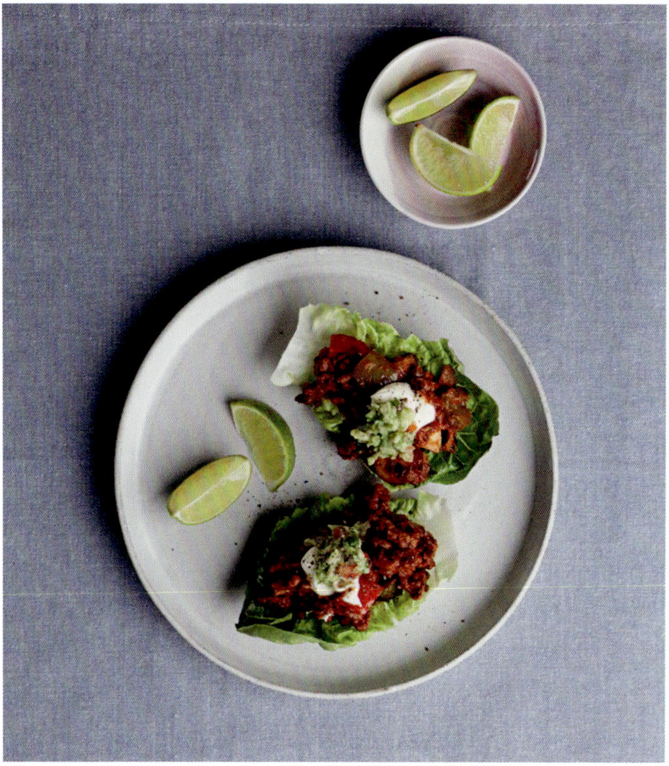

Tonys alternatives
Sonntagsessen,
S. 257

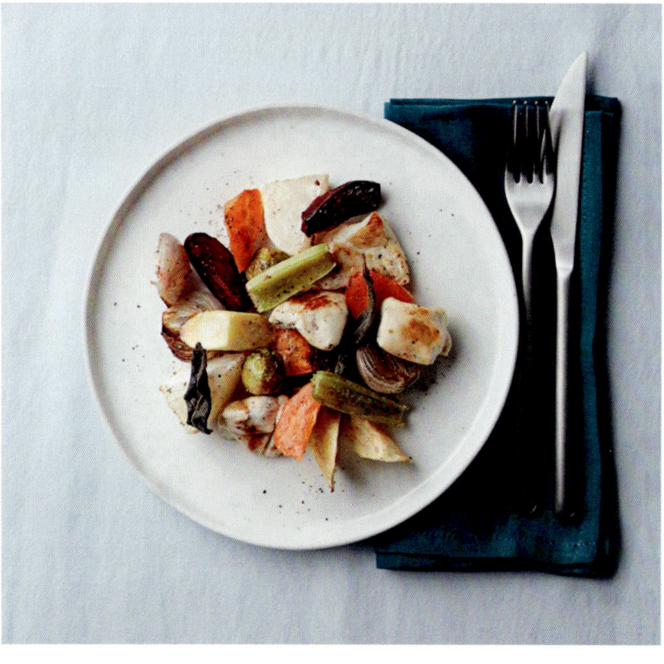

Auch in einem Leben ohne Typ-2-Diabetes kommt der Genuss nicht zu kurz.

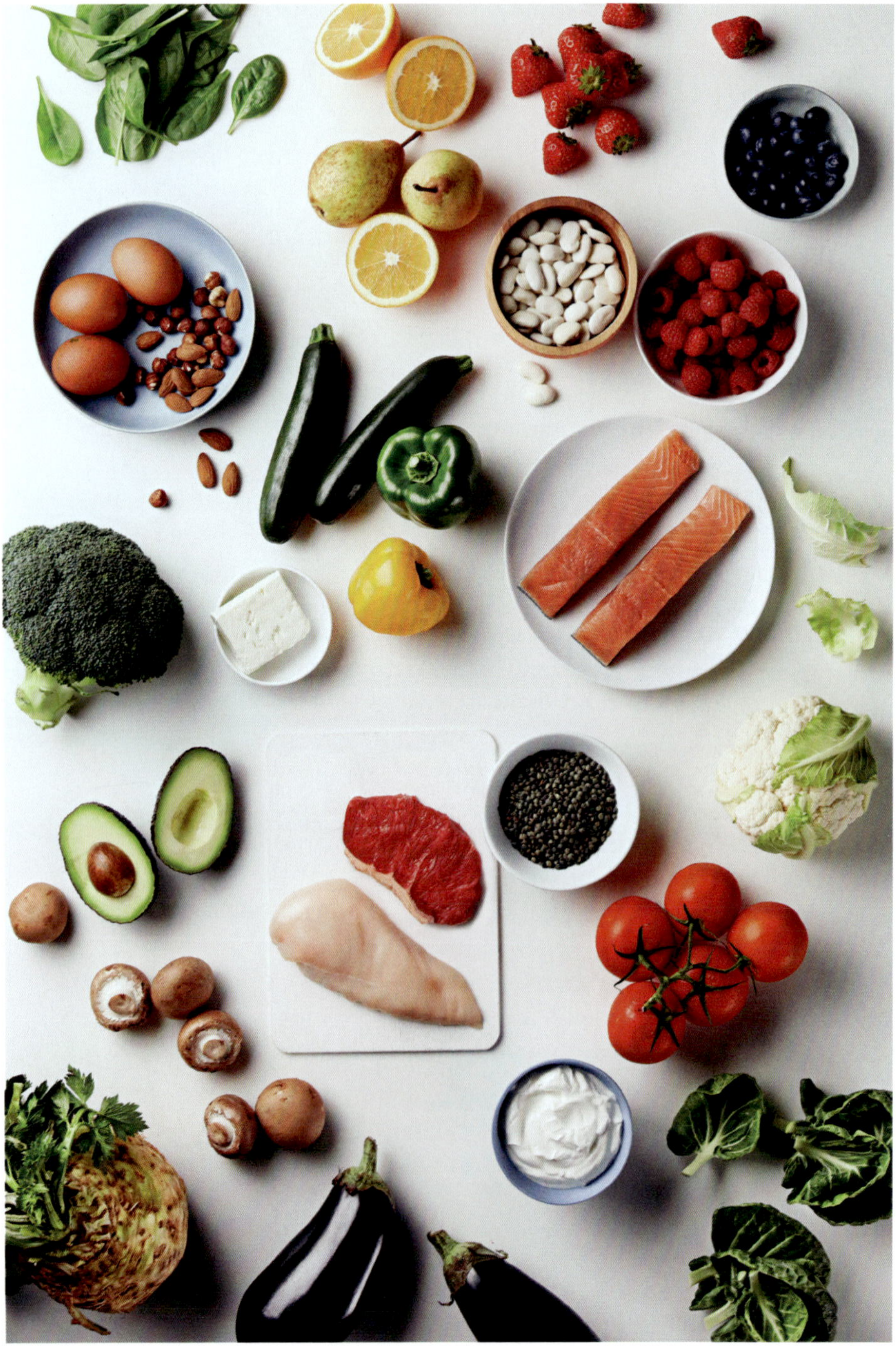